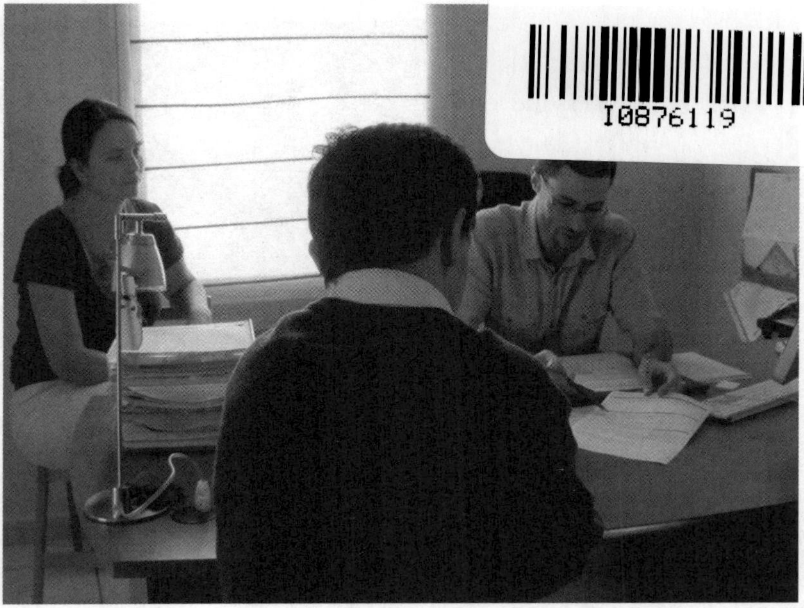

Consultation de médecine générale menée par un interne sous la supervision directe d'un médecin généraliste.

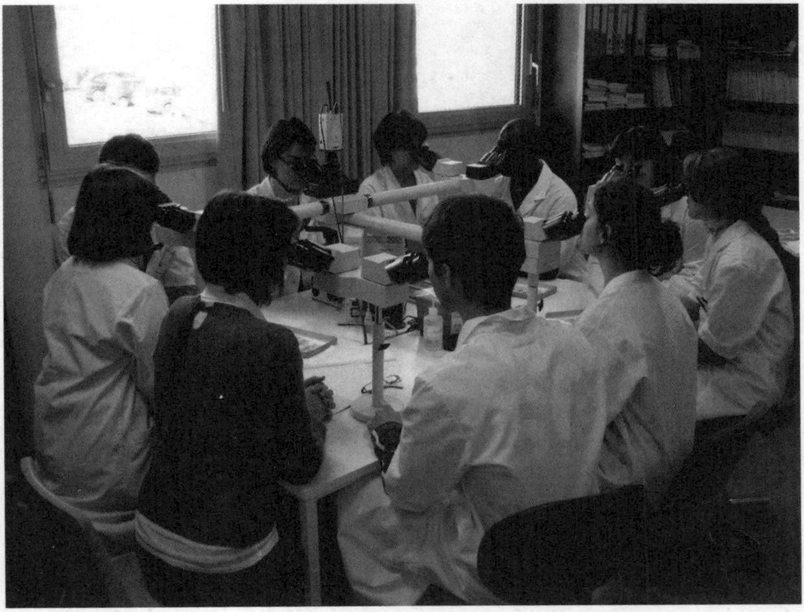

Groupe d'étudiants travaillant sur un microscope multi-tête dans un services d'anatomie et cytologie pathologiques.

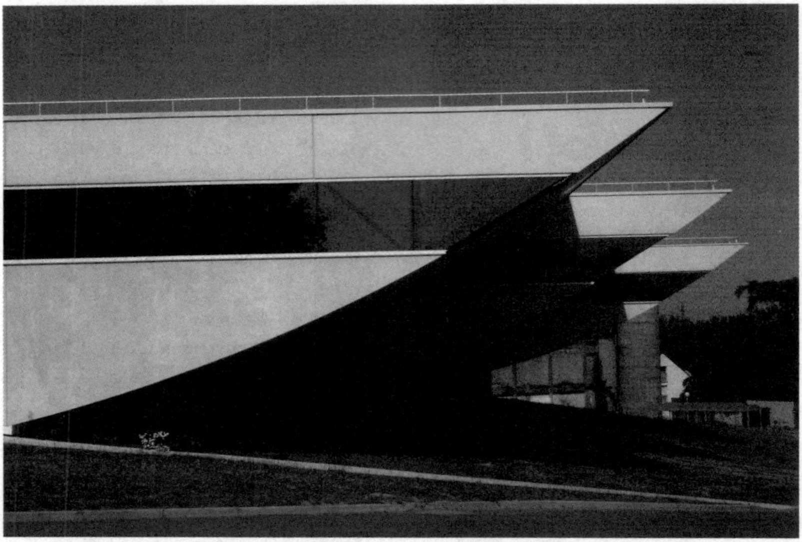

Amphithéâtres de la faculté de médecine de l'université d'Angers.

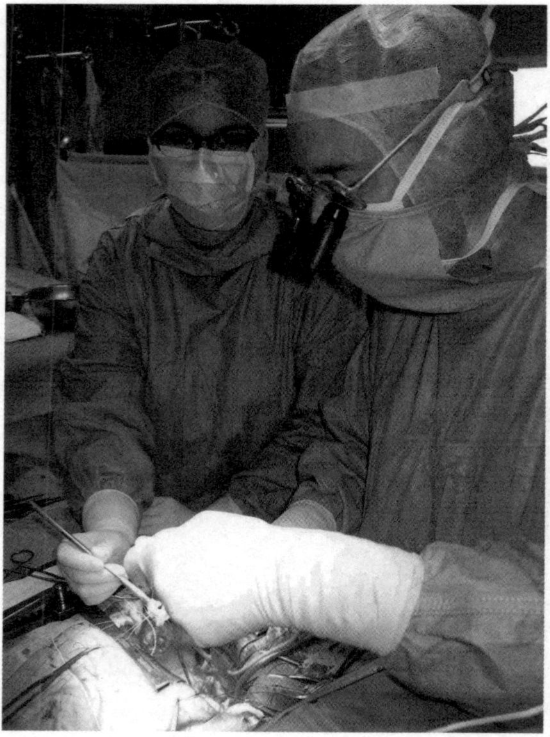

Étudiante assurant une aide-opératoire.

MÉDECINE
&
SCIENCES HUMAINES

Collection dirigée

par

Jean-Marc Mouillie

Médecine & Sciences Humaines
Collection dirigée par Jean-Marc Mouillie

Médecine, santé et sciences humaines. Manuel.
Collège des enseignants de sciences humaines et sociales
en médecine et santé

Philippe Amiel
Des cobayes et des hommes. Expérimentation sur l'être humain et justice.

Bernard Andrieu
Toucher. Se soigner par le corps.

Tom Beauchamp & James Childress
Les principes de l'éthique biomédicale.

Christian Bonah
Histoire de l'expérimentation humaine en France.
Discours et pratiques 1900-1940.

Sophie Chauveau
L'affaire du sang contaminé (1983-2003).

Claire Crignon-De Oliveira & Marie Gaille-Nikodimov
À qui appartient le corps humain ? Médecine, politique et droit.

Frédéric Dubas
La médecine et la question du sujet. Enjeux éthiques et économiques.

Frédéric Dubas, Catherine Thomas-Antérion
Le Sujet, son symptôme, son histoire.

Ludwik Fleck
Genèse et développement d'un fait scientifique.

Jean-Claude Fondras
La Douleur. Expérience et médicalisation.

Emmanuel Fournier & Jean-Christophe Mino
Les mots des derniers soins.
La démarche palliative dans la médecine contemporaine.

Hanan Frenk & Reuven Dar
Dépendance à la nicotine. Critique d'une théorie.

Marie Gaille
La valeur de la vie.

Nicolas Kopp, Catherine Thomas-Antérion,
Marie-Pierre Réthy, Jean-Philippe Pierron
Alzheimer et autonomie.

Gérard Reach
Une théorie du soin. Souci et amour face à la maladie.

Jean-Jacques Wunenburger
Imaginaires et rationalité des médecines alternatives.

COMMENT NOS MÉDECINS SONT-ILS FORMÉS ?

ISABELLE RICHARD, JEAN-PAUL SAINT-ANDRÉ

ABRAHAM FLEXNER
(Traduction par Albertine Lucas)

COMMENT NOS MÉDECINS SONT-ILS FORMÉS ?

LES BELLES LETTRES
2012

www.lesbelleslettres.com

Pour consulter notre catalogue
et être informé de nos nouveautés
par courrier électronique

Crédits photos : département de ressources informatiques pour la pédagogie, faculté de médecine, université d'Angers

95, boulevard Raspail, 75006 Paris.

ISBN : 978-2-251-43028-7

À la mémoire de Frédéric Dubas

INTRODUCTION

Les facultés de médecine forment uniquement des médecins et tous les médecins.

Cette évidence est en fait une particularité dans le paysage de la formation universitaire où très peu de cursus proposent une correspondance aussi étroite entre études et métier, avec en outre une situation de monopole dans la production d'une catégorie de professionnels.

La majorité des systèmes de formation des médecins, au fil de l'histoire et dans le monde, partagent cette caractéristique, et les stratégies de formation des facultés déterminent donc en grande partie, à la fois quantitativement et qualitativement, les médecins dont disposera la population et par là, pour une (petite) part, son état de santé à venir.

Cette particularité génère un lien fort entre l'offre de formation et l'offre de soins, avec le décalage temporel inhérent à une formation longue, et elle confère aux facultés de médecine ce que Charles Boelen[1],[2] a proposé d'appeler une « responsabilité sociale ».

---

1. C. Boelen, « Faculté de médecine et santé de la communauté », J.-H. Barrier et J. Roland (dir.), *La Faculté de médecine face à ses responsabilités sociales et éthiques*. La CIDMEF en collaboration avec l'OMS, Paris, 2003.

2. « Consensus mondial sur la responsabilité sociale des facultés de médecine. Contribution collective de la conférence pour le consensus

A. Luyendijk-Elshout[3] définit les facultés de médecine comme des institutions situées dans un triangle (figures 1 et 2) et soumises à trois types de forces et de logiques :

– l'état des connaissances et les conditions de leur développement. Ces déterminants influent notamment sur le contenu des études de médecine et sur la structure de leur corps enseignant. Ils définissent principalement leurs relations aux autres institutions de formation ou de recherche, notamment aux universités, et à d'autres organismes (au XVIIIe siècle : académies royales, mécénats princiers ; aujourd'hui : organismes de recherche, sociétés scientifiques, revues) ;

– le pouvoir politique, notamment dans sa compétence pour la définition de politiques de santé. Celui-ci détermine en partie l'existence et la répartition géographique des facultés de médecine, les modalités d'accès des étudiants et les conditions de leur qualification (certification, spécialisation vers des modes d'exercice), les statuts des enseignants ; il détermine également (avec l'environnement social) la nature des structures de santé qui peuvent participer à la formation pratique des étudiants ;

– l'environnement social : celui-ci influence les aspirations des étudiants en médecine et du corps enseignant, et la façon dont eux-mêmes se perçoivent. Il conditionne surtout la demande sociale vis-à-vis des médecins et influe par ce biais sur le contenu des enseignements et des évaluations.

Sans être tout à fait spécifique, ce triangle est néanmoins très caractéristique des facultés de médecine et peut être utilisé comme une grille de lecture pour analyser les conditions de leur environnement à un moment donné ou dans un contexte

---

mondial sur la responsabilité sociale des facultés de médecine », *Pédagogie médicale,* 2011, 12, p. 37-48.

3. A. Luyendijk-Elshout, « Medicine », W. Ruegg (dir.), *A History of the University in Europe. Vol III, Universities in the Nineteenth and Early Twentieth Century (1800-1945),* Cambridge, Cambridge University Press, 2004, p. 543.

géographique donné, et les solutions qu'elles ont développées. Concernant une question (par exemple les conditions du recrutement des étudiants, le statut des professeurs ou la structure du *curriculum*), les forces s'exerçant à partir des trois sommets du triangle peuvent être convergentes ou antagonistes, plaçant les facultés de médecine soit dans un flux porteur, soit dans l'obligation de résoudre des conflits ou de privilégier temporairement une des logiques. La discussion sur la taille et la répartition des facultés sur un territoire est un bon exemple de ce type de conflit. Les logiques « politique de santé » et « demande sociale » encouragent généralement des facultés réparties sur le territoire et fortement articulées aux structures de soins. La logique « connaissance » inclinera à un regroupement dans de grosses structures articulées autour de pôles de recherche (figure 1).

Ces rapports de forces sont variables au cours du temps : pour chacune des grandes options on peut distinguer une position actuelle, un historique, et, avec plus d'incertitude, une tendance évolutive. Un exemple est celui de la place des enseignants de médecine générale (figure 2) : absents du système de formation jusque dans les années 1980, ils émergent à partir d'une demande sociale, ce qui les situe d'abord en bas à droite du triangle ; une meilleure définition de la place de la médecine de soins primaires dans le système de santé et la création d'une formation spécifique (le diplôme d'études spécialisées – DES – de médecine générale) les déplacent sur la ligne horizontale inférieure entre demande sociale et politique de santé. Le développement d'une recherche en médecine générale est la condition de la poursuite de ce déplacement vers le centre du triangle, sous l'effet des forces « connaissances ».

Ces forces extérieures aux facultés de médecine ont un effet global et à long terme probablement déterminant. Mais chaque faculté, en fonction de sa taille, de son environnement et de sa position géographique, dispose d'espaces de liberté dans la mise en œuvre de la formation des futurs professionnels de santé.

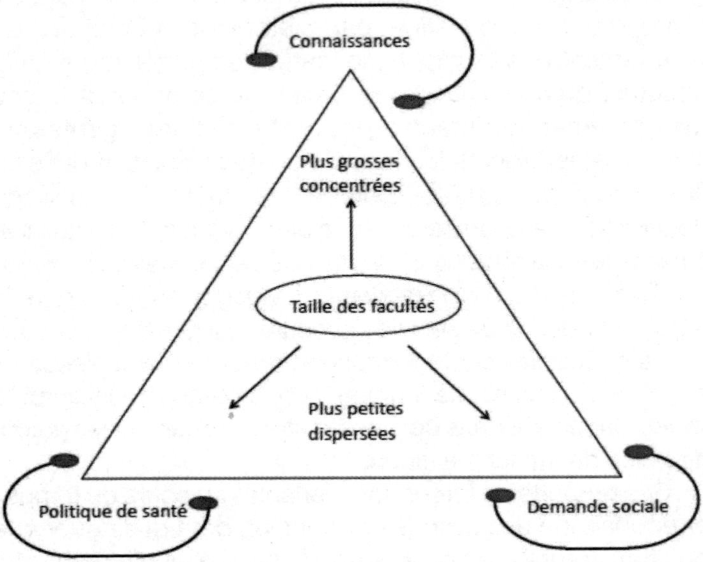

Figure 1 : Les forces s'exerçant sur les facultés de médecine

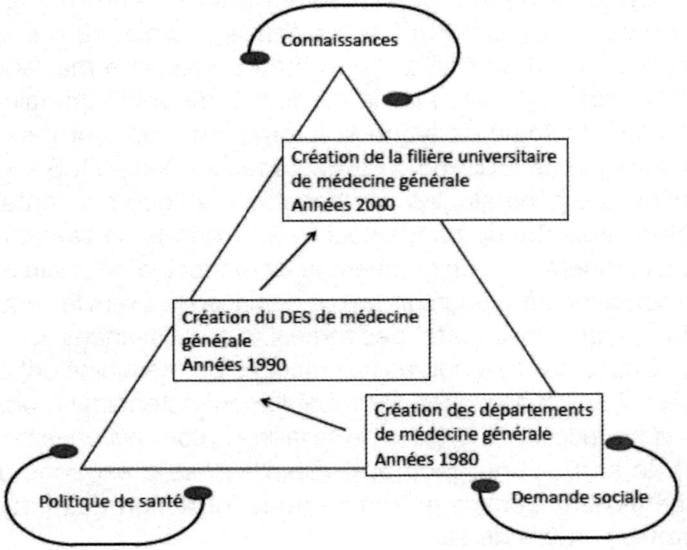

Figure 2 : La place des enseignants de médecine générale dans les facultés de médecine

C'est dans ces espaces que peuvent se développer une politique facultaire conduite par un collectif d'enseignants et d'étudiants et une stratégie pédagogique de chaque enseignant ou d'une équipe enseignante.

Les données permettant d'évaluer l'impact de ces politiques d'établissement ou de ces méthodes pédagogiques sur la pratique des médecins et sur l'état de santé d'une population restent modestes, et les opinions peuvent osciller entre deux extrêmes :

– le premier est de considérer que les caractéristiques de l'activité des médecins sont totalement définies par des déterminants extérieurs à leur formation. Une illustration pourrait être le fait que le choix de tel ou tel type d'exercice est fortement corrélé aux revenus qu'il procure. Or ceux-ci dépendent du contexte réglementaire; un autre exemple pourrait être de considérer que l'absence de coordination des soins ambulatoires n'est pas liée à l'absence d'une compétence des médecins ou des autres professionnels de santé dans ce domaine mais au paiement à l'acte;

– l'autre extrême du raisonnement met en valeur le conditionnement professionnel qui s'exerce au cours des études de médecine, notamment en raison de la rencontre des étudiants avec des professionnels lors des stages et des mécanismes d'identification aux formateurs. Cela suppose que l'acquisition des comportements professionnels est précoce et stable et que les conditions de l'apprentissage les déterminent largement. C'est notamment sur cette base qu'ont été proposées des réformes de l'enseignement de la médecine explicitement destinées à modifier les comportements professionnels des médecins, telle celle introduite dans les facultés de médecine britanniques sur la base de la réflexion du British Medical Council « Tomorrow's Doctors[4] ». Les discours de pédagogie médicale sont fréquemment situés à cet extrême du raisonnement. Ainsi

4. « Tomorrow's Doctor », http://www.gmc-uk.org/education/undergraduate/tomorrows_doctors.asp (consulté le 22 mars 2012).

une littérature importante en pédagogie de la santé s'est développée, renforcée par trois courants.

Le premier est celui de la proximité possible entre recherche pédagogique et recherche clinique. Les enseignants de médecine, le plus souvent impliqués dans des activités de recherche clinique, sont en principe familiers de méthodes d'étude permettant de décrire l'impact d'une intervention thérapeutique. Parallèlement au développement de l'*evidence based medicine* (EBM) s'est développée une demande visant à appuyer les choix pédagogiques sur des preuves, et l'acronyme EBME pour *evidence based medical education* a pu être utilisé. Des travaux, parfois expérimentaux, et des évaluations des réformes entreprises ont été conduits. Les difficultés rencontrées peuvent ressembler à celles de la recherche clinique, notamment la difficulté de comparer les groupes en l'absence de randomisation, et aussi la nécessité d'un suivi à long terme puisqu'il s'écoule des années ou des dizaines d'années entre la réforme d'un système de formation et l'observation d'un effet éventuel sur le système de santé.

Le deuxième courant a été la reconnaissance de l'expertise pédagogique de certains enseignants dans l'évaluation. Celle-ci s'est faite de façon très inégale selon les groupes professionnels et les pays. En France, les enseignants de médecine générale ont fortement investi un discours pédagogique qui leur a permis d'acquérir une certaine légitimité dans l'institution. Les formateurs impliqués dans les études paramédicales ont également développé une réelle expertise. Pour ces deux groupes, les masters ou les doctorats en sciences de l'éducation ont constitué une porte d'entrée dans l'université. Sur ce plan, l'évolution en France est très incomplète. La pédagogie reste une activité nettement moins prestigieuse que la recherche dans les critères de recrutement et le déroulement de la carrière des enseignants-chercheurs.

Le dernier courant est celui de l'exigence croissante de sécurité des soins, qui par ricochet entraîne une exigence de certification des professionnels. Dans une démarche proche de l'accréditation des établissements de santé, les institutions de formation sont sommées de justifier les procédures qu'elles utilisent pour former leurs étudiants. Ce mouvement, apparu dans des activités très normées comme l'anesthésie-réanimation, se répand progressivement dans l'ensemble de la formation médicale. Il tend à développer des standards de formation et des règles de bonne pratique éducative. C'est cette force qui sous-tend par exemple le développement des centres de simulation en éducation médicale.

Il est possible enfin qu'une quatrième force apparaisse. La proximité des concepts sous-jacents aux programmes d'éducation thérapeutique d'une part, à la pédagogie médicale d'autre part pourrait en effet conduire progressivement à ce que les médecins, dans leur activité de soins, utilisent de façon plus explicite des méthodes transposables dans une activité d'enseignement, et réciproquement.

Les débats concernant la formation des professionnels de santé empruntent donc des arguments à différents registres, et de nombreux ouvrages spécialisés sont disponibles, traitant de la sociologie des médecins et des étudiants en médecine[5], de l'histoire de l'enseignement médical, des rapports entre les institutions et, de façon croissante, de la pédagogie médicale. Il nous a néanmoins semblé que la majorité des acteurs n'appréhendaient qu'une partie limitée de cet ensemble et que le fractionnement des discours générait des incompréhensions et des blocages. Pour grossir un peu le trait, on pourrait écrire qu'il existe des responsables de la politique des facultés de médecine, des experts pédagogiques, des étudiants, des formateurs et en toile de fond des malades actuels ou futurs, mais que chacun des groupes connaît mal les repères conceptuels

5. C. Brosnan et B.-S. Turner (dir.), *Handbook of the Sociology of Medical Education*, Oxon, Routledge, 2009.

des autres et parfois les dénie. Nous avons voulu essayer de réunir les différents éclairages qui peuvent permettre de comprendre la situation actuelle des formations aux métiers de la santé, l'enjeu des évolutions possibles, les raisons de certains blocages, les marges de manœuvre permettant de les dépasser. Ce livre n'est pas un ouvrage de pédagogie médicale, ni un essai sur l'histoire de l'enseignement de la médecine en France, ni une étude sociologique des étudiants en médecine ou des enseignants. Le fondement de notre travail a été notre expérience de la direction d'une faculté de médecine[6] et notre constat que la différence des points de vue des acteurs expliquait en grande partie des positions divergentes et nécessitait, avant tout compromis, que chacun ait pu comprendre sur quelle base s'appuyait son interlocuteur et quels étaient ses intérêts.

À partir des questions concrètes dont nous avions l'expérience, par exemple « quelle organisation faut-il pour la première année commune des études de santé ? », « comment évaluer les étudiants en stage ? », « combien d'heures sont nécessaires pour l'enseignement de l'anatomie ? », « les écoles de sages-femmes doivent-elles intégrer l'université et comment ? », « quelle formation doivent recevoir les futurs chercheurs du domaine de la santé ? », nous avons essayé de regrouper les travaux permettant des éclairages (historique, politique et pédagogique) de leur contexte. Les discussions conduites avec les responsables de facultés de médecine étrangères, ou au sein de réseaux européens, nous ont parfois conduits à proposer des comparaisons avec d'autres systèmes, permettant d'élargir le champ des solutions envisageables. Privilégiant délibérément la pluralité des éclairages à leur exhaustivité, nous prenons le risque d'une simplification du propos, qui traduit aussi la limite de nos connaissances et de nos lectures. Le lecteur

6. J.-P. Saint-André a été doyen de la faculté de médecine d'Angers de 2001 à 2011 ; I. Richard lui a succédé après avoir été vice-doyen responsable de la pédagogie.

souhaitera sans doute souvent compléter ce propos par la lecture d'une synthèse plus académique sur tel aspect. C'est pourquoi les références bibliographiques privilégient des ouvrages de référence ou des revues de littérature.

Ce livre n'est pas non plus un programme pour une réforme des études de médecine. Nous avons souhaité, chaque fois que possible, prolonger l'analyse de la situation actuelle par une ou des propositions, en nous attachant à leur faisabilité dans le contexte tel que nous le décrivons. Mais nous ne nous sommes pas fixé la contrainte que ces différentes propositions soient toutes compatibles entre elles, limitant notre objectif à montrer sur diverses questions que des marges de manœuvre existent et peuvent être utilisées.

Notre réflexion n'est pas toujours spécifique de la formation des médecins et s'applique parfois, en totalité ou en partie, à la formation des autres professionnels de santé. Nous avons donc essayé de proposer aussi cet éclairage, même s'il était alors moins articulé à notre expérience professionnelle. Nous espérons enfin que certaines des réflexions puissent éclairer le lecteur sur la façon dont a été formé son médecin, sur la relation qu'il entretient avec lui et sur le service qu'il peut, ou ne peut pas, en attendre.

Le premier chapitre de ce livre résume le contexte historique, social et politique qui constitue la toile de fond des formations aux métiers de la santé. À partir de la situation française, mais en la comparant parfois à d'autres systèmes, européens ou nord-américains, nous essayons de montrer quelles sont les grandes forces qui s'exercent sur les formations aux métiers de la santé et qui déterminent leur situation institutionnelle actuelle. En complément de ce premier chapitre, le lecteur trouvera en annexe du livre une présentation et la traduction d'une partie du rapport Flexner, texte fondateur de l'enseignement médical du XXe siècle. Les deuxième et troisième chapitres condensent des notions actuelles de pédagogie universitaire, en les appliquant à cet enseignement. Le quatrième chapitre traite de la question spécifique de l'enseignement de la clinique. Nous essayons de montrer que cet enseignement, qui articule toujours formation théorique et formation pratique, est déterminé à la fois par les conditions historiques, sociales et politiques brossées au premier chapitre et par les très nombreuses connaissances récentes issues de la recherche en pédagogie médicale. En fin d'ouvrage, le lecteur trouvera plusieurs chapitres plus courts proposant des éléments de réflexion sur l'enseignement de quelques thématiques emblématiques de la formation médicale, telles l'anatomie et la biologie, sur le défi représenté par la formation à la recherche ainsi qu'une réflexion sur l'enseignement des sciences humaines.

LA STRUCTURE DE LA FORMATION MÉDICALE

Les cinq ou six premières années des études médicales sont principalement déterminées par les modalités de recrutement des étudiants, par l'organisation du contenu de l'enseignement commun et par les modalités d'accès des étudiants aux différents types d'exercice correspondant à l'accès aux spécialités. Ces trois étapes, admission, enseignement, orientation en fin de formation initiale, dépendent à des degrés variables des influences que nous décrivions en introduction.

L'admission des étudiants en faculté de médecine est étroitement tributaire de la politique de santé, quand il s'agit d'en fixer le nombre. Les qualités requises et donc les procédures d'admission sont plus fonction, pour leur part, d'éléments liés aux connaissances à acquérir ou à la demande sociale quant aux compétences et qualités souhaitables.

La structure du cursus, son organisation, le contenu de chaque année ou semestre, la vie des étudiants résultent d'influences multiples. La nature de l'activité médicale en est une. Les études de médecine comprennent presque partout dans le monde un enseignement dit « préclinique », incluant des connaissances scientifiques, notamment en biologie, des connaissances du champ des sciences humaines et un enseignement clinique ayant pour objectif l'acquisition d'une compétence de l'étudiant dans un ensemble de situations, permettant son accès à une activité médicale plus ou moins autonome. La déclinaison précise de ces composants invariables (enseignement préclinique, enseignement clinique) dépend de très nombreux autres facteurs. Certains sont d'ordre pédagogique et liés aux théories de l'apprentissage que nous exposerons au chapitre suivant. D'autres, multiples, résultent d'une organisation sociale extérieure aux facultés de médecine, touchant en particulier les liens entre les formations médicales, les autres formations, le milieu professionnel de la santé. Ces liens définissent par exemple si la formation médicale est entièrement séparée d'autres formations ou si certains enseignements sont communs entre des cursus médicaux et infirmiers, ou médicaux et scientifiques. Ils déterminent également le lieu de la formation pratique des étudiants, le statut des enseignants, l'existence et les modalités d'une formation à la recherche. En Europe, l'évolution des cursus médicaux dépend de logiques nationales, répercutant sur la formation médicale la diversité des systèmes de santé et l'histoire de leurs liens à la formation. Plus récemment, elle est influencée par des logiques internationales comme le mouvement européen d'harmonisation des études universitaires connu sous le nom de processus de Bologne[7].

Après un tronc commun d'études de médecine, au cours duquel tout futur médecin acquiert des connaissances et des compétences communes, quel que soit son mode d'exercice ultérieur, les étudiants se spécialisent et exercent une grande variété de métiers. Partout en Europe, et de façon croissante dans le monde, l'exercice de la médecine de soins primaires (médecine générale ou « de famille ») s'est progressivement imposé comme un exercice spécialisé parmi les autres, aussi spécifique que la chirurgie orthopédique ou la génétique. En France, en un peu plus d'un demi-siècle, l'organisation des

---

7. Déclaration de Bologne, 19 juin 1999, http://europa.eu/legislation_summaries/education_training_youth/lifelong_learning/c11088_fr.htm (dernier accès le 12 février 2012).

études de médecine a évolué, passant d'une situation où tout étudiant ayant terminé le cursus commun était jugé apte à l'exercice de la médecine générale, et où certains accédaient à une spécialisation, à une situation où les six premières années représentent un tronc commun suivi pour tous les futurs médecins d'un cycle différencié permettant l'accès à l'une des qualifications de spécialiste, dont la médecine générale. Cette situation nouvelle pose la double question des motivations des étudiants pour tel type d'exercice et de la régulation de leur orientation en fonction des politiques de santé.

Comment devient-on étudiant en médecine ?

L'admission dans les études de médecine

Dans la majorité des sociétés, l'exercice de la médecine est une activité socialement valorisée, et le nombre de candidats excède le nombre de places disponibles dans les facultés de médecine.

Les règles fixant ce nombre et les modalités d'admission sont variables. Elles dépendent largement de l'équilibre entre les forces « connaissances », « politique » et « demande sociale » évoquées dans l'introduction.

Les connaissances des candidats sont prises en considération dans tous les systèmes.

Les prérequis à l'entrée des études de médecine informent en creux sur la façon dont chaque époque et chaque système envisagent cette formation. Les conditions d'inscription à l'école des chirurgiens navigants de Rochefort sont « d'avoir 14 ans révolus, de savoir écrire, raser et saigner, d'avoir les mains saines et sans difformités[8] ». Les facultés de médecine

8. Y. Romieux, « Histoire de l'école d'anatomie et de chirurgie navale de Rochefort (1722-1964) », *Revue d'histoire de la médecine*, 2001, 332, p. 489-500.

des époques médiévale et moderne en Europe[9] drainent des étudiants qui ont souvent déjà effectué d'autres études, notamment des bacheliers ès arts. Actuellement, partout dans le monde, la procédure d'admission des étudiants comprend des conditions de connaissances et de cursus scolaire, que le critère de jugement soit les notes obtenues dans l'enseignement secondaire, un cursus universitaire préalable ou les résultats à un examen d'entrée spécifique. Plusieurs modèles existent, qui peuvent être distingués schématiquement en recrutements précoces, tardifs ou mixtes.

Certaines formations, notamment dans la majorité des universités américaines, recrutent les étudiants en médecine tardivement par rapport à la fin de leurs études secondaires, après un premier cursus universitaire, le plus souvent (mais pas exclusivement) scientifique. Un des arguments en faveur de ce modèle est qu'il permettrait plus de diversité dans les recrutements[10], ainsi que des réorientations de professionnels formés à d'autres métiers de la santé. Ce mode de recrutement a été développé dans certains pays d'Europe dans le but d'augmenter rapidement le nombre total d'étudiants en médecine formés[11].

D'autres types de cursus recrutent les étudiants directement à l'issue des études secondaires. La tendance générale est au recrutement d'étudiants ayant un bagage scientifique, parfois associé à des critères secondaires.

---

9. N. Siraisi, « The Faculty of Medicine ». W. Ruegg, H. de Ridder-Symoens (dir.), *A History of the University in Europe,* vol. I*, Universities in the Middle Ages*, Cambridge, Cambridge University Press, 2003.

10. D. James, E. Ferguson, D. Powis, I. Symonds, J. Yates, « Graduate Entry to Medicine: Widening Academic and Socio-Economic Access », *Medical Education*, 2008, 42, p. 294-300.

11. J. Cohen-Schotanus, J. Schonrock-Adema, T. Bouwkamp-Timmer, G. R. Van Schelting, J. B. Kuks, « One Year Transitional Program Increases Knowledge to Level Sufficient for Entry into the Fourth Year of the Medical Curriculum », *Medical Teacher*, 2008, 30, p. 62-66.

Enfin, les recrutements précoces et tardifs cohabitent parfois dans la même institution, permettant alors des comparaisons quant aux compétences en fin de cursus médical des étudiants admis par l'une ou l'autre voie[12]. Ces travaux montrent une grande proximité des compétences en fin de cursus des étudiants ayant suivi les différents parcours.

En raison du lien étroit entre offre de formation et offre de soin, les politiques nationales de santé influencent fortement le recrutement des étudiants en médecine. Le nombre de médecins est un des éléments de l'offre de soin, elle-même considérée le plus souvent comme un des éléments déterminant le coût de la santé. De nombreux pays régulent les flux de formation des médecins, et plusieurs stratégies existent pour atteindre cet objectif.

La France et d'autres pays régulent strictement le nombre d'étudiants admis, par l'intermédiaire d'un *numerus clausus*. Cette régulation suppose que le « temps de travail total de médecin » nécessaire pour assurer les soins à un horizon de dix ans est connu, que le temps de travail individuel moyen du médecin l'est également et que le nombre de ceux qui, ayant débuté des études de médecine, ne les terminent pas ou n'exercent pas la médecine est évalué. Si ces trois conditions sont réunies, il est possible à partir de l'offre souhaitée de déterminer le nombre d'étudiants à admettre.

D'autres pays ont une stratégie mixte. À partir de calculs de type *numerus clausus,* ils déterminent le nombre d'étudiants nationaux dont les études sont financées (par des bourses ou par tout autre système de rémunération des étudiants). Les universités proposent par ailleurs des admissions hors de ces

12. A. E. Dodds, K. J. Reid, J. J. Conn, S. L. Eliott, G. J. McColl, « Comparing the Academic Performance of Graduate and Undergraduate-Entry Medical Students », *Medical Education*, 2010, 44, p. 197-204.

quotas, sur des critères exclusivement de connaissances, pour des étudiants supportant eux-mêmes les frais de leurs études, dont des étudiants étrangers (éventuellement boursiers de leurs propres gouvernements).

Une troisième solution est la régulation de l'offre de soins non par le nombre de médecins formés, mais par leur embauche dans le secteur public ou par leur conventionnement dans le secteur privé, c'est-à-dire par la possibilité donnée aux patients soignés par ces médecins d'être remboursés des honoraires médicaux. La politique de santé intervient alors peu sur l'offre de formation, que ce soit dans son volume total ou dans sa répartition géographique entre les différentes facultés. En revanche, à la sortie des études, le système de santé « embauche » les médecins diplômés dont il estime avoir besoin (directement ou par le conventionnement). Selon que le pays comprend ou non un secteur privé, hors de tout conventionnement avec l'État, cette solution peut conduire au chômage de certains médecins (ce qui a été le cas dans des pays d'Europe centrale et orientale ou d'Afrique du Nord) ou au développement de deux systèmes parallèles.

Les critères de choix des étudiants

La demande sociale associe les aspirations individuelles des étudiants et de leurs familles, les représentations sociales quant aux caractéristiques souhaitables des médecins et le caractère acceptable ou non des méthodes sélectionnant des candidats à une position socialement désirée.

Les motivations des jeunes souhaitant s'engager dans la formation médicale sont multiples et empruntent en général à plusieurs registres :

– un registre que l'on pourrait qualifier d'« altruiste », reposant sur le désir d'être utile aux autres et sur le souhait d'une activité professionnelle orientée vers le soin. L'attirance des étudiants vers une activité professionnelle « humanitaire » (souvent idéalisée) en est l'expression la plus manifeste ;

– un intérêt pour les sciences, la compréhension de la physiologie du corps humain, la mise en œuvre de nouveaux traitements ;

– le souhait d'une activité professionnelle socialement valorisée. Cette valorisation sociale est dans la majorité des sociétés également financière, mais ces éléments peuvent être dissociés ;

– des motivations affectives plus complexes et obscures, touchant le rapport au corps, à la souffrance et au pouvoir, ou encore le désir des parents et de l'entourage des postulants.

La place de chacune de ces motivations dans le choix d'un étudiant donné est difficile à déterminer, et leur répartition dans une population également. Des informations indirectes peuvent être déduites des choix de réorientation des étudiants non reçus en fin de première année en France : elles confirment l'existence de ces différents groupes. Environ un quart des étudiants ayant échoué au concours de fin de première année se réorientent vers des professions de santé moins prestigieuses, notamment des formations aux soins infirmiers. Environ une moitié se réorientent vers d'autres filières scientifiques et un quart vers des formations de droit et d'économie qui partagent probablement avec la médecine un certain nombre de déterminants sociologiques[13].

---

13. J.-F. Bach, « Réflexions et propositions sur la première année des études de médecine, d'odontologie, de pharmacie et de sage-femme : L1 santé », rapport remis le 21 février 2008, http://media.enseignementsup-recherche.gouv.fr/file/2008/29/6/rapjfbach200208_24296.pdf (consulté le 13 avril 2012).

Les caractéristiques souhaitées par la société

Les représentations quant aux caractéristiques des étudiants en médecine souhaitées par la société sont également multiples.

L'exercice de la médecine est fréquemment perçu comme une activité dans laquelle la proximité (ou la distance) culturelle entre médecin et patient joue un rôle. Ce rôle est direct dans la relation médecin/patient, ou indirect *via* par exemple les préférences d'installation des médecins dans leur contexte culturel (dans telle région, en ville ou non, etc.). Cela a pu conduire à la prise en compte dans les critères de recrutement des étudiants en médecine d'éléments traduisant ce type d'attachement. En France, au cours des dix dernières années, l'augmentation importante du *numerus clausus* des facultés de régions jugées déficitaires en médecins, assortie de conditions administratives limitant fortement la mobilité géographique des étudiants et les contraignant à s'inscrire dans leur région d'origine, est une forme de discrimination positive en faveur de l'accès aux études médicales en fonction de l'origine géographique. Le contingentement de l'accès aux études en fonction de l'origine ethnique, ou de la communauté linguistique, est une autre modalité de mise en œuvre de cette politique : l'État du Nouveau-Brunswick (Canada) a mis en place une filière de formation réservée aux Acadiens francophones dans l'objectif de fournir à cette population des médecins issus de sa communauté[14].

La population attend autre chose de ses médecins que le fait qu'ils possèdent les connaissances requises, en particulier un certain nombre d'attitudes. Il est possible (mais pas tout à fait démontré) que certaines de ces attitudes,

---

14. A. Schofield, D. Bourgeois, « Socially Responsible Medical Education: Innovations and Challenges in a Minority Setting », *Medical Education*, 2010, 44, p. 263-71.

comme l'intégrité ou l'empathie, soient déjà déterminées chez un jeune adulte candidat à des études de médecine et qu'elles soient évaluables, ce qui peut inciter à les prendre en compte lors de la sélection à l'entrée dans les études de médecine. Le rapport Fourcroy[15] instituant en 1795 les écoles de santé après la dissolution des universités par la Révolution précise ainsi les conditions d'admission : « une bonne conduite, des mœurs pures, l'amour de la République et la haine des tyrans, une éducation assez soignée pour qu'on soit assuré que les élèves posséderont les premiers éléments des sciences exactes, et surtout la culture de quelques-unes de celles qui servent de préliminaires à l'art de guérir, telles que la physique, l'histoire naturelle, la chimie ou l'anatomie ». Actuellement, certaines facultés de médecine, ailleurs qu'en France, ont des politiques d'admission qui comportent un examen du *curriculum vitae* (où elles recherchent par exemple des traces d'activités d'intérêt collectif), l'examen d'un courrier de motivation ou un entretien personnalisé.

Enfin, ce qu'une société juge acceptable en termes d'équité d'accès de ses jeunes adultes à une filière convoitée est variable et influe sur les modalités de recrutement. Cela explique la primauté du concours écrit anonyme comme modalité de recrutement en France, où il fait l'objet en tant que tel d'un consensus chez les étudiants et leur famille.

La situation en France

La situation des facultés de médecine françaises au regard de ces influences se caractérise de la façon suivante :

---

15. Cité dans « École de santé de Paris, faculté de médecine de Paris, Société de l'École de médecine », *Une correspondance familiale*, Vie intellectuelle, http://correspondancefamiliale.ehess.fr/document.php?id=3001 (consulté le 13 mai 2012).

– La sélection pour l'entrée dans les études médicales se fait à la fin, et non au début, de la première année de médecine. Cet élément est lié à l'histoire et à la demande sociale, jugée incontournable malgré les nombreuses exceptions existantes, d'une possibilité d'inscription de tout bachelier dans toute filière de l'université. De la sorte, l'admission est alors presque toujours une admission précoce de jeunes bacheliers. Des « passerelles entrantes » permettant d'intégrer le cursus des études médicales en troisième année de médecine sont ouvertes aux titulaires d'un doctorat, d'un diplôme d'ingénieur, ainsi qu'aux pharmaciens et chirurgiens dentistes, mais sont contingentées pour un nombre de places égal en 2012 à 165, soit 2 % du *numerus clausus* total. L'ouverture, à partir de 2011, de passerelles permettant l'entrée en seconde année à des étudiants titulaires d'un master améliore légèrement les possibilités d'admissions tardives (215 places en 2012).

– Le nombre d'étudiants admis est entièrement déterminé par la politique de santé dans une optique de régulation précise du nombre de médecins formés[16]. La régionalisation des inscriptions et l'augmentation différentielle du *numerus clausus* en fonction des régions constituent de fait une stratégie de discrimination positive en faveur des jeunes issus de régions à démographie médicale jugée déficitaire.

– Les variations au cours des trente dernières années du *numerus clausus* sont illustrées par la figure 3. Les limites de cette régulation tiennent au fait que les conditions énoncées plus haut pour que le *numerus clausus* et les besoins en médecins coïncident ne sont pas remplies. La réduction dans les années 1990 du *numerus clausus* n'a ainsi pas anticipé la diminution du temps de travail des médecins. Par ailleurs, l'idée même d'une régulation de l'offre médicale par des décisions nationales se heurte au fait que les pratiques sont très différentes dans les pays de l'Union européenne alors

16. J.-P. Saint-André, I. Richard. « La crise de la démographie médicale : une illusion ? », *Esprit*, 2007, p. 65-76.

que la libre circulation des professionnels est inscrite dans le droit européen. La faculté de médecine de Cluj-Napoca (Roumanie) forme actuellement, dans un cursus dispensé en français, autant d'étudiants de nationalité française, inscrits comme « étudiants payants » (parfois après un ou deux échecs au concours de fin de première année en France), qu'une faculté française de taille moyenne. À l'issue de leurs études, ces étudiants pourront exercer la médecine en France.

Le seul critère d'admission est le résultat au concours de fin de première année. Il repose sur des connaissances spécifiques, jugées pertinentes pour la suite de l'enseignement de la médecine. L'introduction d'épreuves rédactionnelles de sciences humaines est une tentative pour associer à ce critère une évaluation de certaines compétences de réflexion, d'esprit de synthèse et de rédaction. D'autres éléments, comme les attitudes, ne sont pas évalués, en l'absence d'un entretien, lequel fait partie du processus d'admission aux formations en soins infirmiers. Deux raisons expliquent l'absence d'entretien : l'absence de consensus sur les qualités qu'il conviendrait de valoriser, l'absence de confiance sociale dans le fait que cette démarche puisse être conduite de façon transparente et équitable. On peut de plus faire l'hypothèse que l'apprentissage du « bon entretien » serait proposé, en particulier par des officines privées.

L'organisation de la première année reste caractérisée par une valorisation de l'apprentissage « par cœur », une relative simplicité du matériau à apprendre, une faible interaction entre les étudiants et les professeurs, un isolement des étudiants, un fort sentiment de concurrence entre les étudiants. Cela a sans doute pour corollaire paradoxal de valoriser l'intensité de la motivation (quelle qu'en soit la composante principale). Enfin, les enseignements et l'évaluation sont plus déterminés par la demande sociale « d'équité » (ou en négatif par la probabilité des recours contre les procédures de concours) que par la réflexion pédagogique sur les connaissances et compétences jugées souhaitables.

Ces stratégies conduisent à un recrutement en première année des études de santé constitué de jeunes titulaires d'un bac S pour 95 %, obtenu l'année précédente pour 60 % et deux années avant pour près de 40 %, ces derniers étant pour la plupart des redoublants. Les hommes représentent 36 %[17].

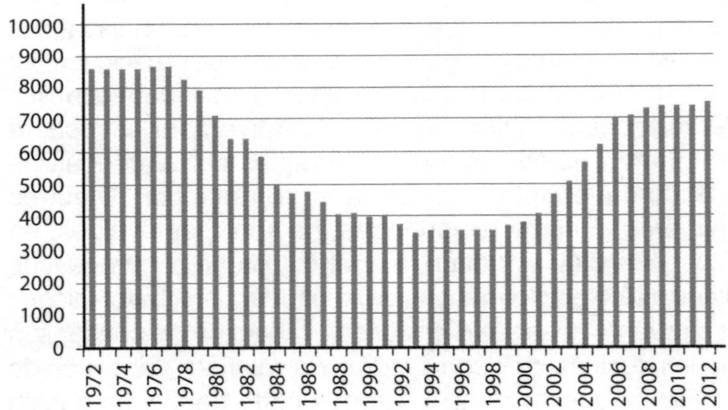

Figure 3 : Évolution du *numerus clausus* en France de 1972 à 2012

La marge de manœuvre de chaque faculté de médecine française concernant le recrutement des étudiants est pratiquement nulle. Il est déterminé par les jeux associés des

17. « Que deviennent les étudiants qui s'inscrivent en premier cycle des études de médecine ? », Note d'information MESR, http://media.enseignementsup-recherche.gouv.fr/file/2011/64/1/NIMESR1109_177641.pdf (consulté le 27 mai 2012).

forces « politique de santé » et « demande sociale » sans que des préoccupations plus centrées sur l'apprentissage ou les compétences attendues puissent réellement s'exprimer.

Néanmoins l'immobilisme n'est pas inéluctable et les contraintes pourraient se modifier.

– Les politiques globales de régulation du nombre de médecins vont devoir évoluer sous l'influence de la circulation des étudiants et des professionnels en Europe. La cécité des pouvoirs publics sur ce point est étonnante. La législation actuelle autorise la délocalisation de l'enseignement de la médecine pour les étudiants français (en Roumanie par exemple), alors qu'elle interdit aux universités françaises de participer au « marché » de la formation en médecine à un niveau mondial puisque les facultés de médecine françaises ne peuvent pas accueillir des étudiants étrangers « payants » hors *numerus clausus*. Il paraît probable (voire souhaitable et urgent) que cette situation finira par être jugée inadaptée aux objectifs poursuivis.

– La demande sociale d'une possibilité d'inscription de tous les bacheliers dans toute filière, interdisant une sélection à l'entrée de l'université, relève plus de l'imaginaire collectif que de la demande effective de chaque étudiant ou de chaque famille qui jugent les taux d'échecs en fin de première année inacceptables et acceptent tout à fait la sélection à l'entrée de filières comme les Instituts Universitaires de Technologie (IUT). La mise en place d'une procédure d'« orientation active[18] » pour les bacheliers n'a pas modifié cette situation pour la demande d'inscription en première année commune aux études de santé.

– Enfin, l'inclusion progressive des études de médecine dans le processus de Bologne et l'entrée dans l'université des formations paramédicales, sur lesquelles nous reviendrons, poseront différemment les questions de la pertinence d'une

---

18. La procédure d'inscription à l'université dite « admission post-bac » permet à tout lycéen d'obtenir un avis, consultatif, sur le caractère adapté des choix qu'il formule.

admission précoce ou tardive et de l'intérêt des passerelles entre filières.

Ces différents éléments pourraient conduire à des évolutions significatives des modalités d'admission, dans le sens d'une plus grande souplesse, d'une multiplicité de critères et de modes d'entrée. Il n'est pas certain que l'effet d'un jeu moins contraint soit *in fine* moins adapté aux besoins de la population que la régulation par le *numerus clausus*, qui se rapproche d'un fantasme de plan décennal de la formation des médecins. Les facultés pourraient alors déterminer une politique d'admission, ce dont elles sont actuellement exonérées, et la question de l'inscription d'étudiants étrangers au coût réel de la formation pourrait se poser.

Comment sont organisées les études ?

L'organisation des études médicales en Europe est très variable. Certains pays fortement centralisés (dont la France) ont un modèle unique. Il est possible, du moins à l'échelle de finesse des comparaisons proposées, de considérer toutes les universités françaises dans leur ensemble. Dans d'autres pays, des universités différentes ont pu choisir des stratégies assez éloignées d'organisation de l'enseignement. Plutôt qu'une comparaison entre pays, nous considérerons les différentes articulations possibles entre connaissances précliniques et cliniques, formation théorique et formation pratique, qui définissent les structures des cursus.

Quelle articulation entre l'apprentissage des « sciences pour la médecine » et celui de la médecine ?

On distingue trois grands types de cursus en fonction de la façon dont s'articulent, au cours des cinq ou six années des études de médecine[19], la formation préclinique et la formation clinique (figure 4).

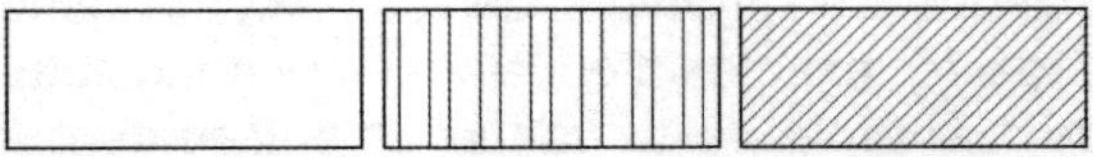

Enseignement préclinique, enseignement clinique théorique puis stage (Modèle allemand)

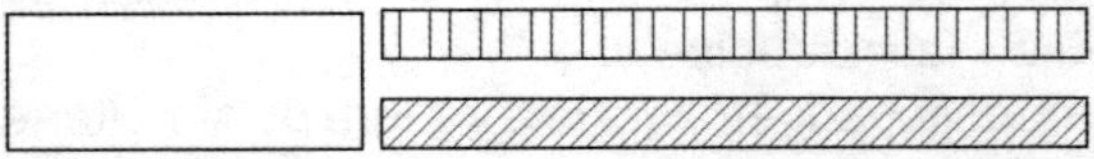

Enseignement préclinique puis enseignement clinique théorique et stages en parallèle (France avant réforme du premier cycle, certaines facultés britanniques)

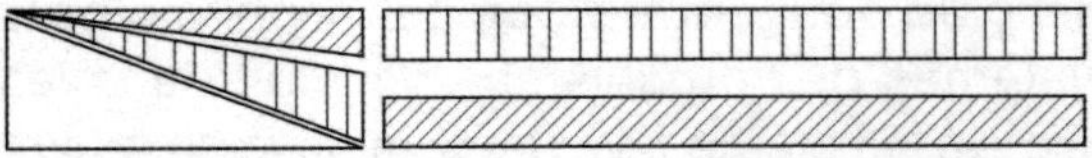

Enseignement intégré, modèle en biseau (France réforme du premier cycle, certaines facultés britanniques)

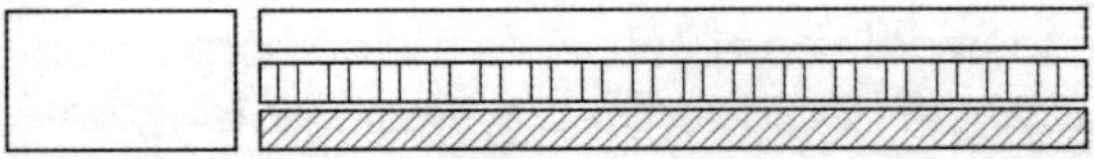

Enseignement totalement intégré, recrutant des étudiants après un premier cycle d'enseignement supérieur (certaines facultés nord-américaines)

Figure 4 : Exemples d'articulations possibles entre enseignement préclinique, clinique théorique et pratique

Le premier modèle pourrait être appelé successif. C'est le plus traditionnel et il reste probablement majoritaire.

Les enseignements précliniques, comprenant généralement des enseignements de physique et chimie, de

19. La formation initiale est de six ans en France, divisée en trois années de formation préclinique (premier cycle) et trois années de formation clinique (deuxième cycle) qui se terminent par les épreuves classantes nationales (ECN). La durée de la formation initiale est également de six ans dans la plupart des autres pays européens, à l'exception du Royaume-Uni où elle est de cinq ans.

biologie, l'enseignement d'anatomie, souvent l'enseignement de physiologie, et, selon les cursus, d'autres disciplines (biomathématiques, biostatistiques, sciences humaines) sont habituellement abordés en première, deuxième et troisième années. Les modalités exactes d'enseignement (magistral, en petit groupe, par projet, etc.) varient et empruntent à toute la panoplie de la pédagogie universitaire. Dans cette organisation, l'étudiant apprend « les sciences pour la médecine », puis « la médecine ».

Le second modèle peut être appelé intégré ou simultané et propose dès le début des études de médecine une intégration des notions anatomiques, physiologiques, biologiques, le plus souvent autour de la physiologie des grands systèmes de l'organisme. Introduit dans les années 1980, il a été initialement lié dans sa mise en œuvre à une méthode pédagogique, l'apprentissage par problème (APP), privilégiant la recherche par l'étudiant des notions théoriques et fondamentales nécessaires à la compréhension d'un problème physiologique ou physiopathologique[20]. Néanmoins, le choix d'un modèle intégré et celui d'un apprentissage par problème sont des questions distinctes. Dans un modèle intégré, l'étudiant a plus la sensation d'apprendre dès le début de ses études « la médecine », et les connaissances scientifiques sont explicitement présentées dans cet objectif.

Le dernier modèle pourrait être appelé « en biseau » : il fait se chevaucher les enseignements fondamentaux et le début de l'apprentissage clinique tout en gardant un premier socle de connaissances strictement précliniques. Certains cursus, notamment en Allemagne et en Europe centrale et orientale, formalisent cette transition, ou ce recoupement, sous la forme d'un enseignement spécifique (et important en volume

20. Pour des informations détaillées sur l'APP, consulter le site de l'université de Genève : http://www.unige.ch/medecine/enseignement/formationsDeBase/medecineHumaine/formatsApprentissage/app.html (consulté le 9 février 2012).

horaire) de physiopathologie et d'anatomo-pathologie situé à la charnière des enseignements précliniques et cliniques. Ces modules explicitent l'application des connaissances scientifiques à la médecine.

Quelles places pour la formation théorique et la formation pratique ?

Dans tous les systèmes de formation médicale, la clinique est enseignée à la fois de façon théorique, c'est-à-dire dans un contexte de salle de classe, et de façon pratique, les étudiants effectuant des stages en milieu professionnel. Ces deux aspects, théorique et pratique, peuvent être organisés de façon simultanée ou successive.

Dans la plupart des facultés de médecine allemandes, par exemple, l'enseignement est organisé selon un système successif, dans lequel l'expérience clinique pratique des étudiants est pour l'essentiel concentrée à la fin des études, en cinquième et sixième année, après que les connaissances concernant les pathologies ont été acquises et validées. Dans des cursus organisés de cette façon, l'expérience pratique est acquise au cours de stages à temps plein, le plus souvent dans différents secteurs (médecine spécialisée, chirurgie, soins primaires, obstétrique, pédiatrie). Un modèle principalement successif n'implique pas que l'enseignement en salle de classe soit uniquement théorique. Les nouvelles technologies éducatives permettent un certain enseignement pratique hors d'un contexte clinique réel en utilisant les outils multimédia, notamment la vidéo, les matériels de simulation pour l'apprentissage de l'examen clinique ou la constitution d'environnements cliniques entièrement contrôlés par l'utilisation de patients virtuels, acteurs humains ou personnages numériques.

Le système français (figure 5), en vigueur aussi dans la majorité des facultés britanniques, est à l'inverse un système simultané, dans lequel les étudiants effectuent en parallèle les apprentissages théoriques et pratiques d'un module donné, en immersion au moins partielle dans le milieu professionnel (par exemple, ils effectuent un stage en gynécologie-obstétrique et suivent en même temps l'enseignement théorique correspondant, qui sera validé par un examen écrit). Ces systèmes simultanés peuvent être juxtaposés (un stage et un enseignement théorique, sans lien étroit) ou constituer des modules totalement intégrés, dans lesquels l'étudiant est explicitement invité à articuler à chaque instant son expérience clinique réelle et ses apprentissages théoriques (par exemple, rechercher des informations concernant la pathologie de tel patient et en effectuer une présentation le lendemain). Ces modèles font nécessairement une place assez large à l'autonomie de l'étudiant puisqu'il suit un cheminement un peu différent dans ses apprentissages, en fonction des situations cliniques qu'il rencontre.

Il n'y a pas de consensus sur l'organisation d'un hypothétique cursus « idéal », et les enjeux sont multiples. La scène sur laquelle se prennent les décisions est occupée par plusieurs personnages.

Les experts pédagogiques ont développé des théories et produit des études qui permettent d'argumenter en faveur de tel ou tel type de cursus dans la formation de médecins ayant tel ou tel type de compétences. Ces données seront exposées en détail dans le chapitre sur l'enseignement de la clinique. Aujourd'hui, les courants pédagogiques majoritaires vont plutôt dans le sens d'une plus grande intégration des connaissances, favorisant le modèle en biseau, pour ce qui est de l'articulation préclinique/clinique et l'apprentissage simultané des notions théoriques et pratiques de l'enseignement clinique.

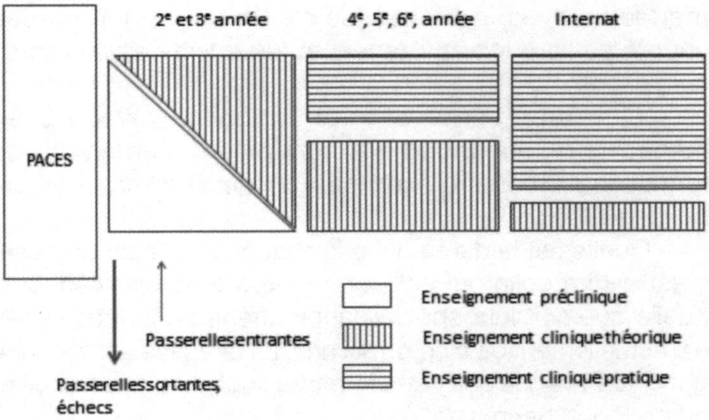

Figure 5 : Modèle d'enseignement actuel
de la médecine en France

En toile de fond, notamment en Europe, se trouve le processus d'harmonisation des cursus universitaires, ou processus de Bologne, initié en 1999 par la déclaration de Bologne[21], qui propose un cadre général d'organisation de l'enseignement supérieur en Europe.

Le principe est l'organisation de l'enseignement sous la forme de trois cycles (format dit LMD) : licence, master et doctorat qui est une formation à la recherche. L'application en France a conduit au remplacement partout dans l'université du système DEUG (deux années), licence (troisième année), maîtrise (quatrième année), DEA ou DESS (cinquième année), par le système licence (trois ans), master (deux ans). Ce système se calque sur le système américain Bachelor, Master, définissant des *undergraduate students* et des *graduate students*.

21. Déclaration de Bologne, *op. cit.*

Partout en Europe, l'harmonisation des études de médecine avec le processus de Bologne, qui n'a pas encore eu lieu, est envisagée, et les questions suivantes surgissent :

– Que représente une formation de niveau L en médecine ? Correspond-elle notamment à un niveau de formation permettant l'exercice d'un métier et, si oui, lequel ou lesquels ?

– Quelle est la durée de la formation médicale de base, c'est-à-dire celle qui est commune à tous les médecins quelle que soit leur spécialisation ultérieure ? Cette durée est actuellement de cinq ou six ans. La directive européenne de 1993[22] précise que cette formation doit être de six années ou de 5 500 heures.

– Quels sont les métiers/activités accessibles avec un master de médecine ? En effet, la même directive européenne précise que les activités de médecine spécialisée ne sont accessibles qu'après une formation supplémentaire d'au moins deux ans pour la médecine générale, de trois à cinq ans pour les autres spécialités. Cette formation spécialisée est donc postérieure au master ; elle s'intitule dans certains pays dont la France « troisième cycle » et elle peut déboucher sur un diplôme s'appelant « doctorat d'exercice », sans représenter pour autant une formation à la recherche ni un doctorat au sens du dispositif de Bologne.

La mise en conformité des études médicales avec le format LMD tendrait donc, au contraire des orientations pédagogiques actuelles, à favoriser un modèle successif, séparant nettement l'enseignement préclinique (correspondant au cycle L) et l'enseignement clinique (correspondant au cycle M).

---

22. Directive 93/16/CEE du Conseil, du 5 avril 1993, visant à faciliter la libre circulation des médecins et la reconnaissance mutuelle de leurs diplômes, certificats et autres titres. http://admi.net/eur/loi/leg_euro/fr_393L0016.html (consulté le 13 avril 2012).

Les enjeux d'un choix entre cursus successifs ou intégrés sont aussi celui de la formation à la recherche des étudiants en médecine et celui des liens entre les formations aux différentes professions de santé.

Les cursus très intégrés risquent de limiter l'implication des étudiants en médecine dans des formations à la recherche en ne leur donnant pas un bagage scientifique suffisant. Les doubles cursus « médecine et recherche » développés aux États-Unis (programmes MD/PhD) n'ont pas leur équivalent en Europe en raison du recrutement précoce des étudiants et de l'orientation principalement clinique du cursus qui leur est proposé. Ces notions seront développées dans le chapitre consacré à la formation à la recherche.

Dans beaucoup de pays européens, les professionnels de santé non médicaux sont formés à l'université. La France ne saurait rester durablement à l'écart même si des résistances à cette évolution sont manifestes. La question se posera alors des enseignements qui pourraient être communs à plusieurs formations préparant à différents métiers de la santé. Un pas dans cette direction a été fait pour rapprocher les études de médecine, de pharmacie, de sage-femmes, et d'odontologie avec la mise en place de la première année commune des études de santé (PACES). L'entrée dans l'université des formations de kinésithérapeutes ou d'infirmiers pourrait poser la question d'enseignements communs en deuxième ou troisième année. On pourrait même imaginer une licence « santé », consacrée à l'ensemble des sciences (sciences humaines comprises) relatives à la santé et au soin, déclinée selon diverses options préparant à la poursuite de diverses filières de master. Il serait alors possible de développer une mobilité significative entre cursus et entre universités à la jonction des niveaux L et M. Une telle organisation permettrait également d'intégrer dans des masters « médecine » des étudiants provenant d'autres licences que « santé », notamment des licences plus strictement scientifiques.

Il est probable que les solutions à l'intégration du cursus médical dans le modèle LMD reposent sur la diversification des parcours et non sur le remplacement d'un modèle par un autre.

La réflexion sur les contenus de cycles L et M permettant de délivrer un master de médecine qui ouvre la voie à un troisième cycle d'exercice professionnel supervisé, puis à une qualification, est utile. Elle débouche sur une définition des compétences attendues en fin de cycle M, qui est nécessaire pour que la libre circulation, au moins à l'intérieur de l'Europe, des étudiants et des professionnels soit socialement acceptable. L'enjeu est également de tirer parti des comparaisons historiques et internationales pour constater qu'en dépit d'un objectif commun (former des médecins) les solutions retenues ont été et sont très diverses, comportant toutes leurs avantages et leurs inconvénients et que la sagesse serait peut-être de les concilier plutôt que de les opposer. L'admission en cycle M d'étudiants en provenance du cycle L de médecine, mais aussi de formations de niveau L aux autres métiers de la santé, ou encore de cycles L scientifiques, est très certainement faisable, avec des adaptations mineures du contenu d'un cycle M et la mise en place de quelques enseignements de mise à niveau. En France, aujourd'hui, l'évolution vers une telle solution peut s'envisager à deux niveaux.

Au niveau national, l'élargissement des passerelles d'accès en troisième année permettrait des évolutions progressives sans mettre en cause le principe de régulation des effectifs. Les propositions d'augmentation de cet accès faites en 2012 semblent aller, timidement, dans cette direction.

Au niveau de chaque faculté, des libertés existent dans la définition des contenus des cycles L. Les équipes pédagogiques peuvent en particulier proposer des constructions à la carte du cycle L, empruntant aux différents modèles et permettant de satisfaire les appétits pour des cursus « intégrés » qui favorisent peut-être l'orientation vers des activités cliniques généralistes, mais aussi la construction de doubles cursus.

De nombreuses évolutions sont ainsi possibles à partir du modèle français actuel. Celui-ci (figure 5) est caractérisé par :

– les réorientations massives des sortants en fin de première année suite à l'échec au concours d'admission ;

– la faiblesse des passerelles entrantes permettant à des étudiants d'autres formations d'intégrer le cursus médical ;

– un enseignement de sciences fondamentales exclusivement situé en début de cursus ;

– un enseignement clinique intégrant stages et formation théorique.

Des évolutions nationales pourraient modifier l'admission dans les facultés de médecine et l'évaluation en fin de deuxième cycle. Une sélection des étudiants serait réalisée avant l'admission. Les passerelles entrantes en cours et en fin de cycle L représenteraient au moins 20 % des admissions en cycle M. Un enseignement de sciences fondamentales et de sciences humaines serait maintenu tout au long de la formation, y compris en troisième cycle.

À l'intérieur de ce modèle général, la création de différents parcours permettrait une adaptation à des publics diversifiés et la mise en œuvre de doubles cursus médecine/recherche. Ces adaptations seraient réalisées par les universités en lien avec leur politique générale d'établissement. Un exemple possible de création d'un double parcours médecine/recherche est illustré par la figure 6 : une formation précoce à la recherche est dispensée, soit dans une autre filière de formation (passerelle entrante), soit en parallèle de la formation préclinique. Une année « intercalée » d'interruption du cursus médical permet d'acquérir une formation théorique et pratique à la recherche (et la validation d'un master recherche). Pendant l'internat, une nouvelle année « intercalée » permet d'initier un travail de thèse, qui sera poursuivi à temps partiel en parallèle de l'activité clinique.

L'intégration de professionnels en provenance d'autres métiers de la santé en deuxième ou troisième année du cursus médical est également possible (figure 7).

De telles options inscriraient clairement les facultés de médecine au sein des universités, suscitant des échanges significatifs d'étudiants entre les filières et des mises en commun de contenus d'enseignement. Les conséquences favorables en termes de construction de cursus, d'accès aux carrières de recherche ainsi qu'aux carrières de santé publique et de management de la santé sont évidentes, mais il est probable que c'est aussi la perception de la formation médicale comme « entièrement spécifique » qui serait remise en cause, avec des effets en profondeur sur la façon dont les étudiants en médecine, les enseignants en médecine et les médecins se perçoivent.

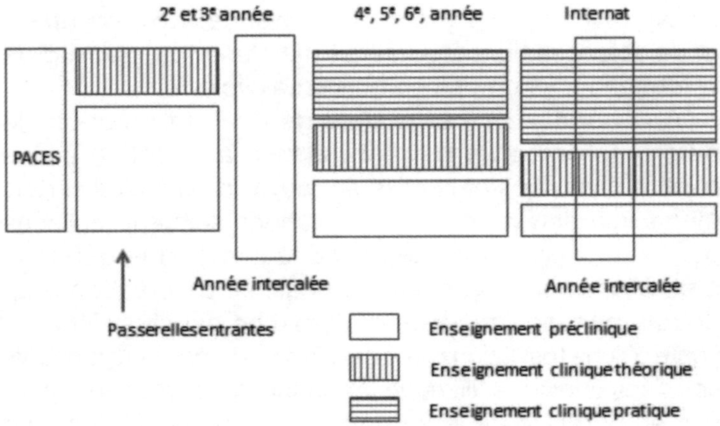

Figure 6 : Exemple d'évolution permettant la mise en place de doubles cursus

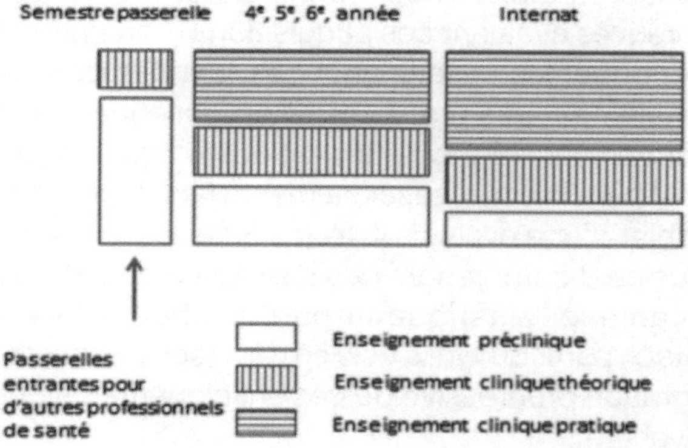

Figure 7 : Exemple d'évolution permettant l'intégration d'autres professionnels de santé.

Facultés de médecine, hôpitaux, cabinets médicaux : quels liens pour former les médecins ?

L'articulation entre la formation théorique et la formation pratique est le second élément structurant de l'organisation des études de médecine. Ici aussi les choix résultent en partie de l'évolution des connaissances et des options pédagogiques. Mais ils sont très largement déterminés par les relations institutionnelles entre l'université et le système de soins, par les contrats passés pour la formation pratique des étudiants et par le statut des formateurs.

Jusqu'au XVIIIe siècle, les liens institutionnels entre les lieux de formation pratique et les facultés de médecine sont presque absents. Les premières universités médiévales qui dispensent un enseignement médical (Salerne, puis Bologne et Padoue pour les facultés italiennes, Montpellier et Paris en France) construisent leur cursus autour d'un « programme » d'enseignement théorique, centré sur un corpus de textes de référence et leurs commentaires. La délivrance du diplôme est conditionnée par la réussite à des épreuves évaluant ces acquisitions[23]. Néanmoins, dès cette époque, les enseignants des facultés de médecine sont également des praticiens et proposent aux étudiants une forme d'enseignement pratique, organisé de façon privée et parallèle aux enseignements facultaires, ne faisant pas l'objet d'une évaluation formalisée. Cet enseignement pratique peut comprendre des enseignements d'anatomie, de botanique, ainsi que la participation à la visite de patients. À partir du XVIIIe siècle se développe un mouvement d'intégration progressive de ces enseignements pratiques à l'université.

L'enseignement d'anatomie est intégré à l'enseignement universitaire dans les facultés italiennes dès la fin du XVe siècle, ce qui a contribué grandement à leur attractivité. Vésale est titulaire de la chaire d'anatomie de Padoue à partir de 1537[24]. Ailleurs, l'intégration sera plus lente. L'Angleterre du XVIIIe siècle compte à Londres une multitude d'écoles privées d'anatomie, au sein desquelles se développent la recherche en anatomie et l'anatomie pathologique[25] et dont les agissements pour l'obtention de cadavres conduiront à la première législation sur l'utilisation *post mortem* des corps (*Anatomy Act,* 1832). À partir du XIXe siècle, un enseignement pratique d'anatomie intégré au cursus universitaire et comportant des travaux pratiques en laboratoire se généralise. Les mêmes évolutions sont perceptibles en ce qui concerne l'enseignement de la botanique, dont l'organisation privée sous forme de sorties pour herborisation date du Moyen Âge, se développe à l'extérieur des universités, notamment en France autour

---

23. N. Siraisi, *op. cit.*

24. S. Velut, « Biographie d'André Vésale », *André Vésale. Résumé de ses livres sur la fabrique du corps humain*, Paris, Les Belles Lettres, 2008.

25. W. Moore, *The Knife Man*, London, Bentam Press, 2005.

du jardin botanique du roi[26], avant de conduire à la création de chaires universitaires et de jardins botaniques universitaires[27].

Mais l'exemple le plus probant, dont l'influence sur notre système actuel est le plus déterminant, est celui de l'inclusion progressive dans l'université d'un enseignement auprès du patient. La révolution anatomo-clinique du XVIIIe siècle va permettre aux enseignants des facultés de médecine de conceptualiser l'enseignement de la clinique, condition de son inclusion dans le cursus universitaire[28]. L'un des promoteurs en sera Boerhaave à l'université de Leyde. Des chaires d'enseignement de la clinique se développeront dans les différentes universités d'Europe, en particulier à Édimbourg et à Vienne. La formalisation de l'enseignement clinique justifiera dans certaines villes (notamment à Vienne) l'organisation des premières « cliniques » (au sens de salles d'hospitalisation) spécifiques, conçues pour leur fonction d'enseignement, ce qui implique que les patients y soient regroupés en fonction de l'intérêt de leurs pathologies pour l'enseignement. Rapidement, les fondateurs de cet enseignement poseront la question des liens entre les étudiants et les hôpitaux et celle du statut des « enseignants cliniciens ». Ainsi se structure une relation entre enseignement et lieu de soin très différente de celle que suscitait l'accompagnement du praticien par des étudiants sur son lieu d'exercice initié au Moyen Âge. Il ne s'agit plus d'appliquer sur le terrain un ensemble de connaissances acquises, ou d'acquérir

---

26. A. Lunel. *La Maison médicale du roi. XVIe-XVIIIe siècle. Le pouvoir royal et les professions de santé*,Seyssel, Champ-Vallon, 2008, p. 161-184.

27. F. Comte, « Topographie hospitalière et médicale à Angers (XIe-XVIIIe siècle) », *Médecine et hôpitaux en Anjou du Moyen Âge à nos jours*, J.-G. Petit, J.-P. Saint-André (dir.), Rennes, Presses Universitaires de Rennes, 2009, p. 43-79.

28. M. Foucault, *Naissance de la clinique*. Paris, Presses Universitaires de France, 1963.

des habiletés pratiques et une expérience professionnelle, mais de lier intimement, tant dans l'enseignement que dans la production et la structuration des connaissances (la recherche), théorie et pratique de la médecine. Lorsque coexisteront en France, au XIXe siècle, la formation d'officiers de santé et la formation de docteurs en médecine, les officiers de santé seront écartés de l'enseignement clinique et de l'épreuve de clinique, réservés à l'élite (les docteurs), alors même que les vertus d'une expérience pratique sont, au moins en théorie, reconnues dans la formation des officiers de santé[29]. La présence des étudiants en médecine dans les hôpitaux va progressivement croître et conduire à une formalisation du statut des étudiants et des formateurs. Dès la fin du XVIIIe siècle, Tissot[30] rédige à son retour de Pavie un mémoire sur l'enseignement de la médecine et évoque la question du rôle actif des étudiants dans les soins aux patients. « Persuadé que les jeunes gens s'instruiront bien mieux en soignant les malades eux-mêmes qu'en les voyant soignés... », il allègue que l'apprentissage n'est possible qu'en *faisant* et non seulement en observant le professeur.

En France, tout au long du XIXe siècle et au début du XXe siècle, étudiants et enseignants en médecine appartiennent simultanément à deux systèmes distincts. Les étudiants sont inscrits à l'université, qui organise leur formation théorique (dont une formation théorique clinique) et qui valide ces connaissances théoriques par des examens. En parallèle, les hôpitaux organisent le recrutement de certains d'entre eux grâce aux concours d'externat et d'internat. La validation de cette formation pratique obéit à une logique de *curriculum*

---

29. P. Guillaume, B. Hoerni, « Le consulat organise la médecine. Une célébration oubliée », *La Revue du praticien*, 2003, 53, p. 1619-1621.

30. S.-A. Tissot, *Essai sur les moyens de perfectionner les études de médecine,* Lausanne, Franc, Grasset et Cie, 1789, http://www.archive.org/details/essaisurlesmoyen00tiss (consulté le 12 avril 2012).

vitae (ou de validation des acquis de l'expérience), et non d'examen. Une rémunération, au moins en nature, est offerte à ces étudiants, en échange de leur participation à l'activité de soins. Jusqu'en 1958, les enseignants ont eux aussi un statut universitaire et une activité clinique privée et/ou attachée à un hôpital, sans lien institutionnel entre les deux.

À partir des exemples allemand et autrichien, Abraham Flexner[31], à qui la Carnegie Foundation commande en 1910 un rapport sur l'enseignement de la médecine aux États-Unis et au Canada, va jeter les bases de liens institutionnels entre *medical schools* et *hospitals*. Ce rapport aura un très large écho dans la structuration de l'enseignement médical occidental. Le lecteur en trouvera une présentation et une traduction partielle à la fin de l'ouvrage. La réflexion de Flexner repose sur plusieurs constats. Le premier concerne les conditions de l'enseignement de la médecine, en particulier la nécessité que les étudiants *fassent*, sous supervision, au lieu de se contenter d'*observer*, et que l'organisation de l'enseignement permette un examen critique permanent des décisions prises.

Flexner allègue que le premier équipement dont une *medical school* doit se prévaloir est une clinique de médecine interne, doublée d'un dispensaire, mettant à la disposition des étudiants une grande variété de « cas ». Il développe l'analogie entre cette infrastructure clinique et les laboratoires dont doivent disposer les facultés de médecine pour l'enseignement des sciences précliniques (anatomie, biologie, physiologie, etc.)[32]. Le deuxième volet de sa réflexion concerne les qualités, la disponibilité et *in fine* le statut des enseignants. Flexner allègue que les *clinical professors* ne

31. A. Flexner, *Medical education in the United States and Canada. A Report to the Carnegie Foundation of Teaching,* Boston, Merrymount Press, 1910 http://www.carnegiefoundation.org/sites/default/files/elibrary/Carnegie_Flexner_Report.pdf (consulté le 12 avril 2012).

32. Voir en annexe à cet ouvrage le rapport Flexner, p. 255.

doivent pas être seulement des cliniciens expérimentés transmettant leur savoir sur un modèle magistral, mais des scientifiques, engagés dans leur propre activité de recherche, et que cette qualité est nécessaire pour que l'enseignement ne soit pas la transmission de données bientôt périmées, mais une situation où l'étudiant, au contact d'un chercheur, raisonne et apprend à apprendre. Il en déduit la nécessité que les *medical schools* recrutent et salarient les *clinical professors*, leur assurant par là même l'accès à la fois aux étudiants et à l'hôpital, au lieu de chercher à s'affilier des praticiens ayant par ailleurs une activité clinique répondant à d'autres considérations. Ce rapport conduira à une réforme majeure de l'organisation de l'enseignement de la médecine aux États-Unis, intégrant toutes les *medical schools* aux universités et créant des hôpitaux universitaires.

Ce modèle sera repris en Europe, et notamment en France lors de la création par l'ordonnance Debré des centres hospitaliers et universitaires (CHU) en 1958[33]. Dans le même esprit, les objectifs principaux sont de structurer le lien entre l'enseignement et la recherche dans les disciplines cliniques, de fidéliser autour des hôpitaux universitaires les médecins les plus brillants (en leur assurant une rémunération confortable) et de pérenniser les conditions de l'enseignement pratique des étudiants[34].

Du xve siècle au milieu du xxe siècle, des deux côtés de l'Atlantique, la tendance est donc à une inclusion de l'enseignement pratique de la médecine dans l'université et au développement de liens forts entre facultés de médecine et hôpitaux, dont le nœud réside dans l'organisation de

---

33. Ordonnance n° 58-1373 du 30 décembre 1958 relative à la création de centres hospitaliers et universitaires, à la réforme de l'enseignement médical et au développement de la recherche médicale, http://www.snhu.com/SNHU/Textes_officiels_files/ordonnance58.pdf (consulté le 13 avril 2012).

34. R. Debré, *L'Honneur de vivre. Mémoires,* Hermann, Paris, 1974.

l'enseignement pratique ainsi que dans le recrutement, le statut et la rémunération des enseignants cliniciens. La nature exacte des liens peut varier : hôpitaux appartenant à des universités en Allemagne, création des CHU et maintien de la personnalité juridique des hôpitaux et des universités en France, contractualisation entre universités et hôpitaux au Royaume-Uni. Selon les systèmes, les époques, et probablement les individus, ces alliances génèrent chez les enseignants de médecine des sentiments d'appartenance variables, mais toujours différents des autres universitaires en ce sens que leur institution de rattachement n'est jamais perçue comme étant seulement l'université.

Cette évolution s'est faite avant tout sous l'action de forces liées au développement des connaissances, à la structuration de la méthode anatomo-clinique, puis à la révolution scientifique, même si la volonté de fournir des médecins compétents à la population est toujours en filigrane du soutien des pouvoirs publics.

Dans le dernier quart du XXe siècle, la demande sociale et les considérations relatives à la politique de santé vont progressivement mettre en question ce modèle. La « révolution flexnerienne » créant l'hôpital universitaire et centrant l'enseignement de la médecine sur l'approche scientifique des maladies va être perçue comme insuffisante[35]. Les lacunes de cette approche vont être mises en évidence, tant pour la formation des étudiants à la relation clinique que pour leur appréhension de la médecine de soins primaires. On accusera le modèle hospitalo-universitaire d'être centré sur sa propre reproduction plutôt que soucieux de former des médecins répondant aux besoins de la population. Cette évolution se traduira dans les contenus d'enseignement

35. C. Beraud, F. Grémy, A. Grimaldi, J. de Kervasdoué, G. Lévy, « Quelle santé, quelle médecine, quels médecins voulons-nous pour le XXIe siècle en France et en Europe. Réforme Debré, un tiers de siècle après », Actes du colloque de Caen, École nationale de la santé publique Éd., Rennes, 1997, p. 1-22.

avec la remise en cause de l'articulation stricte préclinique/clinique et l'introduction d'enseignements centrés sur les aspects non scientifiques de la médecine.

Le corollaire de cette évolution est une modification des relations entre les facultés de médecine et les structures de soins, le couple hôpital universitaire/faculté de médecine s'élargissant à d'autres partenaires, au premier rang desquels les structures où s'exerce la médecine de soins primaires. Cette évolution est en marche dans tous les pays d'Europe et alimente de nombreuses réflexions et expériences, notamment sur ce que doivent être les stages des étudiants en médecine dans des hôpitaux généraux et dans des cabinets de médecine générale, ainsi que sur le recrutement comme formateurs d'enseignants cliniciens dont l'activité clinique est extra-hospitalière, notamment en médecine générale. La question des liens institutionnels n'est généralement abordée que sous son aspect financier ou réglementaire, alors qu'il nous semble, que comme en 1910, elle est porteuse de beaucoup plus que cela.

En effet, la rencontre, hors d'un hôpital universitaire, d'un étudiant en médecine et d'un médecin généraliste peut se faire selon deux modèles absolument différents.

Le premier correspond à un retour au magistère, permettant qu'un étudiant acquière une expérience auprès d'un professionnel. Ce modèle est utile et peut conduire à des apprentissages. Il est analogue à celui des stages en entreprise largement répandus dans l'enseignement supérieur. Il est également analogue à celui de la formation dans les hôpitaux (y compris universitaires) des professionnels non médicaux, par exemple des infirmiers. Les habitudes pédagogiques n'étant plus celles du Moyen Âge, une telle organisation comprend naturellement des objectifs de stage, une formation des maîtres de stage, une évaluation, etc. Elle induit des conventions entre universités et lieux de stage, qui peuvent inclure la rémunération de l'encadrement de stage, comme c'est actuellement le cas pour les stages de médecine générale, ou celle du stagiaire, comme c'est le cas dans de nombreuses filières.

Le second modèle s'inscrit dans la continuité de la réflexion de Flexner, et nous voudrions le développer à propos de la médecine générale. L'étudiant en médecine doit apprendre à lier une pratique clinique et des connaissances théoriques (scientifiques et d'autre nature). L'enseignant doit donc être un expert des connaissances sous-jacentes à la pratique et être capable d'articuler pour l'étudiant connaissances et pratique, permettant ainsi à ce dernier d'apprendre à apprendre. C'est cette capacité, presque nécessairement acquise au travers d'une activité personnelle de recherche, et non la seule expertise clinique, qui fait de lui un enseignant clinicien. Par ailleurs, la formation des étudiants et leur appréhension d'un nombre suffisamment varié de situations cliniques pertinentes vis-à-vis de l'épidémiologie et des besoins de santé nécessitent que les facultés de médecine soient équipées non seulement de la « clinique de médecine interne » de Flexner, où sont hospitalisés dans des structures très spécialisées des malades aux pathologies complexes, mais de structures de soins primaires assurant le suivi de malades chroniques vivant à leur domicile (médecine dite « ambulatoire »). La solution qui découle logiquement de ce constat, qui est *mutatis mutandi* le même que celui de 1910 ou de 1958, est que les universités salarient des professeurs de médecine générale en leur proposant comme un ensemble non dissociable une activité universitaire d'enseignement et de recherche et une activité clinique, et ce, dans une structure universitaire assurant des soins primaires, ce qui n'est pas le cas aujourd'hui des CHU. L'une des raisons pour lesquelles ce raisonnement ne s'impose pas pleinement est la faiblesse de l'activité de recherche en soins primaires. C'est elle qui empêche les enseignants de médecine générale de se placer dans un autre rôle que celui du professionnel expérimenté : ils peuvent paraître utiles comme « maîtres de stage » mais sont considérés comme illégitimes en tant que *clinical professors*.

La demande sociale et la pression des politiques de santé sont convergentes, mais les liens entre facultés de médecine et praticiens de soins primaires restent ténus en raison de l'absence ou de la faiblesse d'un moteur « connaissance ».

La nature des liens entre les facultés de médecine et les autres structures de santé évoluera nécessairement. La réorganisation de l'offre de soins ne permet plus aux hôpitaux de recours (les hôpitaux universitaires) de fournir aux étudiants en médecine la variété des situations cliniques nécessaires à leur formation. Cette évolution, conduisant à une contractualisation avec d'autres structures de soins, notamment des cabinets de médecine générale, mais aussi des hôpitaux généraux et des structures privées, peut être vécue comme une remise en cause du modèle hospitalo-universitaire, et une partie de la communauté hospitalo-universitaire y est hostile. Il nous semble que c'est précisément l'absence de l'élargissement d'un statut spécifique d'enseignant-chercheur/clinicien, incluant dans une même offre salariée un contrat d'enseignement, de recherche et de soins, qui met en péril le modèle et que la structuration d'ensembles « santé-université » plus larges que les actuels CHU mais les incluant est la réponse du XXIe siècle aux questions posées en leur temps à Flexner ou Debré.

Quels sont les liens entre la formation des médecins et celle des autres professionnels de santé ?

En France, la formation médicale constitue le plus souvent le seul cursus organisé par la faculté de médecine. Ce modèle est rencontré ailleurs en Europe sous la forme de *medical schools* plus ou moins autonomes. Les études de pharmacie sont dans la même situation, même si quelques facultés « mixtes » de médecine et de pharmacie ou des universités « médicales » regroupant médecine et pharmacie existent.

Au fur et à mesure du développement des formations aux métiers de la santé non médicaux, la question de leur place et de leurs relations aux facultés de médecine se pose. Schématiquement, on peut distinguer deux cas de figure :

– les formations aux métiers de la santé non médicaux sont organisées entièrement à l'extérieur de l'université. Cette situation prévalait jusqu'ici en France, les écoles d'infirmiers, de kinésithérapeutes, etc. n'ayant pas de liens avec l'université et étant placées sous la tutelle du ministère de la Santé ;

– ces formations sont incluses dans l'université, et leurs relations avec les autres filières universitaires doivent être définies. Une des options est l'existence de *health sciences faculties* regroupant des départements « médecine », « infirmier », « métiers de la réadaptation », etc. Cette situation est répandue en Europe du Nord et de l'Est, au Canada, en Australie.

L'université française est engagée dans une transition entre ces deux situations. Des questions de faisabilité, de statuts, de financements, sont posées. Mais les enjeux sont importants, et d'abord symboliques, en raison de la remise en cause de la perception de ces métiers comme absolument différents.

Les formations aux métiers de la santé dont les effectifs étudiants sont les plus importants sont les formations en soins infirmiers avec environ 20 000 diplômés par an alors que chaque année les diplômés en kinésithérapie sont environ 2 000, en puériculture environ 1 000 et en ergothérapie 350[36]. Des professionnels en lien avec la santé sont formés à l'université, pour les uns dans des filières courtes (DUT imagerie médicale et techniciens de laboratoire), pour d'autres

36. Direction de la recherche, des études, de l'évaluation et des statistiques (DREES), séries statistiques, S. Jakoubovitch, *Document de travail. La formation aux professions de santé,* n° 139, novembre 2009.

dans des filières universitaires spécifiques (psychologie). La question de l'intégration à l'université des formations d'infirmiers est la plus emblématique.

La trajectoire historique de la formation aux métiers d'infirmier est radicalement différente de celle des médecins. Cette formation naît tardivement, au début du XIXe siècle, en Grande-Bretagne, avec la création en 1860 par Florence Nightingale de la London School of Nursing. Aux États-Unis et au Canada, les premières formations apparaissent à la fin du XIXe siècle. La première école municipale d'infirmières est créée à Paris en 1878 par D. M. Bourneville, neurologue et député anticlérical. Elle est justifiée d'abord par la nécessité d'arracher cette formation aux congrégations. Si l'expression du besoin de formation des infirmiers peut provenir des impératifs de la médecine militaire (comme pour F. Nightingale revenant de la guerre de Crimée ou pour Clara Borton durant la guerre de Sécession), des ordres religieux ou de la République, c'est toujours la force « demande sociale » ou l'association des forces « demande sociale » et « politique de santé » qui initient le mouvement, alors que nous avons vu que le moteur principal de la structuration des facultés de médecine, jusqu'au XXe siècle, est le développement des connaissances. Cette histoire explique que les écoles d'infirmières naissent hors de l'université alors que les facultés de médecine sont dans l'université depuis sa création.

Le rapprochement envisagé aujourd'hui n'est possible que dans un rééquilibrage des forces en présence. Il suppose la définition du corpus de connaissances auquel se rattache la formation des infirmiers, l'analyse des éléments communs à la formation en soins infirmiers et à la formation médicale et de ce qui les distingue. Le mouvement s'est amorcé avec la création à partir du début du XXe siècle aux États-Unis et au Royaume-Uni de départements universitaires de « sciences infirmières ». La plus grande prise en compte des forces « demande sociale » pour la formation des médecins, par exemple l'exigence qu'ils soient formés à la collaboration entre professionnels de santé, peut aussi constituer un élément de rapprochement.

Un autre élément déterminant des rapports entre ces deux formations et ces deux professions est celui des rapports de pouvoir, indissociables des rapports de genre entre « masculin » et « féminin ». L'histoire des relations entre médecins et infirmières est celle d'une subordination des unes aux autres, incluant une négation des capacités de réflexion autonome des infirmières. Cette asymétrie, fortement intériorisée en France, est omniprésente tant dans l'exercice professionnel que dans les contenus des formations. Elle conduit les formations en soins infirmiers soit à une culture du non-questionnement, de la soumission au dogme, soit à une contre-culture de l'élaboration de « connaissances infirmières » qui seraient entièrement distinctes de celles d'autres professionnels de santé. Cette dernière option a structuré les valeurs des formateurs (qui sont le plus souvent des formatrices) des instituts de formation en soins infirmiers (IFSI), mais aussi celles de l'encadrement infirmier des hôpitaux, jusqu'aux directions des soins. Cet héritage historique rend difficile l'inclusion dans l'université des formations en soins infirmiers, tandis que l'exclusion renforce ces caractéristiques. Les relations entre ces deux formations et ces deux professions se prêtent à l'analyse féministe la plus simpliste, et le slogan des grèves des infirmières de 1988 en France : « Ni nonnes, ni bonnes, ni connes », en est le raccourci saisissant. L'intégration des formations en soins infirmiers dans l'université ne peut pas être fondée sur des critères universitaires (par exemple de qualification universitaire préalable des formateurs, ou d'abandon préalable des contenus de la « contre-culture »), mais doit tenir compte de deux siècles d'un passif de domination et ne peut résulter que d'une démarche volontariste visant à renverser le cours des choses. Il est probable que ces caractéristiques sont exacerbées dans les pays de culture latine et que la nette différence entre une Europe du Nord ayant depuis longtemps intégré les formations non médicales dans l'université et une Europe du Sud engluée dans les modèles anciens s'explique ainsi.

Pour les formations aux autres métiers de la santé (kinésithérapie, ergothérapie, etc.), l'analyse est peu différente, mais ni l'histoire, ni le rapport de domination, ni la différence de nombre ne sont comparables. Les obstacles apparaissent donc moindres.

Ces obstacles de taille au rapprochement des formations aux métiers de la santé étant identifiés, il reste à analyser quels pourraient en être les enjeux, pour trouver l'énergie de livrer la bataille.

Les premiers sont liés à une évolution de la formation de toutes les professions de santé requise par les modifications épidémiologiques. L'augmentation du niveau de vie et de l'espérance de vie a déplacé les besoins de santé vers les maladies chroniques qui sont très largement associées au vieillissement de la population. L'enjeu de l'offre de soins n'est plus seulement l'accès au diagnostic et au traitement d'une pathologie aiguë dont le traitement débouche sur la guérison ou le décès, mais la coordination au long cours d'un ensemble de mesures médicales et médico-sociales. Les améliorations à venir de l'état de santé de la population et de l'espérance de vie seront par ailleurs probablement autant liées à la réduction des inégalités sociales de santé, c'est-à-dire à l'accès de tous aux soins existants, qu'au développement de nouvelles techniques. La formation de professionnels de santé capables de mettre en œuvre ces évolutions devra inclure une part croissante de sciences humaines et sociales, indispensables à une approche non strictement « biomédicale » des malades et de leurs maladies. Leurs contenus ne diffèrent probablement pas beaucoup selon le type de professionnels formés. Ces évolutions épidémiologiques, l'exigence croissante d'expertise des professionnels et aussi les demandes d'évolution de carrière en cours de vie professionnelle conduiront au développement de nouveaux métiers de niveau intermédiaire (le niveau M du LMD). Les pays anglo-saxons ont déjà développé un ensemble de formations pour des *nurse practitioners*, d'un niveau de master, permettant de transférer la prise en charge de malades chroniques à d'autres qu'à des médecins. Les métiers de *case-manager* coordonnant les prises en charge médicale et sociale pour des patients handicapés ou âgés nécessiteront des formations spécifiques. Ces évolutions conduiront à dissocier deux questions : quelles sont les connaissances et techniques acquises au cours de la formation ? (la réponse pourra être « médecine », « maïeutique », « soins infirmiers », « kinésithérapie ») ; et quel est le degré de complexité que le professionnel peut appréhender et quel est son niveau de responsabilité (et de rémunération) dans le système (coordonnateur ou exécutant) ? L'accès de professionnels au niveau de coordination devra être possible quelle que soit la formation initiale du professionnel de santé. Le développement de formations de niveau « master » répondant à ces besoins est indispensable et constituera un moteur de l'intégration à l'université des formations paramédicales.

Les mêmes lignes de force infléchiront le devenir des connaissances et de la structuration des activités de recherche. La nécessité pour de nombreux secteurs de la recherche dans le domaine de la santé d'une approche pluridisciplinaire, liant biologie et sciences humaines, est de mieux en mieux identifiée. Elle est par exemple nécessaire à la compréhension des inégalités sociales de santé. L'inclusion de professionnels non médicaux dans l'université comprend en germe le développement de ces activités, leur articulation avec l'évolution des soins, et renforce les potentialités de recherche.

L'intégration à l'université, dans des *health studies faculties*, de toutes les formations aux métiers de la santé est un investissement à long terme dont les effets en termes de production scientifique seront lents. Concrètement, elle ne peut être envisagée que dans une stratégie par étapes, intégrant initialement dans des activités d'enseignement et de recherche universitaires des formateurs non universitaires qui n'en ont pas les prérequis habituels (par exemple les diplômes). Ce processus, qu'on nomme parfois « clause du grand-père » (qui sera le plus souvent une grand-mère) est d'autant plus nécessaire, pour les infirmières en particulier, qu'il ferait justice d'une longue histoire de domination sociale. Une telle démarche volontariste conduira à ce que la génération suivante, formée à l'université dans une culture plus critique, transforme plus en profondeur les pratiques de soins, de formation et de recherche.

C'est ce qu'ont compris un assez grand nombre de pays anglo-saxons, qui disposent aujourd'hui d'infirmiers, de kinésithérapeutes, d'ergothérapeutes, de travailleurs sociaux titulaires d'un doctorat, investis dans des activités de recherche[37]. Si rien n'est fait rapidement, la formation aux métiers de la santé pourrait être le prochain sujet sur lequel la France accusera cinquante années de retard, faute d'être capable de tirer les leçons des évolutions en cours et d'adapter au système français certaines des bonnes solutions imaginées ailleurs, à l'image de Robert Debré s'inspirant de l'expérience américaine initiée par Flexner. L'irruption, sous l'effet des évolutions sociales, de besoins de formation et de recherche que l'université a du mal à prendre en compte sans modifier son organisation et ses règles n'est pas nouvelle. L'argument selon lequel les modifications demandées dénatureraient sa mission ou feraient « baisser le niveau » et que la défense de la tradition est plus vitale pour l'université que les concessions pragmatiques ne l'est pas non plus. À l'intérieur de l'université, les filières

---

37. K. A. Long, « Nursing PhD Consortia, A Model for Maximizing Scarce Resources », *Journal of Professional Nursing*, 2007, 23 (5), p. 262-266.

qui abandonneront les premières leur immobilisme et leurs préjugés pour intégrer la demande sociale d'une formation à l'université de tous les professionnels de santé prendront une avance déterminante. Les facultés de médecine ont toutes les cartes en main pour le faire, à condition de renoncer à quelques vieux réflexes.

QUELLE PRATIQUE SOUHAITENT LES ÉTUDIANTS ?

La correspondance étroite, partout dans le monde, entre une formation spécifique, un diplôme et « l'exercice pratique de la médecine » coexiste avec une variété assez grande des métiers effectivement exercés à terme par les étudiants en médecine. La réglementation des qualifications conduit généralement à distinguer différentes spécialités que l'on peut regrouper en quatre grandes familles : médecine de soins primaires (ou « de famille » ou générale), médecine spécialisée, chirurgie, biologie. Des exercices spécifiques, telles les activités d'enseignement, de recherche, d'administration de la santé, peuvent également être identifiés. La répartition des médecins entre ces différentes professions est un des éléments de l'offre de soins. Il est possible pour les pouvoirs publics de la réguler au même titre que le nombre total des médecins. La question de la congruence entre les modes d'exercice préférés par les médecins, les demandes de la population et les objectifs de la politique de santé est donc posée[38]. Elle induit celle des modalités de la construction des préférences des étudiants, puisque la régulation serait d'autant plus facile que préférences des étudiants et besoins supposés coïncideraient.

Les préférences des étudiants peuvent être déduites, plus ou moins simplement, de leurs choix lors de l'orientation

38. I. Richard, J.-P. Saint-André, « Futurs médecins et besoins publics : une faille », *Le Monde,* 21 septembre 2005.

vers les différents modes d'exercice de la médecine, le plus souvent après cinq ou six années de formation initiale.

En France, ce choix est déterminé par un seul paramètre, le rang de classement lors d'un examen national passé en fin de sixième année. Il est possible à partir du rang de classement du dernier étudiant pouvant accéder à une spécialité donnée d'obtenir des informations assez fiables sur les préférences des étudiants. Les spécialités les mieux choisies en 2010 (celles dont les postes sont le plus rapidement pourvus) sont l'ophtalmologie suivie de la radiologie, la cardiologie, la dermatologie, la médecine nucléaire, l'oto-rhino-laryngologie, la gastro-entérologie, la rhumatologie[39].

Dans d'autres pays d'Europe, les modalités d'accès aux spécialités sont différentes et se rapprochent de celles qui sont utilisées pour l'admission dans les études médicales : prise en compte du mérite sur des critères académiques (Espagne) ; ajout de critères évaluant d'autres compétences et connaissances à partir d'une analyse du CV (Royaume-Uni, Allemagne, Hongrie, Pays-Bas) ; ajout de critères déterminés à partir d'entretiens (Allemagne). Ces critères s'inscrivent dans un cadre où le nombre de places de formation par spécialité est régulé, par une décision étatique (France) ou par le jeu d'acteurs multiples (par exemple au travers du financement par les hôpitaux de postes de résidents[40]). Enfin, des stratégies d'incitation vers certains modes d'exercice de la médecine, notamment la médecine de soins primaires en « zone déficitaire » ont parfois été mises

39. L. Fauvet, « Les affectations des étudiants en médecine à l'issue des épreuves classantes nationales en 2010 », DREES, Études et résultats, n° 767, juin 2011.

40. Dans l'ensemble du texte, « résident » désigne un étudiant en cours de spécialisation, ayant effectué cinq ou six années d'études de médecine antérieurement, et qui peut, selon les pays, être ou non titulaire d'un diplôme (*medical degree*). Le terme désigne en France un interne.

en place. L'ordre des préférences des étudiants, le caractère plus ou moins prisé d'une filière, peut donc être plus ou moins facilement appréhendé et comparé d'un pays à l'autre. Pour les États-Unis, les offres de postes de résidents de première année, conditionnant en grande partie l'accès ultérieur à une spécialité, sont définies annuellement par l'interaction de multiples acteurs : ceux qui ouvrent des programmes de formation de troisième cycle, ceux qui les accréditent, ceux qui définissent les capacités de formation et ceux qui recrutent *in fine* les étudiants. Il est néanmoins possible de constater que, dans un contexte où l'offre totale reste inférieure au nombre total de candidats, certaines filières voient des postes rester vacants ou recourent principalement à des résidents étrangers[41]. L'élément constant de ces comparaisons est le faible attrait de la médecine de soins primaires[42] et de quelques spécialités, dont la médecine du travail et la santé publique.

Une étude large de l'ensemble des résidents suisses[43] s'est attachée à préciser pour chaque spécialité les motivations du choix et isole trois grands critères expliquant à eux trois 45 % de la variance : l'intérêt clinique (*patient orientation*), le temps de travail et la qualité de vie (*lifestyle*), la carrière attendue (dont la rémunération). Des données similaires sont disponibles pour les choix des étudiants américains et montrent la croissance des caractéristiques *lifestyle* dans les choix des étudiants, et ceci plus pour les hommes que

41. W. S. Biggs, A. D. Bieck, P. A. Pugno, P. W. Crosley, « Results of the 2011 National Resident Matching Program: Family Medicine », *Family Medicine*, 2011, 43, p. 619-24.

42. J.-H. Lefevre, M. Roupret, S. Kerneis, L. Karila, « Career Choices of Medical Students: a National Survey of 1 780 students », *Medical Education,* 2010, 44, p. 603-612.

43. K. Van der Horst, M. Siegrist, P. Orlow, M. Giger, « Resident's Reasons for Specialty Choice: Influence of Gender, Time, Patient and Career », *Medical Education*, 2010, 44, p. 595-602.

pour les femmes[44]. Ces données montrent toutes que des forces hors du contrôle des facultés de médecine, telles les caractéristiques du mode d'exercice ou la rémunération moyenne, influencent ces choix de façon déterminante.

La question posée aux facultés de médecine est celle de l'utilisation de la marge de manœuvre restante et des autres facteurs susceptibles d'influencer le choix final, c'est-à-dire ce qu'elles pourraient contrôler dans l'objectif soit de former certains types de professionnels plutôt que d'autres, soit d'améliorer l'orientation des étudiants vers les spécialités déficitaires.

Les constantes des choix des étudiants au travers de systèmes de santé assez différents sont le faible attrait pour la médecine de soins primaires et la concentration des médecins dans des régions de densité médicale déjà forte, notamment autour des villes universitaires[45]. Plusieurs systèmes de formation ont fait l'hypothèse qu'une part de cet état de fait provenait d'éléments déterminés par les conditions de la formation et pas seulement de préférences sociales générales. Parmi les caractéristiques intrinsèques aux études médicales susceptibles de favoriser ce déséquilibre on peut distinguer plusieurs facteurs :

– Le recrutement des étudiants favorise des caractéristiques sociologiques ou de motivation défavorables à l'exercice de la médecine de soins primaires en zone rurale ou en banlieue défavorisée. Cette hypothèse est à la base des stratégies de discrimination positive en faveur d'étudiants supposés plus ouverts à ce type d'exercice. L'Australie a

44. D. A. Newton, M. S. Grayson, L. F. Thompson, « The Variable Influence of Lifestyle and Income on Medical Students Career Speciality Choices: Data from Two US Medical Schools, 1998-2004 », *Academic Medecine*, 2005, 80, p. 809-814.

45. « La démographie médicale à l'échelle des bassins de vie en région Pays-de-la-Loire », P. Romestaing (dir.), *Ordre national des médecins*, 2011, http://www.conseil-national.medecin.fr/node/1128/ (consulté le 16 avril 2012).

analysé de façon exhaustive les corrélations entre différentes caractéristiques des étudiants entrant dans le cursus et leur choix en fin d'études d'un internat en zone rurale. Les facteurs prédisant de façon indépendante l'orientation vers les zones rurales sont démographiques (provenance d'une zone rurale) et économiques (étudiants boursiers, du fait d'un engagement à un exercice dans les zones déficitaires). Le recrutement devrait chercher à favoriser des étudiants en provenance de certaines catégories de population, à sélectionner des individus dont la structure de personnalité laisse supposer qu'ils seront attirés par des exercices peu techniques. Une alternative serait de réserver un accès particulier aux études médicales à des étudiants ayant fait le choix de ce type d'exercice par des moyens réglementaires ou d'incitation financière.

– La formation pratique proposée, et notamment la découverte au cours des stages de certains modes de pratique plutôt que d'autres, peut également influer sur les choix des étudiants. Les mécanismes de cette influence sont multiples. Certains relèvent de l'identification des étudiants à leurs formateurs. D'autres sont liés au fait qu'un stage dans un environnement donné permet de déconstruire des préjugés inexacts quant aux caractéristiques de cette activité. L'analyse des représentations des étudiants concernant l'anatomo-pathologie[46], déficitaire en vocations dans de nombreux pays, montre par exemple qu'ils ne perçoivent pas le rôle de cette activité dans le processus diagnostique, ni même son appartenance à « la médecine », et ne se posent pas la question de s'y engager ; les auteurs de cette étude proposent l'inclusion de stages dans cette spécialité au cours du cursus. Les représentations des étudiants quant aux caractéristiques du *lifestyle* des différents modes d'exercice peuvent être erronées ou traduire le passé plus

---

46. T. Hung, S. Jarvis-Selinger, J. C. Ford, « Residency Choices by Graduating Medical Students: Why Not Pathology ? », *Human Pathology*, 2011, 42, p. 802-807.

que l'avenir. On peut ainsi imaginer qu'un stage auprès d'un groupe mixte de jeunes généralistes exerçant chacun(e) une activité quatre jours par semaine dans une maison de santé pluridisciplinaire regroupant deux infirmièr(e)s et un kinésithérapeute n'induit pas les mêmes choix que la représentation imaginaire d'un homme quinquagénaire travaillant seul, ou dont l'épouse assure le secrétariat. Les caractéristiques de la formation pratique, le type de formateurs et de maîtres de stage recrutés, les informations données sur les types d'exercice, représentent des leviers susceptibles de modifier les orientations des étudiants, sur lesquels les facultés de médecine peuvent agir. En France, une reconfiguration importante des lieux de stage des étudiants en direction de l'exercice en milieu rural en soins primaire ou en hôpital général est susceptible de bouleverser les liens établis entre université et structure de soins. Les études prospectives bien conduites évaluant les influences réelles « toutes choses égales par ailleurs » restent néanmoins difficiles à réaliser, et les données disponibles sont peu fiables.

– La structure même de l'organisation des connaissances et des études médicales joue probablement un rôle déterminant. Les différentes disciplines héritées pour une part de la méthode anatomo-clinique (disciplines dites « d'organe »), pour une autre part des développements technologiques (disciplines biologiques, imagerie médicale, radiothérapie), structurent très fortement le cursus médical, tant dans l'intitulé des programmes (par exemple un enseignement s'appellera « gastro-entérologie »), que dans les supports d'apprentissages (*textbooks*, revues scientifiques, sites internet), l'identité des formateurs, et finalement l'imaginaire des étudiants. Le développement de cursus « intégrés » (c'est-à-dire comportant dans un même enseignement des données de biologie fondamentale, de physiopathologie, de clinique et de thérapeutique, ou comportant un contact très précoce avec la clinique) est une tentative pour passer d'un enseignement de la médecine centré sur l'organe, ou au mieux sur la maladie, à un enseignement centré sur le malade, qui pourrait être moins défavorable à l'orientation vers certaines activités. Des modules pédagogiques spécifiques ont été mis en place dans certains cursus dans l'objectif de développer dès le début des études une approche holistique et psychosociale, notamment des pathologies chroniques, par exemple au travers de l'écriture de récits de vie de patients en situation de handicap[47]. Ces tentatives restent limitées, difficiles, et souvent perçues comme un recul en termes de contenu scientifique et d'élaboration intellectuelle, voire sont accusées précisément de rapprocher la formation des médecins de celles de professionnels non médicaux[48]. Les principales difficultés pour construire des cursus d'enseignement permettant l'identification par les étudiants de ce qu'est la médecine générale sont sans doute l'absence d'un corps de connaissances spécifiques bien défini et la faiblesse relative du champ de recherche correspondant.

Entre tradition carabine et engagement humanitaire, quelle vie étudiante ?

Quatre-vingt-quinze pour cent des individus présents un jour donné dans une faculté de médecine sont des étudiants. Leurs caractéristiques, leurs attentes, leurs comportements individuels et collectifs sont un élément important du paysage. Les déterminants concernant leur recrutement et le lien étroit qu'ils perçoivent d'emblée entre leurs études et le métier qu'ils exerceront leur donnent des

47. K. Mullen, M. Nicolson, P. Cotton, « Improving Medical Students' Attitudes towards the Chronic Sick: a Role for Social Science Research », *BMC Medical Education*, 2010, 10, p. 84.

48. G. Williams, A. Lau, « Reform of Undergraduate Medical Teaching in the United Kingdom: a Triumph of Evangelism over Common Sense », *British Medical Journal*, 2004, 329, p. 92-94.

particularités au sein du monde étudiant dont ils partagent par ailleurs de nombreuses caractéristiques.

Nous commencerons par analyser comment les caractéristiques des études de médecine peuvent être perçues par un étudiant en médecine type. Ceci ne dira évidemment rien de chaque étudiant en particulier, mais nous permettra de comprendre certains des aspects des fonctionnements associatifs et syndicaux, ainsi que de la participation des étudiants à la vie collective et à la gouvernance des facultés de médecine.

Partout dans le monde, même si les proportions peuvent varier, la tendance « spontanée » est au recrutement d'étudiants en médecine provenant de catégories sociales favorisées. L'admission en nombre significatif d'étudiants issus d'autres milieux ou de minorités ne se fait qu'au prix de mesures de discrimination positive. En France, cette situation est nette et représente un miroir grossissant de l'inégalité d'accès aux études supérieures en général. Nous avons vu que le cursus est structuré dans la plupart des pays de telle façon que les entrées et sorties d'étudiants en cours de cursus sont limitées. Les étudiants en médecine sont donc dans la situation, assez particulière, d'avoir été recrutés précocement (le plus souvent après le secondaire ; en France en fin de première année, aux États-Unis après quelques années d'études supérieures) dans un système qui leur assure, s'ils en jouent le jeu, un débouché professionnel identifié et socialement désirable. Ce débouché est d'autant plus certain que beaucoup de systèmes, dont le nôtre, ont organisé une rareté relative des médecins, les préservant ainsi du chômage. Les étudiants en médecine occupent une place d'une stabilité et d'une sécurité très importantes. Ils ne sont pas confrontés aux nécessités de définir progressivement leur orientation ou d'adapter leur projet au marché du travail. C'est d'ailleurs l'un des éléments d'attractivité du cursus. L'étudiant en médecine est dès son admission presque entièrement exempté d'interrogations sur son avenir et placé dans un système où l'initiative personnelle n'est pas déterminante pour le parcours universitaire. La contrepartie, inévitable, imposée dans presque tous les systèmes, est une contrainte importante pour les étudiants en termes de présence, de travail effectif et de réussite. Les étudiants en médecine sont donc des étudiants « super-privilégiés » puisqu'ils associent un contexte familial favorisé sur le plan social et financier à une assurance de maintenir à terme ce statut. Ils échappent presque totalement à la « peur du déclassement[49] » qui hante les enfants des classes moyennes et supérieures présents sur les autres bancs de l'université. À l'inverse, on pourrait décrire ces mêmes étudiants comme une population à laquelle l'organisation des études a confisqué la phase de choix, de définition de soi, d'exploration ou au moins de rêve de plusieurs projets possibles, qui est une des caractéristiques des étudiants de premier cycle universitaire. Dans l'organisation française, il leur est également imposé un lieu d'études situé à proximité de la résidence de leur famille, pour une durée de six ans.

Les études de médecine ont pour caractéristique de comporter assez tôt dans le cursus (avec des différences selon les systèmes) une formation pratique, donc une immersion dans un milieu professionnel. Le statut hospitalier et universitaire conduit à ce que les « professeurs » soient aussi à d'autres moments de la journée des « chefs de service ». Ainsi, la nature des relations enseignants/étudiants est modifiée par rapport à d'autres filières universitaires. Ce double lien enseignant/étudiant et chef de service/subordonné donne lieu à diverses situations concrètes et à des représentations imaginaires variées. Il a parfois été valorisé sous le terme de « compagnonnage » pour la proximité qu'il crée, source de soutien et d'échange. Il peut aussi recouvrir un croisement du mandarinat universitaire

49. E. Maurin, *La Peur du déclassement. Une sociologie des récessions*, Paris, Seuil, 2009.

et du harcèlement moral au travail. Dans les deux cas, l'emprise du corps enseignant sur les étudiants est forte et comprend un risque de restriction de l'autonomie des étudiants.

La dernière caractéristique importante est évidemment la nature de l'activité médicale elle-même et ce qu'elle comporte de violence, en particulier dans la confrontation à la souffrance et à la mort. Les étudiants en médecine français effectuent en fin de première année un stage infirmier : ils sont à cette occasion confrontés à des patients souffrants, blessés, opérés, mourants. Ils entrent dans des blocs opératoires, ils effectuent des toilettes. Les étudiants de deuxième année ouvrent des cadavres. Ils ont entre 18 et 20 ans, et leur fratrie ou leurs amis ayant choisi d'autres voies vivent dans des environnements beaucoup plus traditionnellement universitaires. Cette confrontation est pour une part ce qu'ils venaient chercher dans les études de médecine; elle est majoritairement perçue comme valorisante.

Les étudiants en médecine sont donc de jeunes hommes et femmes, socialement favorisés, à qui l'on propose un « contrat » d'échange entre une contrainte forte au cours des études et une garantie quant à leur position sociale future, qui sont immergés jeunes dans un monde mixte universitaire et professionnel, et dont l'activité présente et future comporte une part de violence. Cette situation peut être décrite comme dissonante au sens où elle propulse l'étudiant en médecine de la situation de lycéen favorisé, vivant sans souci matériel dans son environnement familial, entre séjour linguistique et stage de voile, à celle d'un médecin en devenir, cherchant sa place dans un environnement hospitalier fortement hiérarchisé, découvrant des corps nus, malades ou morts.

D'autres cursus s'adressent au même public, les écoles de commerce par exemple, ou confrontent leurs étudiants aux mêmes difficultés, comme les écoles d'aides-soignants. Mais cette association dans les études médicales de promesse d'exercice futur d'un pouvoir et de confrontation à la souffrance et à un monde hiérarchisé dont on occupe l'échelon inférieur est assez spécifique. Elle existe ou a existé dans un tout autre environnement, celui du recrutement et de la formation des officiers : nous verrons qu'elle génère de la part des étudiants des adaptations collectives qui ont des caractéristiques communes.

Depuis longtemps les associations d'étudiants en médecine ont une identité particulière. La plupart d'entre elles en France ont gardé le terme de « corporation » dans leur intitulé et celui de « carabin[50] » dans leur vocabulaire.

Elles assurent en général cinq fonctions : le service aux étudiants, par exemple sous la forme d'impression de polycopiés ou de commandes de matériel ; la poursuite de la tradition carabine qu'elles revendiquent ; un engagement social ou « humanitaire », par exemple par la participation à des manifestations comme le Téléthon ou Sidaction (où les étudiants se positionnent déjà comme de futurs professionnels de santé) ; une représentation des étudiants dans les instances facultaires et universitaires ; enfin une participation à l'enseignement lui-même par le développement de pratiques de tutorat.

La première fonction ne distingue pas les associations d'étudiants en médecine d'autres bureaux des étudiants (BDE). Les deux suivantes, tradition carabine et engagement social, sont assez spécifiques, jouent un rôle dans l'ambiance globale des facultés de médecine et peuvent contribuer à distinguer des sous-populations d'étudiants en médecine un peu différentes et parfois en conflit. Enfin, les deux dernières activités, représentation électorale et participation à certains aspects de l'enseignement, peuvent être plus ou moins étroitement liées et placer les associations d'étudiants en tant que telles au cœur du dispositif pédagogique.

---

50. « Carabin » est un terme ironique qui vient du mot français médiéval « escarrabin », qui désignait un scarabée fouisseur, par extension un croque-mort, ensevelisseur de cadavre. « Carabin » a également été utilisé pour désigner un soldat armé d'une carabine.

La tradition carabine

Les principales caractéristiques de la tradition carabine peuvent être interprétées comme une réponse « thérapeutique » aux conditions particulières de la formation médicale et au malaise qu'elle peut générer. Elles ont pour point commun d'associer le sexe et la mort. Elles comportent aussi une dose de mise en cause de l'autorité, notamment des professeurs/patrons, qui se fait sur le mode de la provocation, du grotesque, du carnavalesque, jamais de la réelle revendication sociale, puisque l'objectif « thérapeutique » est de supporter une situation transitoire tout en se projetant à terme dans le rôle aujourd'hui moqué. En France, ces traditions se sont développées dans les salles de garde des hôpitaux[51] (dont l'analogie sémantique avec les salles de garde militaires n'est sans doute pas sans signification) ; elles ont été transposées partiellement dans les activités des corporations étudiantes. La figure 8 représente le dessin choisi par les étudiants en médecine d'Angers en 2010 pour illustrer le tee-shirt de leur promotion[52]. Ces traditions survivent assez bien et il est difficile d'en prédire la disparition, ce qui peut s'expliquer de plusieurs façons. La première raison est sans doute la relative efficacité de cette thérapeutique. Les stratégies pédagogiques plus élaborées d'accompagnement des contraintes psychologiques liées aux études de médecine, que nous décrirons dans la troisième partie, doivent tenir compte de cette réponse traditionnelle, que ce soit pour l'appuyer, pour en démonter les mécanismes et les inconvénients, ou pour lui proposer des alternatives. Ces traditions, et leurs traces matérielles,

---

51. « Le plaisir des dieux. Salles de garde des internes des hôpitaux de Paris », http://www.leplaisirdesdieux.fr (consulté le 10 avril 2012).

52. Illustration communiquée par la Corporation de médecine d'Angers (COMA).

par exemple les fresques de salle de garde[53], sont également perçues comme un élément d'un patrimoine et défendues à ce titre, sans que cela implique une adhésion complète aux valeurs qui les ont produites.

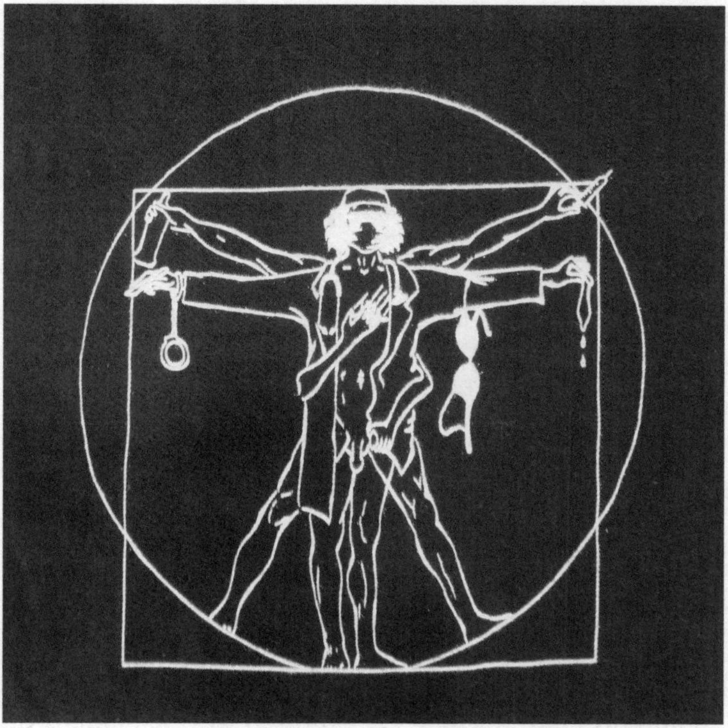

Figure 8 : Tee-shirt de la promotion 2010 des étudiants en médecine d'Angers

53. E. Godeau, « Les fresques de salle de garde », *Sociétés et représentations*, 2009, 28, p. 15-31.

Enfin, elles continuent d'apparaître comme un élément fort d'une identité collective des futurs médecins, et c'est pour cela que ces étudiants de deuxième année, tout à leur joie d'être reçus au concours, adoptent ce tee-shirt. « Futur médecin » s'entend ici aussi comme futur professionnel de santé radicalement distinct d'un futur infirmier, se projetant dans un rôle associant l'exercice du pouvoir et la confrontation à la mort. C'est sans doute pour cela que ce folklore, dont tous les contenus et supports visuels sont imprégnés d'une vision machiste de la sexualité, reste massivement accepté par des populations d'étudiants dont près de 70 % sont des femmes. Les différences de genre entre médecins et autres soignants se sont estompées. La domination sociale ne peut plus s'appuyer sur cette distinction jugée « naturelle » ; pour certains, elle est même mise en cause par la féminisation. Les autres remparts identitaires ont donc une utilité d'autant plus grande. Les étudiantes qui arborent le tee-shirt expriment qu'elles sont de futurs médecins, pas des infirmières.

Le fait que ces traditions soient progressivement remisées au musée (où elles sont protégées et étudiées) ou continuent d'exister comme un élément significatif de la vie étudiante n'est pas sans lien avec l'évolution des facultés de médecine et leurs rapports avec les autres formations aux métiers de la santé. La transformation des facultés de médecine françaises en « facultés de santé » nécessitera que ce que ces traditions comprennent de repli identitaire sur une corporation et d'exclusion de relations de coopération sur un pied d'égalité (y compris en termes de revenu) avec les autres professions soit mis à distance, et aussi que les fonctions de valorisation de soi, de gestion du stress, de projection dans l'avenir, qu'elles remplissent auprès des étudiants en médecine, soient assurées différemment.

L'engagement social ou « humanitaire »

Les associations d'étudiants en médecine développent sur les campus des activités de promotion de la santé, de solidarité locale ou internationale, qui sont plus ou moins spécifiques ou organisées en commun avec d'autres associations étudiantes (Téléthon, Sidaction...). Un exemple frappant, d'autant plus intéressant qu'il a une diffusion internationale, est l'opération « hôpital des nounours » (*teddy bear hospital*)[54]. Cette manifestation annuelle, largement diffusée dans les facultés de médecine européennes, consiste à organiser des ateliers pour jeunes enfants visant à les familiariser avec les soins en général et l'hôpital en particulier. Des groupes ou des classes d'enfants de 4 à 7 ans apportent leurs peluches à la consultation d'un « étudiant docteur » qui « traitera » le nounours et expliquera à son « parent » pourquoi il porte un masque, que la piqûre va faire un peu mal, mais qu'il ne sentira plus rien après, que le plâtre permet à l'os de se réparer en l'immobilisant, etc. Les professionnels de la « clinique des nounours » peuvent appartenir à des formations différentes, étudiants en médecine et étudiants sages-femmes ou étudiants infirmiers par exemple. Ces activités constituent une forme d'engagement des étudiants en médecine pour la promotion de la santé, dans l'objectif d'assumer collectivement une responsabilité sociale.

Ces deux courants, tradition carabine avec ce qu'elle comporte de repli sur soi et d'engagement social, avec des éléments d'ouverture mais probablement aussi des fonctions de projection dans un avenir socialement désirable et de valorisation de soi, coexistent le plus souvent à l'intérieur d'une promotion d'étudiants en médecine. Le choix de ce

---

54. http://www.hopitaldesnounours.org (consulté le 10 avril 2012).

tee-shirt, et l'organisation de campagnes pour le Sidaction ou l'hôpital des nounours, concernent la même promotion d'étudiants et ne proviennent pas de cultures ou d'époques différentes. Des étudiants ou des groupes d'étudiants peuvent se reconnaître dans certaines activités plutôt que dans d'autres, et les discussions sont parfois vives entre « carabins » et « bisounours », pouvant conduire à des scissions dans les associations étudiantes. Néanmoins, les deux facettes font l'une et l'autre partie du paysage, sont vécues comme compatibles par une majorité d'étudiants et définissent des éléments de la vie étudiante dans les facultés de médecine.

Les représentants étudiants : représentants des usagers ou partenaires dans la définition d'une politique pédagogique ?

Inaugurée par la loi Edgar Faure (1968), la participation des étudiants aux instances universitaires est définie en France par la loi « Libertés et responsabilités des universités » (LRU, 2007). De façon plus générale, la participation des usagers à la gouvernance des services, donc des étudiants à celle de l'université, est une tendance commune des sociétés civiles européennes, avec des disparités. On peut par exemple noter que le financement des programmes européens a généralement comme condition une représentation étudiante dans le pilotage du projet. Cette représentation étudiante a plusieurs objectifs.

Le premier, traditionnellement défendu par les associations et syndicats étudiants, est celui de la défense des intérêts des étudiants dans tous les aspects de la vie étudiante. Ainsi, les associations et syndicats étudiants participent à la gestion des campus (restaurants et cités universitaires, associations sportives, lieux de vie, cafétéria, etc.). En France, cette participation déteint très peu sur les questions réellement liées à l'organisation des études du fait de la dissociation complète entre les lieux d'enseignement et les lieux de vie. Il ne s'établit donc pas de continuum naturel entre les questions de vie sociale étudiante et la pédagogie universitaire.

Les représentants étudiants peuvent également être consultés en tant qu'usagers de l'université, par exemple pour donner un avis sur les emplois du temps et la bonne répartition de la charge de travail, la disponibilité des supports pédagogiques, l'ergonomie de l'environnement numérique de travail, etc. Ils ont souvent un pouvoir ou un contre-pouvoir dans la définition des modalités d'évaluation et se montrent particulièrement vigilants sur le respect des critères de transparence ou d'équité ; des représentants étudiants participent aux instances disciplinaires.

Dans ces différents modes de participation, étudiants et enseignants tiennent des places absolument différentes, usagers et prestataires d'un service, évalués et évaluateurs.

La place des représentants étudiants comme experts dans la définition du cursus lui-même et dans sa mise en œuvre relève d'une troisième approche et ne fait pas l'objet du même consensus.

Nous examinerons d'abord les arguments contre la légitimité du fait que les étudiants occupent cette place. Le plus fréquemment avancé, et aussi le plus convaincant, est l'absence d'expérience des étudiants quant à l'objectif final. Les étudiants, n'ayant pas d'expérience de ce qu'est l'exercice du métier d'interne, ne seraient pas en mesure de participer à la définition des connaissances à acquérir ni à leur hiérarchisation. D'autres arguments sont sous-jacents ou inavoués comme le fait que les représentants étudiants favoriseraient le confort à court terme (un cursus « plus facile ») aux exigences à long terme (la qualité de la formation). Enfin, les étudiants ou leurs représentants ne seraient pas *a priori* de meilleurs défenseurs que les enseignants des intérêts du patient. La participation des étudiants à l'élaboration pédagogique ne garantirait donc pas un cursus mieux orienté vers les besoins futurs de la population.

Plusieurs arguments plaident à l'inverse en faveur de la participation des étudiants à ces processus. Certains sont communs aux filières de l'enseignement supérieur alors que d'autres sont liés au caractère professionnel de la formation .

Les arguments communs aux filières universitaires concernent les différences générationnelles entre les étudiants et les enseignants et la place faite à la jeunesse. La majorité des autres « services » que l'éducation ne comporte pas de différence de génération systématique entre prestataires et usagers. Une grande partie du service de l'éducation concerne des enfants ou des adolescents mineurs dont la voix, pour utile qu'elle soit, ne peut être analogue à celle des adultes. La relation éducative dans ce cadre est nécessairement asymétrique. L'enseignement supérieur est le secteur emblématique d'une situation où vieux et jeunes adultes occupent des places différentes. Les vieux adultes ont une expérience (y compris pour la médecine) de l'exercice du métier auquel ils forment leurs étudiants, mais ne seront pour la moitié d'entre eux plus en activité quand leurs étudiants exerceront. Les étudiants ont quant à eux une responsabilité et un intérêt dans la définition du système de formation puisqu'ils seront les acteurs de demain. La difficulté à imaginer les besoins d'un temps auquel on n'appartiendra pas n'est pas moindre que celle de faire des propositions sans expérience. La revendication d'une pleine participation à la définition et à la mise en œuvre de la politique universitaire est un des éléments de la revendication plus générale d'une participation effective de la jeunesse à l'ensemble des activités politiques.

Les arguments plus spécifiques aux études de santé tiennent à la nature d'un enseignement professionnel. Pour qu'un étudiant apprenne, il est nécessaire qu'il ait une perception aussi exacte que possible des conditions dans lesquelles il appliquera ses connaissances et exercera son activité. Nous verrons en troisième partie que cette caractéristique est fondatrice des pédagogies « centrées sur les compétences ». L'élaboration d'une vision commune aux enseignants et aux étudiants de ce que sera l'activité et de ce qui doit être appris devient alors une phase incontournable du processus d'apprentissage lui-même. Les pédagogies centrées sur l'étudiant et/ou centrées sur les compétences ont conceptualisé la nécessité d'un transfert aux étudiants de cette connaissance qu'auraient les enseignants de « ce à quoi cela sert ». Lorsque ces pédagogies sont mises en œuvre, la majorité des arguments contre la pleine participation des collectifs d'étudiants à la définition des cursus tombe. Dans les cursus de santé, l'immersion précoce des étudiants dans le milieu professionnel améliore encore leur capacité à concevoir et à définir leurs besoins de formation, à condition que ce milieu professionnel soit effectivement représentatif de celui dans lequel ils exerceront.

La place centrale des représentants étudiants dans l'institution, non comme usagers mais comme partenaires et codécideurs de l'élaboration du cursus lui-même, devient ainsi le pendant, à l'échelon collectif, de la place centrale de l'étudiant dans la relation d'enseignement à l'échelon individuel. Les étudiants et leurs associations manifestent d'ailleurs un réel intérêt pour les questions de pédagogie médicale.

LES CONTENUS DE LA FORMATION MÉDICALE OU QUELQUES ÉLÉMENTS DE PÉDAGOGIE UNIVERSITAIRE APPLIQUÉS AUX FORMATIONS AUX MÉTIERS DE LA SANTÉ

Après un chapitre consacré à replacer la formation médicale dans son contexte historique et sociologique, ce chapitre aborde des éléments de contenu de la formation médicale et de la formation aux métiers de la santé en s'appuyant sur certains des concepts actuels de la pédagogie universitaire qui permettent d'éclairer les similitudes de la formation médicale avec les autres formations universitaires, mais aussi d'en souligner les spécificités. Cette approche permet en outre de montrer que des choix pédagogiques en apparence techniques cachent souvent des enjeux de pouvoir ou sociétaux.

Les études de médecine ont la réputation de favoriser plus que d'autres études supérieures un apprentissage par la répétition, produisant l'image d'un étudiant spécialiste du « par cœur ». On entend des parents demander lorsqu'ils s'informent sur les études de médecine pour leurs enfants s'il faut « une bonne mémoire ». Cette question est cruciale dans l'organisation des études, leur évolution, et probablement le type de médecin finalement formé. La prédominance de l'apprentissage « par cœur » est en partie liée aux connaissances elles-mêmes. L'anatomie comprend par exemple des données, qu'il n'est pas entièrement possible de « comprendre ». Mais les traditions pédagogiques et les modalités d'examen ont accentué cette caractéristique, et les « énumérations d'anatomie » proposées aux étudiants des années 1960 comportaient des listes d'éléments anatomiques sans exposer aucun lien entre ces connaissances et des pathologies ou des techniques chirurgicales. Enfin, la place faite à cet apprentissage par cœur vient aussi corroborer une représentation du médecin plus comme celui qui « sait » que comme celui qui « comprend ».

La formation des médecins évolue vers des études où l'on apprend un peu moins par cœur et où l'on réfléchit un peu plus, sous l'effet de plusieurs forces conjuguées.

Une partie de cette évolution est liée aux modèles que propose la psychologie cognitive des mécanismes de motivation, d'apprentissage et de résolution des problèmes. Ces travaux ont alimenté la recherche pédagogique, puis la pratique sur le terrain, de l'enseignement préscolaire à l'université. Pour les études de santé, la nature des connaissances disponibles modifie aussi en profondeur les contenus et les méthodes. La révolution biologique permet en partie d'expliquer, de comprendre, des faits qui ne pouvaient qu'être énumérés et appris. Comprendre les mécanismes biologiques du métabolisme de la bilirubine est différent d'apprendre, sans lien à aucune autre connaissance, que les urines sont foncées dans telle pathologie du foie. L'évolution rapide de ces connaissances et la disponibilité quasi immédiate des informations *via* internet rendent enfin certaines connaissances moins utiles. Ainsi, l'apprentissage des posologies des traitements peut sembler de peu d'intérêt s'il est probable que le médicament disponible changera d'ici à la fin des études et que la prescription se fera à partir d'un système informatisé permettant de disposer en temps réel de la posologie recommandée. Enfin, et surtout, les attentes de la population vis-à-vis des médecins ont changé. Les notions de compétence et de certification des compétences des professionnels nées dans le contexte général du développement des « démarches qualité » se sont imposées. Le public demande aux études médicales de garantir que les professionnels qu'elles forment répondent à ses attentes, et celles-ci ne se résument pas à des connaissances mais incluent des savoir-faire et des attitudes. La définition et l'évaluation de ces dernières sont complexes, mais elles sont considérées de façon croissante comme un des éléments du contrat qui lie les enseignants aux populations à qui ils fournissent des soignants « qualifiés ». Il ne s'agit plus seulement de ne pas produire des médecins « ignorants », mais d'assurer qu'ils ne sont pas « incompétents ». À partir de ces sources, données de la psychologie cognitive, réflexion sur les savoir-faire, les attitudes et les compétences, il est possible d'éclairer les conditions concrètes de l'organisation des études.

Le contexte des études est-il motivant ?

Plusieurs définitions de la motivation médicale existent[1]. Nous utiliserons celle proposée par R. Viau[2] qui en détaille les différents éléments. Cet auteur définit la motivation comme « un état dynamique qui a ses origines dans les perceptions qu'un élève a de lui-même et de son environnement et qui l'incite à choisir une activité, à s'y engager et à persévérer dans son accomplissement afin d'atteindre un but ».

L'importance relative accordée aux facteurs internes et aux influences environnementales est une des lignes de partage entre les différentes théories de la motivation et

---

1. T. Pelaccia, « La motivation en formation : une dimension réhabilitée dans un environnement en mutation », *Pédagogie médicale*, 2008, 9, p. 103-112.

2. R. Viau, *La Motivation en contexte scolaire*, De Boeck (2e édition), Bruxelles, 1998.

sans doute plus largement entre les différentes théories de l'éducation.

Le behaviorisme a développé et popularisé une conception de la motivation principalement basée sur ses déterminants externes et a profondément influencé le fonctionnement de la majorité des institutions de formation. De façon schématique, cette théorie considère que les comportements des individus sont d'abord déterminés par leur environnement et les rétrocontrôles positifs ou négatifs (récompense/punition) que celui-ci produit en réponse à leurs actions. L'ensemble des stratégies pédagogiques de notations, de sanctions, de distinctions, de mentions, repose de façon explicite ou non sur ce paradigme. Il est actuellement remis en cause, notamment par les théories sociocognitives de l'éducation. Il semble néanmoins peu plausible que son poids devienne négligeable dans un avenir proche en France. Aussi est-il utile de décliner les conditions nécessaires au fonctionnement correct d'une théorie behavioriste de la motivation des étudiants. Pour être efficaces en termes de motivation, les règles de renforcement positif ou négatif doivent être prédictibles par l'étudiant et donc stables et connues. C'est le sens de la transparence des méthodes d'évaluation. La perception, exacte ou non, qu'une récompense ou une punition est aléatoire, ou fondée sur d'autres éléments que le mérite, est un élément majeur de démotivation. Ce constat plaide fortement en faveur d'une justification des notes (publication du barème ou de la grille d'évaluation, etc.) et d'une restitution aux étudiants des copies corrigées. Ces exigences suscitent pourtant d'importantes réticences de la part des enseignants, qui les perçoivent comme un contrôle de leur activité.

Depuis les années 1970, de nombreuses théories, basées sur la sociologie d'une part, la psychologie cognitive d'autre part, ont complété l'analyse de la motivation en questionnant ses déterminants internes. L'idée que la motivation n'est pas entièrement déterminée par les circonstances extérieures est ancienne ; il est même souvent admis que les déterminants « internes » produisent une motivation plus solide et plus efficace en termes de production de comportements et en termes d'apprentissage, ce qui les rendrait préférables aux déterminants externes. Cette opposition entre motivation interne et motivation externe sert parfois de ligne de partage caricaturale entre les conceptions éducatives centrées sur l'autonomie et celles centrées sur le contrôle[3] [4].

Deux modèles théoriques de la motivation interne sont d'une utilisation assez simple en pédagogie.

Le premier est celui développé par R. Viau[5], dans le cadre de la pédagogie de l'enseignement primaire et secondaire. Viau définit trois composantes principales de la motivation interne : la perception de la valeur d'une activité, la perception qu'a le sujet de sa compétence pour l'accomplir, la possibilité de contrôler la tâche d'apprentissage. Ces trois composantes peuvent être modifiées de façon plus ou moins explicite par l'enseignant et par l'institution.

D'abord, pour s'engager dans une activité, l'étudiant doit en percevoir la valeur. Cette perception peut concerner le court ou le long terme. À court terme, le lien entre la valeur de l'activité et la motivation est une des causes du caractère déterminant des évaluations dans le comportement des étudiants. Les étudiants n'apprennent pas d'abord ce qui leur est enseigné, mais ce qui a une valeur à leurs yeux, et en premier lieu ce qui leur permet de remplir leur objectif principal d'étudiant qui est d'être reçu à l'examen. Le premier indicateur que l'institution donne aux étudiants de la valeur d'une activité est donc l'existence d'une évaluation, son poids relatif, le coefficient du module, etc. Les étudiants

---

3. D. A. Misch « Andragogy and Medical Education: Are Medical Students Internally Motivated to Learn ? », *Advances in Health Sciences Education*, 2002, 7, p. 153-160.

4. D. T. Sobral, « What Kind of Motivation Drives Medical Students' Learning Quests ? », *Medical Education,* 2004, 8, p. 950-957.

5. R. Viau, *op. cit.*

poursuivent également des objectifs à long terme, dont celui de devenir des professionnels. La présentation explicite de l'utilité d'un enseignement pour cet objectif lointain est également de nature à renforcer la valeur que lui attribue l'étudiant. C'est le sens par exemple de la présentation d'une application clinique lors de l'enseignement de notions d'anatomie.

En deuxième lieu, le maintien de l'activité ou parfois son initiation dépend du sentiment de compétence de l'étudiant, c'est-à-dire de sa perception de sa capacité à atteindre les objectifs fixés, les tâches les plus motivantes étant celles qui sont perçues comme suffisamment difficiles mais réalisables. Diverses stratégies peuvent augmenter le sentiment de compétence de l'étudiant. Certaines relèvent de la relation enseignant/enseigné et de l'utilisation appropriée des encouragements. À l'inverse, toutes les stratégies comportant une part explicite ou implicite de dévalorisation ou d'humiliation peuvent parfois constituer un pis-aller de motivation externe (une forme de « bâton »), mais font courir le risque d'une démotivation par le biais d'une diminution du sentiment de compétence.

Le troisième composant du modèle de Viau est la maîtrise de la tâche. Il est généralement plus motivant d'effectuer une tâche que l'on peut organiser, que l'on peut dans une certaine mesure choisir, ou dont on peut choisir l'ordre des composants, que de devoir subir un calendrier entièrement imposé de l'extérieur. Cette notion que la liberté d'organisation de l'étudiant participe à sa motivation doit être présente à l'esprit chaque fois qu'on souhaite fixer des contraintes, notamment pour proposer une organisation jugée optimale par l'équipe pédagogique. C'est aussi un argument en faveur de cursus dont une partie au moins est optionnelle, à choisir parmi un ensemble de modules. Plus généralement, l'importance de la latitude de choix de l'étudiant dans sa motivation est un argument fort contre la construction de cursus entièrement dirigés, quand bien même les choix de l'équipe pédagogique seraient parfaitement argumentés et reposeraient sur des faits établis (ce qu'ils ne sont habituellement pas). Le meilleur des mondes pédagogiques risquerait d'être fortement démotivant en raison d'une absence totale de contrôle de l'étudiant sur ses tâches.

L'approche de Vallerand[6], second modèle théorique de motivation interne, est plus large et distingue dans la motivation interne le désir d'apprendre des choses (motivation à la connaissance), le désir de faire des choses (motivation à l'accomplissement) et le désir de sensations physiques ou intellectuelles (motivation à la stimulation).

L'organisation des cursus de formation aux professions de santé diffère au fil du temps et selon les pays, notamment par la place qu'ils accordent à l'acquisition de connaissances d'une part, à l'acquisition de compétences professionnelles (et au contrôle de ces acquisitions) d'autre part. Le mouvement vers un cursus centré sur les compétences a en filigrane deux types de justifications. La première serait que le contrôle des compétences permet d'apprécier la qualité du service rendu à la population, permettant ainsi d'assumer la responsabilité sociale des structures de formation. La seconde, moins explicite, voire inavouée, est qu'elle serait plus proche de la demande des étudiants de *faire*, en d'autres termes que la motivation à l'accomplissement des professionnels de santé en formation est plus déterminante que leur motivation à la connaissance. Cette structure de motivation peut elle-même avoir joué un rôle dans le choix d'études de santé (par rapport à des études scientifiques par exemple), soit par une auto-sélection des étudiants, soit parce que cet élément a été pris en compte dans le processus d'admission. En exagérant un peu le trait, on pourrait suggérer que beaucoup de modifications pédagogiques récemment introduites dans

---

6. R.-J. Vallerand, C. Blanchard, « Éducation permanente et motivation : contribution du modèle hiérarchique de la motivation intrinsèque et extrinsèque », *Éducation permanente*, 1998, 136, p. 15-35.

les études de médecine (intégration des cursus de premier cycle, réduction de la place des sciences fondamentales, évaluation centrée sur les compétences) utilisent, et par là même renforcent, la motivation à l'accomplissement plutôt que pour la connaissance. Le mouvement est également perceptible dans d'autres formations aux métiers de la santé, avec par exemple la redéfinition du programme des études de soins infirmiers à partir d'un ensemble de compétences.

Il est sans doute prudent de s'interroger sur les effets secondaires de ces choix. Leur justification n'est pas très éloignée d'une posture « anti-intellectuelle » globale, qui a parfois été la marque de l'enseignement médical. Les propositions de Fourcroy[7], créant les écoles de santé avec l'objectif pour les étudiants de « peu lire, beaucoup voir, beaucoup faire », ont des résonances actuelles, mais leurs limites sont évidentes, notamment en termes de production de connaissances nouvelles, mais aussi de possibilités de réorientation vers d'autres activités au cours de la vie professionnelle.

Le maintien au fil du temps d'une motivation pour la connaissance plaide donc pour un volume raisonnable d'enseignements dont l'application immédiate n'est pas la raison d'être principale et qui peuvent être choisis dans d'autres filières en utilisant la richesse d'universités pluridisciplinaires. Cela permet aussi la rencontre des étudiants en médecine avec d'autres étudiants. Ce type de proposition est explicitement contenu dans certaines recommandations de formation, par ailleurs fortement centrées sur les compétences. Le document « Tomorrow's

---

7. A. Fourcroy, « Rapport et projet de décret sur l'établissement d'une école centrale de santé à Paris, fait à la convention nationale, au nom des comités de salut public et d'instruction publique », Imprimerie nationale, Paris, 1794.

Doctors » du British Medical Council[8] propose que 10 % des enseignements ne portent pas sur des disciplines en lien direct avec la médecine.

La composante « motivation à la stimulation » du modèle de Vallerand traduit l'intérêt pour des situations nouvelles. Les stages permettant, indépendamment de leur contenu précis, la découverte de nouveaux environnements et de nouvelles situations, correspondent à cet objectif. C'est sans doute un des éléments déterminants de l'intérêt des stages à l'étranger.

Les caractéristiques générales de l'organisation d'un cursus et d'une institution (transparence des règles, place de l'étudiant dans les choix, clarification des objectifs, définition des règles d'évaluation et contrôle de celles-ci, diversité et richesse des situations proposées aux étudiants) sont des éléments du cadre définissant la motivation des étudiants, mais aussi celle des enseignants. À l'intérieur de ce cadre, les étudiants motivés vont acquérir des connaissances, savoir-faire et attitudes, et les assembler en compétences selon des processus divers que nous allons détailler.

L'acquisition de connaissances

L'apprentissage débute par la saisie en mémoire d'une information. Cette opération nécessite des conditions adéquates d'éveil et d'attention, dépend du contexte émotionnel et affectif de l'apprentissage ; elle correspond déjà à un premier traitement de l'information.

La durée d'attention soutenue d'un adulte reste limitée ; toutefois, elle est d'autant plus importante que le sujet n'est pas passif, mais développe une activité. La planification de sessions d'enseignement magistral doit tenir compte de ces données. Un grand nombre de plannings universitaires

8. « Tomorrow's Doctor. Recommendations on Undergraduate Medical Education », *op. cit.*

comprennent encore des plages d'enseignement magistral de plusieurs heures d'affilée, qui sont incompatibles avec le fonctionnement cognitif de la majorité des étudiants. La prise de notes est une des stratégies développées par les étudiants pour maintenir leur attention et correspond aussi à un premier traitement de l'information. Si cette activité n'existe pas, par exemple parce que les étudiants disposent d'un support écrit et/ou numérique, la réalisation du cours peut inclure des artifices, comme l'utilisation du vote électronique[9], qui rétablissent une interactivité et conduisent l'auditeur à s'engager dans une activité autre que la prise de notes.

Si le contexte permet une vigilance et une attention suffisantes, l'information présentée va être saisie en mémoire. Ce processus est défini comme « l'encodage » : le terme traduit bien le caractère actif du processus et l'importance, dès cette phase, du traitement de l'information, qui n'est pas stockée à l'état brut.

Au moment de cette saisie, l'information reste étroitement liée dans la mémoire de l'étudiant au contexte dans lequel elle a été présentée. Progressivement, au cours de son traitement ultérieur, l'information va se détacher du contexte pour intégrer un réseau complexe et organisé de connaissances.

La charge émotionnelle du contexte est un des éléments qui définissent la solidité des liens entre le contexte et l'information. C'est là une des raisons pour lesquelles la prise d'informations dans le contexte riche et émotionnellement fort des situations cliniques réelles au cours des stages est

9. Les dispositifs de vote électronique permettent, par l'utilisation de télécommandes, à un groupe d'étudiants de répondre à des questions à choix multiples dans un amphithéâtre. Le système affiche les résultats d'ensemble du vote et peut permettre d'archiver la réponse de chaque étudiant dans un objectif de contrôle des connaissances.

différente de l'apprentissage des mêmes informations dans une situation artificielle (cas clinique rapporté en cours).

La majorité des informations présentées aux étudiants comportent à la fois des matériels visuels et verbaux. La présentation d'un texte élaboré ou *a fortiori* la présentation de documents multimédia fait toujours appel à des stratégies à la fois visuelles et verbales, et leur congruence est un des éléments qui facilitent leur encodage. Cela explique la très grande importance que les étudiants attachent à la présentation formelle des documents pédagogiques qui servent de supports (polycopiés, livres, sites internet). Le succès des ouvrages de préparation de concours dont la charte graphique et le travail éditorial garantissent un format de présentation homogène en est une illustration. Ces éléments sont si déterminants qu'ils peuvent conduire à un compromis, nécessaire pour l'étudiant, entre la qualité de la présentation visuelle et la pertinence de l'information contenue, ce compromis justifiant le choix du contenu le moins pertinent si sa présentation est plus efficace.

La prise en compte d'une information nouvelle dépend de ses relations avec l'ensemble des connaissances déjà organisées ; elle est facilitée par le fait que cette information nouvelle soit reliée activement à des données déjà en stock. Ausubel[10] déclare ainsi : « Si j'avais à réduire la psychologie de l'éducation à un seul principe, je dirais ceci : le plus important des facteurs influençant l'apprentissage est ce que l'apprenant sait déjà ». Ce constat a des conséquences importantes en termes de planification des enseignements et de stratégies pédagogiques. Il explique l'importance de l'ordre de présentation des connaissances et la nécessité qu'un enseignant responsable d'une session donnée ait une vision d'ensemble de ce que les étudiants ont déjà appris. Cela justifie les stratégies pédagogiques qui mettent l'accent sur l'activation des connaissances antérieures

10. D. P. Ausubel, *Educational Psychology: a Cognitive View,* New York, Holt, Rinehart and Winston, 1968.

avant la présentation d'un matériel nouveau. C'est le sens de toutes les activités du type « que savez-vous déjà sur… ? » proposées en début de session pédagogique. À l'inverse, identifier qu'une information n'est pas liée au stock précédemment acquis, est un élément qui peut favoriser une attention spécifiquement dirigée vers cette donnée nouvelle. La nécessité de prendre en compte les connaissances antérieures des étudiants et le processus global de leur apprentissage plaide en faveur d'équipes pédagogiques consacrant un temps suffisant à l'échange d'informations entre les enseignants.

L'organisation des connaissances, la mémorisation à long terme, l'apprentissage en surface et en profondeur

Une fois encodées, les informations vont constituer des réseaux de connaissances classées. Les opérations permettant la construction de ces réseaux impliquent une catégorisation du matériel, un tri des informations, une hiérarchisation, un regroupement d'informations liées mais acquises dans des contextes différents. La construction de ces réseaux peut être favorisée par des activités pédagogiques qui permettent la manipulation des informations (rédaction de résumés et de synthèses notamment). Des questionnaires permettant d'interroger les étudiants sur les opérations mentales qu'ils réalisent lorsqu'ils « apprennent » ont été développés[11]. Leur objectif est de distinguer les stratégies de répétition mentale, « de surface », de celles dites « de profondeur » qui incluent une proportion importante de traitement de l'information. L'exploration de la structure des réseaux de connaissances des étudiants n'est pas aisée, alors qu'elle serait sans doute

11. J. B. Biggs, *Student Approaches to Learning and Studying*, Melbourne, Australian Council for Educational Research, 1987.

instructive. Des outils d'évaluation comme la réalisation de cartes conceptuelles ont été développés dans cet objectif[12]. Il s'agit de proposer à l'étudiant d'exposer, sur un schéma, l'ensemble des connaissances qu'il possède, rattachées les unes aux autres, afin d'explorer la structure de leurs liens. Cet outil, illustré figure 9, peut être utilisé en situation d'évaluation, mais c'est surtout un bon outil de *feed-back* pédagogique ; il peut également être utilisé en soutien d'un travail collaboratif réalisé par un groupe d'étudiants.

Selon la nature des informations traitées, l'établissement de liens entre les données peut être plus ou moins facile et donc représenter un investissement plus ou moins acceptable en fonction du bénéfice escompté en terme de solidité de l'apprentissage. Cela dépend de l'état des connaissances, et deux éventualités existent en médecine. En premier lieu, lorsque les connaissances fondamentales expliquent assez complètement et simplement la physiopathologie, la clinique et le traitement, il est rentable pour l'étudiant de faire l'effort de lier les connaissances et de « comprendre ». La figure 9 illustre cet effort.

En second lieu, et à l'inverse, pour des situations fréquentes, mal expliquées par les connaissances fondamentales, il peut être plus efficace d'apprendre, éventuellement « par cœur », une règle ou une liste.

Les réseaux de connaissances établis ont pour intérêt d'être résistants à l'oubli et de constituer ainsi un support disponible, même lorsque les connaissances initiales ne le sont plus. Ces réseaux ne peuvent pas être initiés en dehors d'une activité de manipulation de connaissances assez précises, et cela peut justifier l'apprentissage par l'étudiant de notions auxquelles le professionnel n'a plus d'accès direct (apprendre ce que l'on sait que l'on va oublier, et qu'il n'est du reste pas nécessaire de savoir), mais qui

---

12. B. J. Daley, B. M. Torre, « Concept Maps in Medical Education: an Analytical Literature Review », *Medical Education*, 2010, 44, p. 440-448.

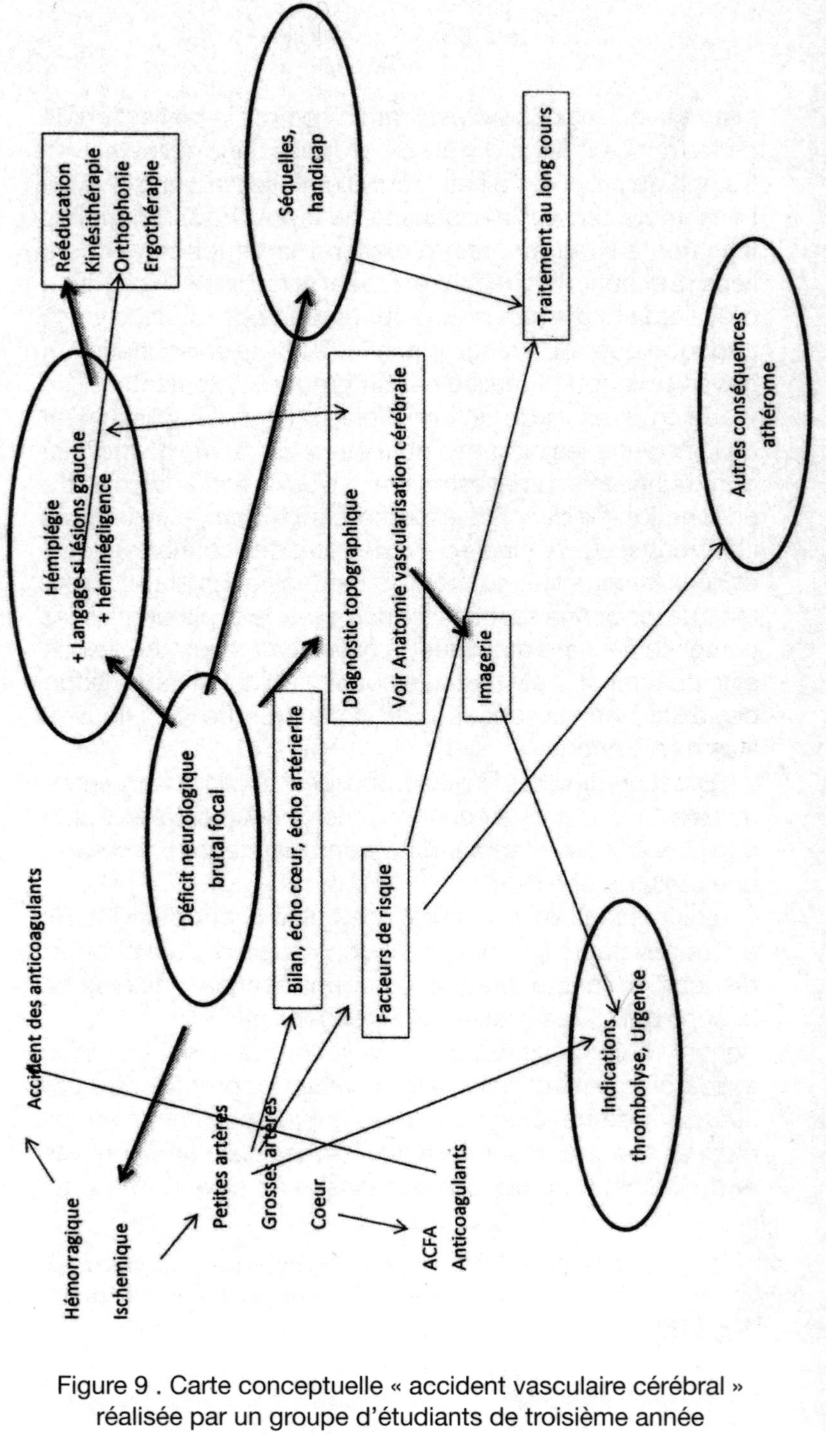

Figure 9 . Carte conceptuelle « accident vasculaire cérébral » réalisée par un groupe d'étudiants de troisième année

permettent l'établissement de « réseaux dormants » qui seront ensuite réactivés par de nouvelles informations qui viendront s'y fixer. Les étudiants en médecine vont par exemple apprendre, dans un assez grand détail, les voies métaboliques permettant la dégradation du glucose. L'examen de biochimie pourra comprendre une question précise sur la structure du composant obtenu lors de telle étape de ce métabolisme, même s'il est hautement probable que la très grande majorité des médecins, y compris des diabétologues, ne sauraient pas y répondre et que cette connaissance ne leur manque pas. Mais cet apprentissage laisse un réseau utile liant le fait que le métabolisme du glucose produit de l'énergie, le fait que le mécanisme est différent en présence et en l'absence d'oxygène, le fait qu'il y a plusieurs étapes et que certaines maladies modifient l'une ou l'autre. Lorsque les connaissances à acquérir ont pour objectif principal la constitution de ces réseaux, et non leur utilisation en tant que telles, il est essentiel de s'assurer que les étudiants utilisent des stratégies d'apprentissage « en profondeur », c'est-à-dire favorisant le traitement de l'information. L'étudiant qui, la veille de l'examen, a simplement répété mentalement le cours de biochimie, sans effort d'organisation, saura probablement aussi répondre à la question, mais ne disposera pas du réseau.

L'acquisition des savoir-faire, la mémoire procédurale, les automatismes gestuels

L'acquisition de certains savoir-faire, notamment ceux qui sont liés aux habiletés motrices, se fait selon des mécanismes nettement différents : les mécanismes procéduraux.

L'exemple classique d'un apprentissage purement procédural est l'apprentissage du vélo. Celui-ci ne passe pas par la verbalisation de consignes (expliquer à quelqu'un comment on fait du vélo n'améliore pas sa performance) mais par la réalisation de la tâche, de façon répétée et dans des conditions de difficultés croissantes (parent présent, stabilisateurs, terrain plat, tout terrain). Beaucoup d'apprentissages d'habilités plus complexes correspondent à la fois à des apprentissages procéduraux (donc implicites) et à des apprentissages explicites intriqués entre eux (par exemple, la conduite automobile). L'examen clinique, la réalisation de gestes techniques et d'activités complexes (par exemple chirurgicales) comportent une part de mémoire procédurale.

Ces apprentissages ont pour caractéristique commune la nécessité d'une répétition de l'acte pour améliorer la performance, l'acquisition progressive étant déterminée par une courbe d'apprentissage. Le nombre de procédures effectuées devient alors en lui-même un élément pertinent d'évaluation. Il s'apparente à la re-certification des pilotes en fonction du nombre d'heures de vol. Le maintien dans le temps de la performance est généralement lié à la poursuite d'un entraînement minimal. Le transfert d'une habileté à une autre (par exemple le fait qu'il soit plus facile d'apprendre un nouveau geste technique quand on en maîtrise déjà plusieurs) est partiel. Ces caractéristiques sont déterminantes dans l'apprentissage des gestes d'examen et des actes techniques.

Les attitudes, les savoir-être

La formation aux métiers qui comportent une part importante de relation à autrui (soignant, enseignant, policier, militaire, juge) ou qui confrontent à des situations mobilisant fortement les affects (violence, urgence, confrontation à la douleur) doit inclure l'acquisition d'un ensemble d'attitudes.

Le terme « attitude », que nous utilisons de préférence à « savoir-être », a une polysémie qui convient bien à la question qui nous occupe. Le Larousse en propose plusieurs définitions : « manière d'être qui manifeste certains sentiments » ; « comportement affecté par quelqu'un qui veut masquer ses sentiments » ; « ensemble des opinions manifestées par un individu ou un groupe social ». L'acquisition d'attitudes tient donc à la fois du développement de sentiments favorisant certaines manières d'être (l'empathie, la solidarité, etc.), du développement de comportements visant à masquer certains sentiments (les mêmes ou d'autres : le dégoût, la peur, le doute, etc.) et de l'adhésion à des valeurs pour une part individuelles et pour une part collectives (Les valeurs des droits de l'homme par exemple). L'acquisition d'un ensemble d'attitudes peut être jugée utile parce qu'elles sont souhaitables pour le patient (l'empathie, la courtoisie), parce qu'elles protègent le professionnel de ses propres affects (le cynisme ou la dérision) ou parce qu'elles participent des deux (la régulation de la distance dans la relation clinique).

Quelles attitudes doivent développer les étudiants et qui est légitime pour les définir ?

Les réflexions les plus abouties sur ce sujet proviennent des pays anglo-saxons, notamment au travers de documents tels que « Tomorrow's Doctors[13] ». Il n'existe pas à ce jour de réelle réflexion française sur ce sujet, du moins pour les études de médecine. La légitimité d'une telle réflexion ne peut provenir du seul corps professionnel, et encore moins du corps médical enseignant, dont le passé ne plaide pas en faveur de sa capacité à traduire les attentes des citoyens. Quelles que soient les modalités de leur définition, les attitudes jugées souhaitables traduisent aussi la norme sociale d'un moment.

Est-il possible d'acquérir ces attitudes au cours de la formation ?

Les réponses divergent assez nettement selon les courants de pensée et les études. Nous avons vu que

13. « Tomorrow's Doctor, Recommendations on Undergraduate Medical Education », *op. cit.*

certaines méthodes de sélection des étudiants, reposant par exemple sur des entretiens, cherchent à recruter des individus présentant déjà telle ou telle attitude jugée souhaitable. Il est plausible que le juste milieu se situe quelque part entre l'affirmation que « tout le monde n'est pas fait pour être soignant » et que ceci est repérable chez une personne de 18 ans, et celle que « la majorité des attitudes s'acquièrent » dans un contexte de formation adéquat.

Comment s'acquièrent ces attitudes ?

La réponse est triple. Pour une grande part, les attitudes s'acquièrent et s'affinent au cours de l'expérience professionnelle particulière que constitue la formation pratique. Cet aspect de la formation a structuré un pan de la réflexion pédagogique médicale, notamment au travers de la notion de « modèle de rôle[14] », et nous la traiterons dans le chapitre concernant la formation clinique pratique. Cet apprentissage est essentiellement implicite, échappant en grande partie à la démarche consciente de l'étudiant et du formateur. Pour une autre part, une formation explicite peut favoriser le développement de certaines attitudes, notamment au travers des enseignements de sciences humaines, de psychologie médicale ou de communication ; nous y reviendrons dans le chapitre correspondant. Enfin, pour une part insuffisamment explorée, notamment dans le contexte français, l'organisation générale des institutions de formation favorise certaines attitudes que les étudiants adoptent dans leur « métier » d'étudiant, et qui déteignent sur leurs attitudes dans leur métier de soignant. La concurrence entre les étudiants, induite par le cursus médical en raison de l'existence d'un concours de début et d'un concours de fin d'études, en est un bon exemple. Certaines habitudes comme l'évaluation

---

14. M. Chamberlain, R. Hivon, « Les compétences de l'enseignant clinicien et le modèle de rôle en formation clinique », *Pédagogie médicale*, 2005, 6, p. 98-111.

exclusivement individuelle sont également défavorables au développement d'habitudes de collaboration entre étudiants ; elles ont des conséquences sur leur aptitude à la collaboration entre professionnels.

La résolution de problèmes

La résolution de problèmes est une composante commune à de nombreuses activités, de la préparation d'un gâteau au chocolat à la réparation automobile. Elle est également nécessaire à l'établissement d'un diagnostic médical ou à la conduite d'une intervention chirurgicale. La neuropsychologie cognitive en propose de nombreux modèles, qui distinguent tous un certain nombre d'étapes :

– la mise en œuvre de l'activité, dépendante des processus de motivation ;

– la recherche et la sélection des informations pertinentes ;

– la définition d'un plan d'action orienté vers un but ;

– la définition d'étapes et de marqueurs, qui sont des points intermédiaires où un contrôle du déroulement normal du processus est effectué ;

– l'évaluation du résultat obtenu et la comparaison au but initialement poursuivi.

L'ensemble de ces étapes, dont l'ordonnancement exact et le contenu peuvent varier dans certaines limites pour la résolution d'un problème donné, est défini comme le « script » du problème. Il en existe généralement plusieurs, débouchant tous sur une solution, mais dont le contenu, la rapidité d'exécution et le risque d'erreur peuvent différer. L'analyse des scripts produits par des experts et des scripts produits par des novices montre des différences de construction, alors même que le problème est résolu dans tous les cas.

Ces données sont à l'origine de la construction de méthodes d'évaluation du raisonnement clinique appelées

« tests de concordance de scripts » que nous exposerons dans le chapitre consacré à l'évaluation.

En pédagogie de la santé, ces modèles de la résolution de problèmes sont utiles à la fois pour comprendre comment l'étudiant résout ses problèmes d'étudiant (réussir aux examens) et comment il acquiert la capacité de résoudre des problèmes dans le cadre d'une activité professionnelle (poser un diagnostic, proposer une thérapeutique). Ils ont été mis au centre de méthodes pédagogiques générales dites d'apprentissage par problème (APP), en anglais *problem based learning*, qui s'appliquent à tous les types d'enseignement et ont notamment été développées dans le cadre de l'enseignement primaire. En médecine, ils ont été introduits par des universités canadiennes dans les années 1980. Nous décrirons de façon plus détaillée les méthodes d'apprentissage par problème dans le chapitre consacré à l'apprentissage de la clinique. À ce stade, il est simplement utile de souligner que les méthodes d'apprentissage par problème peuvent servir deux objectifs distincts.

Le premier est d'apprendre aux étudiants à apprendre. Le problème à résoudre est de réussir l'évaluation. Il pourrait d'ailleurs être intéressant que ces activités d'APP soient utilisées dans les modules de méthodologie du travail universitaire proposés aux étudiants qui entrent à l'université.

Les scripts nécessaires incluent la recherche d'information (quel est le programme ? où peut-on trouver les documents nécessaires ? qu'en pensent des étudiants plus âgés ? quel professeur répond aux courriers électroniques des étudiants ?), la planification d'activités (je lis le chapitre lundi soir, je regarderai les exercices proposés mardi ; fin novembre je devrai avoir terminé le travail sur le module de biologie, je n'irai pas à telle session pédagogique dont je pense qu'elle est inutile), la détection des événements nouveaux amenant à une redéfinition du plan d'action (une invitation pour un week-end me conduit à intensifier le programme de la semaine précédente), la mise en place d'indicateurs intermédiaires (vérification du bon déroulement du planning, accès à un matériau d'auto-évaluation), et enfin la confrontation de la stratégie au résultat final (mes résultats à l'évaluation doivent-ils me conduire à modifier ma méthode et, si oui, sur quel(s) point(s) ?). Il existe plusieurs scripts possibles, et le script optimal n'est pas le même pour tous les étudiants. Certains étudiants sont des experts du métier d'étudiant, développant presque d'emblée un script adapté à leurs aptitudes et performant, alors que d'autres se comportent comme des novices. L'objectif des modules de méthodologie est d'améliorer le niveau d'expertise. L'intervention d'étudiants experts comme tuteurs de ces modules est probablement essentielle pour atteindre cet objectif[15].

Le second objectif est d'apprendre aux étudiants à résoudre des problèmes rencontrés dans la profession à laquelle ils se forment, par exemple d'apprendre aux étudiants en médecine le raisonnement clinique.

La compréhension de la nature de ces questions et des étapes de leur résolution (c'est-à-dire la compréhension par les formateurs de ce qu'est un script) est sans doute une trame de fond nécessaire à une réflexion pédagogique, quelles que soient ensuite les méthodes retenues.

Les problèmes cliniques ont au moins deux caractéristiques particulières qui les distinguent de la préparation du gâteau au chocolat et de la réparation automobile.

D'abord ils entrent dans la catégorie des problèmes qu'on dit « mal définis », traduction imparfaite de *ill defined*. Une analogie mathématique peut illustrer cet élément. Les problèmes *ill defined* sont des problèmes pour lesquels on dispose de moins d'équations que d'inconnues. Par exemple,

15. P. Cantillon, L. Glynn, « Peer Assisted Learning ». Y. Carter et N. Jackson (dir.), *Medical Education and Training*, New York, Oxford University Press, 2009.

un médecin interrogeant un patient qui se plaint d'avoir très mal au ventre ne peut pas proposer avec certitude un diagnostic sur ce seul élément. Une partie de l'activité de résolution consiste donc à éliminer des inconnues (trouver une information supplémentaire, par exemple en ajoutant au raisonnement que le patient a de la fièvre) ou à utiliser une règle supplémentaire (par exemple que l'appendicite est rare après 50 ans). Une fois ces deux stratégies épuisées, il restera fréquemment plusieurs solutions au problème, et le choix en faveur de l'une relèvera d'autres arguments comme le risque associé au pari sur chacune des solutions (l'argument de gravité ou d'urgence) ou le caractère désirable du résultat (il s'agit d'une maladie curable). Ce sont ces éléments qui peuvent conduire le médecin à rechercher d'abord les pathologies graves pour lesquelles un traitement efficace existe, même si elles sont moins probables que des pathologies moins graves ou des pathologies incurables.

La seconde caractéristique des problèmes cliniques est que le nombre d'informations disponibles est généralement très élevé. Certaines de ces informations ne sont pas pertinentes pour résoudre le problème, mais du fait de l'interaction avec le patient elles font irruption dans le problème de façon en partie autonome.

Lors de la préparation d'un gâteau au chocolat, la sélection des ingrédients et leur ordre d'utilisation sont des éléments importants. La probabilité que la moutarde saute sur le plan de travail au moment où l'on sépare les blancs d'œufs des jaunes et qu'elle soit par erreur incorporée à la place des amandes est nulle. Au contraire, lors d'un entretien, le patient apporte des informations multiples, liées à son propre schéma explicatif, plus ou moins convergentes avec le raisonnement que conduit le médecin. Dans ces informations, le médecin classe celles qui participent à sa stratégie de résolution de problème (la confirmant ou incitant à en changer), celles qui éclairent sur l'appréhension du problème par le patient et celles qui doivent pour l'instant être écartées.

La compétence et les compétences

Récemment, de nombreuses réflexions issues de la mise en place des procédures d'assurance qualité et de certification des établissements de santé ont conduit à définir les compétences attendues des professionnels de santé[16]. En amont, on assiste à un travail de formalisation des modalités d'acquisition de ces compétences pour l'ensemble des formations aux métiers de la santé. Le cheminement a débuté par l'écriture de « référentiels métiers » (décrire les activités caractéristiques de chaque métier), puis de « référentiels de compétences » (décrire les compétences nécessaires pour mener ces activités)[17], et enfin de « référentiels de formation » (décrire les conditions de formation assurant l'acquisition de ces compétences et les conditions de leur certification).

L'introduction dans la gestion des ressources humaines de la notion de compétence ne se limite pas aux aspects individuels que nous développons ici, mais inclut une réflexion sur les organisations de travail qui valorisent l'expression de la compétence.

Le terme de « compétence », utilisé au singulier ou au pluriel, recouvre des notions assez diverses qu'il faut commencer par tenter de distinguer.

Plusieurs définitions existent. Certaines sont précises et limitées, telle celle citée en introduction du rapport Matillon[18] : « La compétence est la mise en œuvre d'une

---

16. Y. Matillon, « Modalités et conditions d'évaluation des compétences professionnelles des métiers de la santé. Rapport de mission », 2003, www.infirmiers.com/pdf/rapport-matillon.pdf (consulté le 17 avril 2012).

17. Cadre de compétence CANMEDS 2005, Collège royal des médecins et chirurgiens du Canada, http://www.royalcollege.ca/portal/page/portal/rc/canmeds (consulté le 17 avril 2012).

18. Y. Matillon, *op. cit.*

combinaison de savoirs (connaissances, savoir-faire, comportements et expériences) en situation. » D'autres sont plus larges : « Ensemble des caractéristiques individuelles (connaissances, aptitudes et attitudes) qui permettent à une personne d'exercer son activité de façon autonome et de s'adapter à un environnement[19]. »

La compétence (au singulier) est donc distincte des savoirs qui la permettent. L'acquisition de ces savoirs est une condition nécessaire à la compétence, mais celle-ci appelle aussi une aptitude à lier des savoirs de types différents et à les mobiliser pour produire une action finalisée.

Ainsi définie, la compétence est une capacité à faire le lien entre connaissance, savoir-faire et attitude, qui n'est pas directement mesurable et qui ne peut pas être transmise de façon explicite. Si la compétence n'est pas directement mesurable, elle peut cependant être cernée à partir de deux évaluations : celle de la performance réalisée (par exemple le résultat obtenu dans le diagnostic ou le traitement de telle pathologie) et celle de ses composants élémentaires : connaissances, savoir-faire et attitudes. Dans une situation d'urgence vitale, le professionnel fait preuve de compétence s'il sélectionne immédiatement les connaissances utiles (ce qui peut être plus facile s'il a peu de connaissances que s'il en a beaucoup), décide immédiatement, possède un savoir-faire très rodé pour effectuer un geste urgent, ne se laisse pas troubler par l'entourage et ne doute pas de la pertinence de l'action.

Dans une autre situation, par exemple devant un maçon en instance de divorce consultant pour une douleur lombaire chronique, le même professionnel fait preuve de compétence s'il mobilise des connaissances issues des champs biomédicaux et sociaux, exprime une empathie adaptée pour le patient, n'effectue aucun acte technique, résiste

19. P. Zarifian, *Objectif compétence. Pour une nouvelle logique*, Liaisons, 1999.

à la pression de la demande de prescription d'examens complémentaires, négocie une durée d'arrêt de travail respectant les souhaits du patient ainsi que les intérêts économiques de la collectivité et accepte de ne comprendre tous les éléments de la situation que lorsqu'il aura revu le patient plusieurs fois.

Puisqu'il n'y a pas de mesure directement accessible du processus permettant au professionnel de « faire le lien », l'évaluation de la compétence (au singulier) qui caractérise le professionnel dans l'ensemble des situations définissant son métier se déduit de sa performance, qui doit être mesurée dans un certain nombre de situations caractéristiques.

Dans la définition large, les compétences (au pluriel) regroupent cette capacité de faire le lien et la somme des connaissances, savoir-faire, attitudes mobilisés.

Lorsqu'on analyse les « référentiels de compétences » existants ou en cours d'écriture pour les professions de santé et les modalités proposées pour leur évaluation, on retrouve un ensemble assez hétérogène traduisant ces différences de définitions.

Lors de l'établissement de la liste des compétences attendues, l'acception retenue est généralement l'acception large : la liste comprend en fait des connaissances, des savoir-faire et des attitudes, les connaissances étant parfois reformulées sous une forme plus « active » (comprendre au lieu de savoir, savoir utiliser, etc.). L'intérêt réside essentiellement dans la réflexion sur les savoir-faire et les attitudes, qui ont été les parents pauvres d'une pédagogie universitaire centrée sur la transmission des connaissances. Évaluer chacune des « compétences », et le terme est alors toujours utilisé au pluriel, mobilise tout l'éventail des outils d'évaluation disponibles.

Des réflexions plus centrées sur la certification des professionnels et les procédures d'évaluation ont parfois proposé l'identification de quelques situations types qui pourraient caractériser le métier. Des listes ont ainsi été établies pour la médecine de soins primaires[20], la gynécologie-obstétrique[21], l'urologie.

Ci-dessous un exemple de situations types proposées par le collège des enseignants de gynécologie-obstétrique.

Situations types	Caractéristiques
Dépistage et traitement des grossesses à risque d'hémorragie	Urgence thérapeutique à la fois médicale et chirurgicale (cause principale de la mortalité maternelle)
Prise en charge des douleurs pelviennes (endométriose)	Problématique fréquente représentant 15 % à 30 % des consultations de gynécologie
Prise en charge et intervention sur une grossesse extra-utérine	Urgence vitale fréquente imposant une connaissance importante de stratégies thérapeutiques complexes devant tenir compte du contexte de la patiente et des possibilités du plateau technique
Prise en charge du cancer du sein	Cancer féminin le plus fréquent imposant une décision pluridisciplinaire et permettant d'évaluer la capacité de prise en charge globale d'une patiente

20. « Un référentiel professionnel pour le médecin généraliste », http://www.mgform.org/referentiel/ (consulté le 17 avril 2012).

21. « Mission évaluation des compétences professionnelles des métiers de la santé. Référentiels métier et compétences en chirurgie », http://www.cngof.asso.fr/D_TELE/referentiel_metier_competences_2007.pdf (consulté le 17 avril 2012).

Ces situations ont été choisies « parce qu'elles sont représentatives de situations qui, si elles sont gérées de façon pertinente par un professionnel, peuvent permettre d'inférer que ce professionnel peut être qualifié de compétent[22] ».

Ainsi clarifié, le débat quant à l'intérêt d'un cursus d'études « basé sur les compétences », ou à celui d'une « évaluation des compétences », perd à la fois de sa nouveauté et de sa charge polémique.

Si définir un référentiel de compétences, pour un niveau d'études, ou en fin d'études, signifie que l'étudiant doit acquérir non seulement des connaissances, mais des savoir-faire et des attitudes, et que ces éléments doivent être évalués, il n'y a guère de désaccord possible sauf à mettre en cause le caractère professionnel de la formation aux métiers de la santé. Ainsi définie, une pédagogie « par compétence » n'est pas différente d'une pédagogie « par objectif », mais les objectifs ont été diversifiés. Nous verrons dans le chapitre suivant que les difficultés surviennent lorsqu'on recherche des méthodes valides d'évaluation des savoir-faire et des attitudes.

Si la certification des compétences signifie la mesure de la performance d'un professionnel dans un ensemble de situations types, la question est nettement différente et suppose plusieurs conditions.

La première est l'identification des situations types : ceci implique une description assez précise des métiers, et explique pourquoi les définitions des référentiels métiers, des référentiels de compétence et des référentiels de formation sont étroitement liées entre elles. Pour la formation de deuxième cycle des études médicales, il s'agit d'identifier les situations types caractérisant l'activité d'un interne de

---

22. « Mission évaluation des compétences professionnelles des métiers de la santé. Référentiels métier et compétences en chirurgie », *op. cit.*, p. 12.

premier semestre, métier exercé immédiatement après la fin du deuxième cycle.

Il est ensuite nécessaire de définir des conditions d'évaluation valides et reproductibles de la performance dans ces situations types. Nous verrons qu'il s'agit là du concept d'évaluation « en situation authentique », qui peut soulever des problèmes d'organisation matérielle, voire d'acceptabilité.

Enfin, si la construction d'un cursus basé sur les compétences signifie la recherche de méthodes pédagogiques centrées explicitement sur la compétence, il est probable que ce travail consiste en fait en une reformulation en jargon pédagogique de la notion ancienne d'apprentissage par compagnonnage. La compétence, au sens de la capacité à convoquer et à articuler connaissances, savoir-faire et attitudes pour *faire*, est un apprentissage procédural, possible et souhaitable, qui s'effectue principalement par la répétition des situations et la correction des erreurs.

Ainsi, l'enjeu pour développer un enseignement initial centré sur les compétences est triple. Il s'agit :

– d'évaluer les savoir-faire et les attitudes (en considérant que l'évaluation des connaissances est assurée) ;

– de garantir que le cursus de formation comprend des conditions de formation favorables à l'acquisition d'une compétence par les étudiants ayant des connaissances, des savoir-faire et des attitudes adéquates. Ces conditions pourraient notamment être l'immersion dans des situations authentiques pertinentes et la réalisation dans ce contexte d'évaluations procurant un *feed-back* sur la performance ;

– de définir des formats valides d'évaluation en fin de formation pour un ensemble restreint de situations cliniques correspondant au métier que va exercer l'étudiant (interne, infirmièr débutant, sage-femme, etc.).

L'évaluation de l'étudiant est alors un produit mixte, comportant une part d'évaluation individuelle des connaissances, savoir-faire et attitudes, une part de certification finale de compétences dans un nombre défini de situations et une part de *curriculum vitae* décrivant son expérience dans son parcours de formation. Le contrat entre l'université et l'étudiant implique aussi que l'université fournisse à celui qu'elle forme les opportunités lui permettant de constituer le meilleur CV de formation possible. Cette évolution est en cours pour la formation des internes en médecine. Elle modifiera sans doute radicalement les rapports entre enseignants et étudiants. L'introduction de la notion de compétence en premier et deuxième cycles des études de médecine engendrera des modifications analogues. C'est sans doute cette modification du contrat pédagogique, qui n'est plus seulement une obligation de résultat de l'étudiant mais une obligation de moyens de l'institution qui le forme, qui rend la pédagogie « par compétence » réellement novatrice, notamment en France, et potentiellement polémique.

COMMENT SONT ÉVALUÉS LES FUTURS MÉDECINS ?

L'évaluation des étudiants, dont la traduction est généralement une note, ou une décision quant à l'orientation ultérieure du cursus, est une activité centrale de chaque enseignant et de l'institution. On pourrait à l'extrême considérer que la mission d'enseignement de l'université a pour traduction principale la production d'évaluations, le plus souvent sous la forme de diplômes (ou de diplômés).

L'importance déterminante de l'évaluation des étudiants est encore plus pregnante dans les formatons aux métiers de la santé et le contenu des examens est finalement plus déterminant que celui des cours. Cette situation extrême résulte de plusieurs éléments.

Aucun étudiant n'entreprend ces études avec un autre objectif principal que l'obtention du diplôme. Ni les facultés de médecine ni les instituts de formation aux soins infirmiers n'accueillent d'auditeur libre dont la motivation serait le contenu de l'enseignement *per se*. Le caractère « en tunnel » de ces études, seule voie de formation vers un seul métier, sans possibilité pour l'étudiant de faire valoir ses connaissances autrement que par l'obtention du diplôme final, majore encore cette primauté de l'évaluation.

Les attentes sociales renforcent cet attachement à l'évaluation. La société accorde une importance majeure à la compétence de ses professionnels de santé. L'exercice légal de ces métiers (ou en creux la définition d'un exercice illégal du métier) est déterminé par la possession du diplôme qui équivaut finalement à un permis d'exercer ; le public a très peu d'autres informations sur le professionnel qu'il consulte que le fait qu'il est « infirmier diplômé d'état » ou « médecin spécialiste qualifié en oto-rhino-laryngologie ».

Les étudiants et le public se rejoignent ainsi pour exiger des formations aux métiers de la santé des procédures d'examen performantes, plus encore que des enseignements de qualité.

Pour les études de médecine en France, plusieurs caractéristiques supplémentaires viennent cristalliser l'attention des étudiants et des enseignants sur les procédures d'évaluation.

La première est le fait que l'organisation des études comprend à la fois des examens, c'est-à-dire des épreuves destinées à évaluer un niveau et à déterminer un seuil au-delà duquel les étudiants sont admis, et des concours, en début et en fin d'études, qui sont des outils de la politique de santé destinés à recruter un nombre défini de médecins ou à les orienter vers telle ou telle spécialité. Les épreuves classantes nationales (ECN), servent de plus à évaluer non seulement les étudiants, mais indirectement les facultés[1], comme les résultats aux concours participent à la réputation de telle classe préparatoire aux grandes écoles.

Le deuxième élément, fruit de l'histoire, est que les facultés de médecine sont perçues par les étudiants comme assez légitimes dans l'organisation des examens, dont elles détiennent le monopole, et faiblement légitimes dans l'organisation de l'enseignement où elles ont toujours été en situation de concurrence. Cette concurrence existe pour l'enseignement théorique à tous les niveaux des études avec

1. D. Rabineau, J.-F. Dhainaut, « Étude comparative des facultés de médecine : premiers résultats », *La Presse médicale*, 2010, 39, p. e1-e10.

des officines privées de préparation au concours de première année, au concours d'internat lorsqu'il existait, aux épreuves classantes nationales aujourd'hui. La concurrence existe aussi entre enseignement théorique et enseignement pratique : pendant une grande partie du XXe siècle, l'externat et l'internat organisés par les hôpitaux, et non l'université, représentaient la voie de prestige d'apprentissage de la clinique. Ainsi, en particulier en France, les étudiants en médecine désertent les cours organisés à la faculté, acquièrent une formation pratique à l'hôpital qu'ils complètent par des préparations privées diverses aux concours et ne reconnaissent à la faculté de médecine que le rôle d'organisation des examens et de délivrance du diplôme.

Enfin, le contenu des connaissances à acquérir est volumineux mais simple, bien défini, accessible dans de très nombreux documents écrits ou multimédia, et la plus-value de la présence de l'enseignant est moins évidente que dans d'autres disciplines. Ces caractéristiques ont conduit depuis toujours à un absentéisme très important des étudiants en médecine, notamment des plus brillants. Ceux-ci (qui deviennent parfois des enseignants) utilisent la faculté de médecine comme un lieu de validation de connaissances qu'ils ont acquises pour une part lors de leurs stages, pour une part à la faculté, pour une part seuls ou en groupe à partir de documents, et pour une part dans un secteur privé parallèle. Le contenu des examens devient donc la clé de voûte sur laquelle repose l'ensemble de l'édifice.

Le dernier point, qui infléchit massivement le choix des modalités d'examen, est l'exigence d'équité entre les étudiants. Cela est lié au contrat social sous-jacent qui transforme certaines épreuves de contrôle des connaissances en modalités de recrutement, et sans doute aussi à une suspicion persistante vis-à-vis de l'honnêteté du corps enseignant, proche sociologiquement, et parfois familialement, des étudiants ou de certains d'entre eux. Cette demande explique l'absence d'entretien lors du concours d'admission, l'absence presque complète d'oraux au cours des études et l'attachement absolu des étudiants et de leurs organisations représentatives à l'épreuve anonyme écrite chaque fois que l'évaluation a un réel enjeu.

Pour toutes ces raisons, l'étude des modalités d'examen est centrale si on souhaite comprendre non pas ce que les facultés proposent comme enseignement, devant des amphithéâtres parfois vides, mais ce que les étudiants, tendus vers l'objectif de leur réussite aux examens/concours font réellement. Dans les formations aux métiers de la santé plus qu'ailleurs encore, l'adage *evaluation drives curriculum*[2] s'applique.

Comment sont évalués les connaissances, les savoir-faire, les attitudes et les compétences ?

L'évaluation des travaux d'un étudiant se heurte aux mêmes difficultés méthodologiques que tous les autres types de mesures. Elle est caractérisée par sa validité (elle mesure ce qu'elle est censée mesurer), sa reproductibilité,[3] son pouvoir discriminant, sa faisabilité et/ou son coût et son acceptabilité. Les trois premières qualités (validité, reproductibilité, pouvoir discriminant) sont fréquemment en concurrence, ce qui est un élément fort en faveur d'évaluations faisant appel à plusieurs méthodes. L'évaluation retentit sur l'ensemble des stratégies d'apprentissage, et certains auteurs[4] considèrent que cette influence (ou « impact

---

2. M. Cooke, D. M. Irby, W. Sullivan, K. M. Ludmerer, « American Medical Education 100 Years after the Flexner Report », *New England Journal of Medicine*, 2006, 355, p. 1339-1344.

3. La reproductibilité s'entend ici comme la capacité d'une méthode de mesure de fournir le même résultat si la mesure est répétée plusieurs fois.

4. V. Wass, C. Van der Vleuten, « Assessment in Medical Education and Training 1 », Carter Y. et Jackson N. (dir.), *Medical Education and Training. From theory to delivery*, New York, Oxford University Press, 2009.

éducatif ») doit être prise en compte. Nous proposons d'abord une réflexion globale sur les caractéristiques des procédures d'évaluation, appliquées aux formations aux métiers de la santé, que nous illustrerons par trois exemples relatifs aux études de médecine. La seconde partie de ce chapitre détaille les techniques d'évaluation utilisables.

La validité de l'évaluation

Miller[5] (figure 10) a classé les évaluations en distinguant les objectifs suivants : évaluer que l'étudiant sait ; évaluer que l'étudiant sait comment faire ; évaluer que l'étudiant peut montrer comment il ferait ; évaluer que l'étudiant fait.

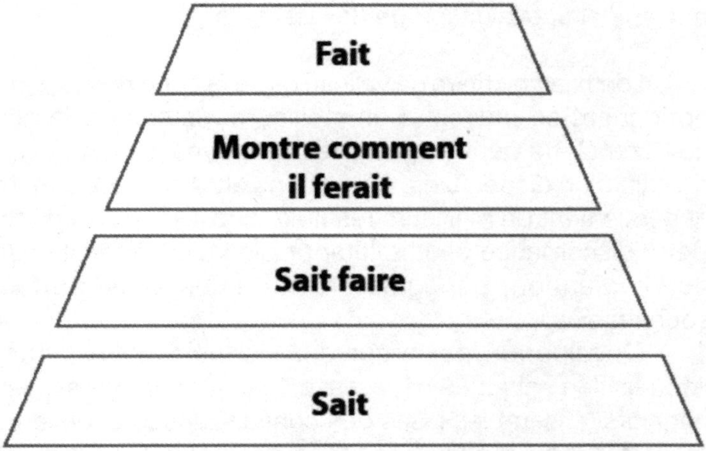

Figure 10 : Pyramide de Miller

5. G. E. Miller, « The Assessment of Clinical Skills/Competence/ Performance », *Academic Medecine*, 1990, 65, p. S63-S67.

Une méthode d'évaluation est valide si elle correspond effectivement à celui des quatre niveaux qu'on souhaite mesurer. C'est par exemple pour cette raison que les questions à choix multiples (QCM), qui peuvent être d'assez bons outils d'évaluation de ce que l'étudiant « sait », ou parfois « sait comment faire », ne peuvent pas être utilisés exclusivement pour l'évaluation finale des professionnels et leur certification, car ils n'évaluent pas que l'étudiant « sait faire » et « fait ». La difficulté à définir des méthodes d'évaluation du niveau supérieur de la pyramide est importante[6], ce qui a conduit à des travaux sur l'intérêt de l'évaluation en « situation authentique », c'est-à-dire au cours de l'observation des actions de l'étudiant en situation réelle. La présence de l'évaluateur altérant le caractère « authentique » de la situation, une diversification des méthodes semble souhaitable : auto-évaluation, évaluation par les pairs, évaluation par les patients.

Un deuxième critère de validité est le fait que des experts obtiennent en moyenne de meilleurs résultats que des novices. Cette qualité est en fait rare dans les méthodes d'évaluation disponibles, où les bons étudiants obtiennent généralement de meilleurs résultats que les bons experts. Cette discordance peut refléter plusieurs caractéristiques de l'évaluation, d'inégale gravité, mais aussi parfois souhaitables.

– L'évaluation porte sur des connaissances, dont l'acquisition est jugée nécessaire à la création de réseaux cognitifs (ensembles issus des connaissances et de leurs liens). L'expert a acquis et utilise le réseau, bien que les connaissances précises ne soient plus disponibles. La construction du réseau nécessite néanmoins une première acquisition que l'évaluation vérifie. Dans cette situation, la supériorité des bons étudiants vis-à-vis des experts n'est

6. V. Wass, C. Van der Vleuten, J. Shatzer, R. Jones. « Assessment of clinical competence », *The Lancet*, 2001, 357, p. 945-949.

pas en elle-même un problème. Cette situation se rencontre dans l'exemple cité au chapitre précédent de l'apprentissage du métabolisme du glucose.

– L'évaluation porte sur des connaissances qui ne sont jamais utilisées. Cette situation est en général le résultat d'un arbitrage où la validité[7] de l'épreuve pesait peu devant d'autres caractéristiques, notamment son pouvoir discriminant. C'est typiquement le cas des QCM « pointus » utilisés pour les concours de première année commune aux études de santé (PACES). L'évaluation de connaissances inutiles peut aussi être un effet secondaire de l'utilisation de « la moyenne » comme critère de réussite. Nous reviendrons sur cet élément.

– L'évaluation porte sur des connaissances, des savoir-faire, des activités, qui correspondent à une évolution prévisible d'un métier. La supériorité des bons étudiants peut traduire le fait que le niveau monte…

– L'évaluation nécessite une technique particulière, déterminante dans le résultat, bien maîtrisée par les bons étudiants mais pas par les experts. En effet, à côté de ce qu'elles sont censées mesurer (par exemple que l'étudiant sait comment traiter un œdème aigu pulmonaire, pour un cas clinique d'ECN sur ce sujet), les épreuves évaluent aussi la maîtrise par l'étudiant de règles implicites ou explicites, propres à la technique de l'épreuve elle-même et aux critères précis de son évaluation (dans notre exemple, elles évaluent qu'il choisit les mots clés attendus). Les évaluations mesurent aussi des caractéristiques générales de l'étudiant comme sa rapidité (par exemple si un nombre important de QCM doit être fait en un temps limité), sa résistance au stress, son adaptabilité lors d'une épreuve orale, etc. Le poids excessif de la maîtrise de la technique d'évaluation met

7. La validité, ou validité de contenu, d'une mesure est sa propriété de mesurer effectivement le phénomène observé. Les évaluations peuvent mesurer des connaissances faciles à mesurer mais qui ne renseignent pas sur l'aptitude effective des étudiants.

en danger la validité de l'épreuve. Cette situation peut résulter d'un arbitrage très en faveur de la reproductibilité, conduisant à standardiser le mode de correction, ce qui induit des stratégies spécifiques de préparation de la part des étudiants (certains seront « experts » de tel ou tel type d'exercice). Le moyen le plus satisfaisant de limiter cette cause de non-validité est de multiplier les types d'épreuves pour neutraliser leurs caractéristiques techniques.

La validité des épreuves d'examen est de très loin la qualité la plus importante pour que le contrat social liant les institutions de formation au public fonctionne correctement. Dans l'ambiance d'une plus grande demande de certification de la compétence des professionnels, cet élément devient central en pédagogie des formations aux métiers de la santé ; il conduit à développer des méthodes d'évaluation nouvelles vérifiant que les étudiants font dans une situation clinique donnée ce qui est attendu. La difficulté vient de ce que les épreuves les plus valides ne sont pas toujours les plus reproductibles ni les plus faciles à organiser.

La reproductibilité de l'évaluation

C'est le constat de la mauvaise reproductibilité de certaines épreuves qui a conduit aux premiers travaux docimologiques. Vouloir améliorer la reproductibilité conduit souvent à standardiser les méthodes de correction et à proposer des corrections automatiques, ce qui a été fait de façon massive dans les études de médecine, du fait de la demande d'équité et du soupçon de partialité que nous avons évoqués. Ces stratégies favorisent en général la reproductibilité plutôt que la validité, notamment s'il s'agit d'évaluer des connaissances complexes et leur mise en réseau, des attitudes ou des compétences.

La reproductibilité désigne le fait qu'un étudiant donné passant plusieurs fois la même épreuve obtienne des résultats proches. Ceci est d'autant plus facilement obtenu que l'épreuve porte sur un échantillon large des connaissances, savoir-faire, compétences évalués. Des échantillonnages très étroits (question pointue sur un item limité du *curriculum*) ont des retentissements importants en termes de motivation des étudiants (l'étudiant attribue son échec à la malchance et non au niveau global de sa performance), de contrat entre l'étudiant et l'université (favorisant la recherche d'informations sur le sujet de l'épreuve, les tentatives d'interprétation d'informations subliminales ou détournées) et de contrat entre l'université et la société (la réussite de l'étudiant ne renseignerait pas bien sur sa valeur).

L'épreuve doit-elle définir un seuil distinguant les étudiants admis ou refusés, ou doit-elle être discriminante ?

La nécessité qu'une épreuve soit discriminante dépend de son contexte.

Dans un objectif de certification d'un niveau minimal, la question n'est pas celle de la discrimination de candidats différents (mais proches), mais celle du classement correct de l'étudiant dans l'une des deux catégories « validé » ou « non validé » de l'examen. La question devient celle de la sensibilité et de la spécificité de la mesure. L'intérêt du public est alors que l'évaluation de ses futurs médecins filtre correctement ceux qui ne sont pas conformes au standard requis. Dans cet objectif, certaines épreuves devraient évaluer uniquement les connaissances, compétences et savoir-faire minimaux impérativement requis, et fixer un seuil de succès très élevé (90 % ou 95 %). Ce mode d'évaluation, utilisé dans d'autres pays, est incompatible avec le dogme français de « la moyenne », conduisant à recevoir des étudiants qui n'ont que la moitié des connaissances requises ou, plus souvent, à accepter que la moitié des connaissances évaluées ne sont en fait pas requises.

Dans une optique de classement des étudiants, le pouvoir discriminant d'une épreuve est une caractéristique très importante. Il est alors cohérent que l'épreuve comprenne des questions très difficiles, non strictement requises, mais qui permettront de distinguer les meilleurs étudiants.

À distance de ces contraintes, dans une optique d'auto-évaluation ou d'évaluation formative et motivante, l'enjeu est de traduire les progrès et les efforts fournis (qui ne sont pas nécessairement parallèles). C'est l'évolution des notes qui est importante. La notation doit alors essayer de fournir une gradation du résultat proportionnée aux efforts fournis.

À quoi est employée l'évaluation ?

On distingue deux types d'évaluation, l'évaluation sanctionnante, utilisée lors d'un examen pour produire une décision (sanction), et l'évaluation formative, incluse dans le processus d'apprentissage et dont l'objectif est de donner à l'étudiant des informations lui permettant d'orienter la suite de ses acquisitions. Dans un objectif d'évaluation formative, l'évaluation en début d'enseignement des connaissances et compétences préexistantes est une étape pertinente. Elle permet d'activer les connaissances antérieures, d'ajuster les objectifs d'apprentissage, de choisir les méthodes et de mesurer les progrès au regard de ces critères. Le raisonnement dans ce domaine est analogue à celui de l'évaluation dans une démarche qualité ; il peut être effectué en auto-évaluation ou par un tiers. Les pré-tests en formation continue, les listes des compétences disponibles en début de stage et de celles qui restent à acquérir, les tests pour choisir le niveau d'une formation en langue, sont des exemples de cette démarche.

La première qualité d'une évaluation formative est d'être valide. La reproductibilité inter-examinateurs et le caractère discriminant de l'évaluation ne sont pas très importants si celle-ci est toujours réalisée par le même examinateur ou par l'étudiant lui-même. Une certaine linéarité entre les résultats obtenus et les efforts fournis est néanmoins un élément de la motivation de l'étudiant.

L'évaluation formative s'inscrit le plus souvent dans un contexte pédagogique plus large.

Si elle est réalisée par l'étudiant (auto-évaluation), elle s'inscrit dans un processus de maîtrise de son propre apprentissage (définition de ses objectifs, évaluation de leur atteinte). Pour les étudiants des métiers de la santé, l'habitude d'une évaluation formative comprenant une part d'auto-évaluation est nécessaire à l'appropriation d'un processus de formation tout au long de la vie, et participe à la construction d'une réflexion sur sa propre activité. Lorsqu'elle est réalisée par un enseignant, elle s'inscrit dans une relation qui comprend d'autres outils de retour d'information que le simple résultat de l'évaluation. L'explication du résultat obtenu devient un élément central, et c'est ce qui justifie les annotations des copies, la correction faite avec les étudiants, les commentaires après que l'étudiant a réalisé un geste technique. Cette évaluation formative n'est pas toujours clairement distinguée d'une évaluation sanctionnante, surtout si l'avis de l'enseignant est finalement utilisé aussi dans une logique sanctionnante (par exemple pour un passage dans la classe supérieure, ou, dans le cas du baccalauréat, pour l'attribution d'un avis du conseil de classe qui orientera un jury d'oral). Lorsqu'elle est réalisée par un tiers, totalement indépendant des instances en charge de l'évaluation sanctionnante, elle s'intègre souvent à une stratégie de *coaching*. Ces situations ont la caractéristique d'un contrat fort entre l'étudiant et le *coach,* alors qu'il est faible ou absent entre le *coach* et l'institution. Une variante est représentée par le tutorat entre pairs (notamment entre étudiants plus âgés et plus jeunes).

L'évaluation sanctionnante produit une décision, clé de voûte d'un contrat entre l'étudiant, l'université et la société.

Il s'agit habituellement de l'admission dans un cursus ou dans l'année supérieure, de l'attribution d'un diplôme ou d'un titre, de la reconnaissance d'une qualification. La validité, la reproductibilité, le pouvoir discriminant, ont une importance variable selon le contexte et pour les différents protagonistes.

Une tendance forte au rapprochement des évaluations formative et sanctionnante se dessine, notamment en troisième cycle (évaluation des internes), avec l'utilisation d'outils comme les portfolios[8] pour suivre l'ensemble de l'apprentissage, puis décider d'une certification[9]. Cette évaluation est parfois dite sommative (la « sanction » est prise à partir d'un ensemble d'évaluations formatives étalées dans le temps).

Le fonctionnement en situation réelle : trois exemples

Dans la réalité d'un cursus, le fonctionnement des stratégies d'évaluation est rarement aussi simple ; les qualités décrites et les catégories proposées se recoupent. Trois exemples tirés du fonctionnement des études de médecine en France peuvent illustrer ce propos.

---

8. Le portfolio (ou *logbook*, ou carnet de bord) est un ensemble de documents qui peut comprendre des évaluations de stage, des travaux écrits, des attestations de participation à des formations, des compte-rendu d'interventions réalisées,… et qui décrit ainsi un parcours de formation. Ces documents sont parfois appelées « traces d'apprentissage ».

9. E. Driessen, J. Van Tartwijk, C. Van Der Vleuten, V. Wass, « Portfolios in Medical Education: Why Do They Meet with Mixed Success ? A Systematic Review », *Medical Education*, 2007, 41, p. 1224-1233.

Le concours de la première année commune aux études de santé (PACES)

Ces épreuves écrites sont constituées, avec des variations selon les universités, de QCM, portant sur des connaissances dans différents domaines, et d'au moins une épreuve rédactionnelle. Les QCM sont corrigés automatiquement, et l'épreuve écrite fait l'objet d'une double correction. Les justifications de ces choix sont identifiables.

La validité des épreuves au regard de l'objectif final (sélectionner des professionnels de santé) a un poids faible dans le choix des épreuves. Personne ne suppose vraiment que les connaissances de biophysique sont déterminantes pour distinguer un futur « bon » professionnel de santé d'un candidat inadéquat. Le fait que la validité ne soit pas recherchée, alors que c'est une préoccupation affichée par d'autres systèmes de sélection pour les études de santé dans d'autres pays, a plusieurs explications. La première est que les méthodes valides pour juger des aptitudes relationnelles sont considérées, dans notre environnement culturel, comme insuffisamment reproductibles pour être acceptées dans le contrat entre l'université et l'étudiant. C'est ce qui explique l'absence d'entretien. Une autre explication plus intéressante est la perception que les caractéristiques permettant de prédire l'aptitude à un métier n'existent pas, et/ou qu'elles ne sont pas stabilisées et mesurables chez des lycéens de 17 ans, et/ou qu'elles s'acquièrent, et donc qu'il n'est pas central que les étudiants les possèdent déjà si leur cursus ultérieur les développe.

La reproductibilité a un poids décisif dans le choix des épreuves pour des raisons qui tiennent à la demande sociale d'équité des étudiants et de leur famille et donc à la crainte des universités des recours devant un tribunal administratif, qui sont effectivement fréquents. Cet élément et les problèmes de faisabilité et de coût sont les explications principales de la présence presque exclusive de QCM.

Le pouvoir discriminant des épreuves est l'unique préoccupation des étudiants, alors que les enseignants peinent à sortir d'un paradigme de validation de connaissances (souhaitant par exemple que les étudiants admis aient une note supérieure à 10/20). Les caractéristiques des épreuves et surtout le très petit nombre de leurs modalités (la grande majorité sont des QCM) donnent un poids élevé aux aspects techniques de l'épreuve. C'est au fond son inconvénient principal. Actuellement cette épreuve recrute des étudiants avant tout « bons en QCM », ce qui réduit la diversité des profils des étudiants reçus. Enfin, « l'impact éducatif » de ces modalités est probablement très négatif, induisant à l'extrême un « bachotage » avec des stratégies d'apprentissage « de surface » (par cœur), qui imprègnent durablement les étudiants.

Les épreuves classantes nationales (ECN)

L'ECN est un objet hybride, sinon monstrueux, qu'il est intéressant d'analyser tant il montre par l'absurde qu'on ne peut pas s'écarter de quelques règles en matière d'évaluation sans inconvénient important. Son objectif affiché est exclusivement de classer les étudiants, indépendamment de la validation de leur deuxième cycle. Il est organisé par une autorité indépendante des universités qui dispensent l'enseignement. La principale caractéristique de l'évaluation devrait donc être son pouvoir discriminant, et donc l'utilisation de toute l'échelle des notes de zéro à vingt pour étirer au maximum le classement et éviter les *ex aequos.* La validité ne devrait pas être déterminante puisqu'il ne s'agit pas de certifier des connaissances ou des compétences. La reproductibilité est le second élément important du fait de la demande sociale dans le contrat étudiant/université. Comme dans d'autres cas la faible priorité de la validité et la forte priorité de la reproductibilité conduisent au choix d'épreuves très standardisées, à correction presque automatique, pour lesquelles la maîtrise de la technique de l'épreuve joue un rôle significatif.

Les choses se compliquent du fait que les étudiants (et les universités) poursuivent plusieurs objectifs simultanément : au cours de leur deuxième cycle, les étudiants cherchent à acquérir des connaissances et des compétences, les universités à les certifier au regard de la demande sociale que l'interne débutant soit raisonnablement compétent ; parallèlement, les étudiants cherchent à obtenir un bon rang de classement à l'ECN. La technique de l'épreuve jouant un rôle significatif, les facultés de médecine, soucieuses de bien préparer leurs étudiants, ont aligné leurs modalités de validation du deuxième cycle sur celles de l'ECN, alors que l'objectif poursuivi est cette fois de certifier et non de classer. Illustrant parfaitement le fait que « *assessment drives curriculum* », les étudiants passent en fait l'essentiel de leur temps à préparer des épreuves du type de celles de l'ECN. Il devient donc important que ce temps participe effectivement à leur formation et il ne serait pas tolérable que ces épreuves n'aient pas une certaine validité dans la mesure des compétences attendues d'un étudiant de fin de deuxième cycle. Par ce biais, la validité est réintroduite dans la réflexion sur les épreuves de l'ECN, avec par exemple des analyses du fait que les étudiants obtiennent ou non « la moyenne », ce qui ne devrait pas avoir de sens pour une épreuve uniquement classante. Les questions posées deviennent des questions auxquelles une grande majorité des étudiants doit savoir répondre, ce qui a pour corollaire que l'épreuve cesse d'être discriminante, alors que c'était son seul objectif initial. Cet exemple illustre le fait qu'une même évaluation, ne faisant appel qu'à un seul type de mesure (ici la performance sur des dossiers cliniques écrits selon un format donné), ne peut généralement pas à elle seule remplir un objectif, et encore moins deux objectifs différents (certifier et classer). Cet exemple montre aussi comment la prise en compte de « l'impact éducatif » est importante dans l'évaluation d'une procédure. Le principal inconvénient de l'ECN est sans doute finalement ce qui n'y est pas et explique son impact négatif sur le développement de conditions d'apprentissage favorables à l'acquisition de savoir-faire et d'attitudes, puisqu'ils ne sont pas évalués.

La validation en troisième cycle

Donner l'autorisation d'exercer une activité médicale correspond à une responsabilité sociale importante, et les conditions de l'évaluation délivrant ce « permis d'exercer » sont en débat. Jusqu'ici, de façon surprenante, la question n'a pas été vraiment traitée en France. La fin des études de médecine se traduit par la soutenance d'une thèse et l'obtention d'un diplôme d'études spécialisées, validé pour l'essentiel sur la réalisation d'un parcours de stage et la rédaction d'un mémoire. L'évaluation des connaissances et compétences en fin de cursus n'était pas jugée nécessaire. Progressivement, cette question est abordée, y compris parce que la libre circulation des médecins dans l'Union européenne conduit à des discussions sur les modes de qualification dans les différents pays de l'Union. La procédure française (ou son absence), si elle faisait relativement consensus, s'est avérée inavouable. Spécialité par spécialité, des référentiels correspondant à l'ensemble des compétences attendues en fin d'internat s'élaborent. Parallèlement, une réflexion sur les modalités d'évaluation et de validation de ces compétences est menée. La demande est celle d'une forte validité. La reproductibilité a une priorité moindre, et le pouvoir discriminant n'est guère une question. En parallèle des réflexions sur la formation tout au long de la vie et sur la recertification des praticiens sont conduites, avec une similitude forte entre les outils proposés en formation initiale et continue. Ces outils sont multiples.

Les outils de base de contrôle des connaissances que sont les QCM ne sont pas toujours absents. Ils sont largement utilisés dans les modalités de certification mises en place par les disciplines au niveau européen. Mais les modalités principales sont d'une autre nature. La validation en troisième cycle comporte les éléments suivants :

– évaluation par un tuteur en situation « authentique », en raison de la validité de cette stratégie pour mesurer le niveau « fait » de la pyramide de Miller. Ceci correspond en pratique à une formalisation des évaluations de fin de stage ;

– validation par la réalisation d'un certain nombre d'activités. Cette modalité peut utiliser la courbe d'apprentissage, notamment des activités à forte composante procédurale. On montre que 98 % d'une population d'apprenants réalisent une activité donnée après *x* essais et on fixe la réalisation de *x* essais comme critère d'une compétence. Cette approche exploite pleinement l'assertion *assessment drives curriculum* et entraîne une modification certaine des activités réalisées. Si l'on décide d'évaluer la compétence des internes à conduire un entretien d'annonce d'une mauvaise nouvelle par le nombre d'entretiens de ce type auxquels ils ont assisté, qu'ils ont conduit avec une supervision et qu'ils ont conduit seuls, on n'a au fond pas mesuré pour chacun la réalité de sa compétence à le faire, mais on assure qu'aucun n'effectuera cette activité pour la première fois après sa formation initiale, sans aucune formation antérieure ;

– assistance à une session de formation, lecture d'un ouvrage.

Comme pour les autres évaluations, aucune méthode n'ayant toutes les qualités, la réflexion doit faire une large place à l'utilisation, pour la même compétence, de méthodes diverses : par exemple, pour l'entretien d'annonce, la mesure du nombre d'entretiens, l'assistance à une formation et la vérification (y compris par QCM) de la connaissance du contenu des recommandations professionnelles.

Ces différentes modalités sont habituellement utilisées dans une optique mixte, formative et sanctionnante, et elles peuvent être consignées dans un *logbook* ou portfolio, dans lequel l'étudiant collige l'ensemble des traces d'apprentissages, des résultats d'évaluation, des avis des tuteurs. Il est trop tôt pour disposer d'un recul sur ces méthodes.

Quelles épreuves, pour quoi faire[10] [11] ?

Les QCM

Les questions à choix multiples sont largement utilisées dans les cursus médicaux et cristallisent en France les préjugés et les polémiques sur ces études. Il leur est reproché de n'évaluer que des connaissances factuelles, ponctuelles et éventuellement inutiles au détriment des capacités de raisonnement de l'étudiant, avec un fort impact éducatif négatif. Leur succès tiendrait seulement à leur bonne reproductibilité et à leur correction automatique. La réalité est pourtant plus nuancée, car il est possible de construire des QCM vérifiant des connaissances pertinentes ou évaluant certaines étapes du raisonnement en variant les énoncés et les méthodes de notation.

L'énoncé peut comprendre des éléments très différents, allant d'une question courte à l'exposé d'un cas clinique, prendre la forme d'un problème de biostatistiques, reposer sur la lecture d'un ensemble de documents. Des QCM dits « riches » peuvent évaluer des connaissances complexes ou des raisonnements, mais ils sont difficiles à construire et nécessitent une formation des enseignants.

Les réponses comprennent en général quatre ou cinq propositions dont une ou plusieurs sont justes. Les épreuves de QCM à réponse unique juste, comportant peu d'items

---

10. La littérature pédagogique concernant les différentes méthodes d'évaluation et leur application à des étudiants des métiers de la santé est extrêmement abondante. Nous ne donnons ici que les grands repères permettant au lecteur de se faire une idée des conditions concrètes de l'évaluation des futurs professionnels. Nous avons choisi de ne citer que quelques travaux correspondant le plus souvent à des revues de littérature. Pour une revue et une bibliographie importante, voir V. Wass et C. Van der Vleuten, *op. cit*.

11. R. M. Epstein, « Assessment in Medical Education », *New England Journal of Medicine*, 2007, 356, p. 387-396.

(trois ou quatre) et dont le taux de succès exigé est très élevé (80 % de réponses justes par exemple), sont très bien adaptées à la vérification de connaissances simples et absolument requises. C'est le fonctionnement de l'examen du code de la route. Ces méthodes sont largement utilisées à l'étranger dans l'évaluation des étudiants et quasiment absentes en France, du fait du culte de « la moyenne », et plus généralement de la réticence des enseignants à se concentrer sur le niveau minimal atteint par les moins bons étudiants. Les QCM à nombre élevé d'items, dont un ou plusieurs sont justes, ont d'assez nombreux défauts. Ils comportent souvent parmi les réponses des propositions très peu probables qui jouent le rôle de « distracteurs »[12] et peuvent piéger de bons étudiants, ce qui est délétère en termes d'image de cette méthode.

L'un des intérêts des QCM est la possibilité d'une correction automatique. Utilisée de façon optimale, cette possibilité permet des retours d'informations rapides et précis, tant pour les étudiants que pour les enseignants. Chaque étudiant peut être informé de sa propre performance et de sa position dans le groupe. Les systèmes de vote électronique permettent ce rétrocontrôle en direct, au cours de la session pédagogique. Ceci fait également des QCM un excellent moyen d'auto-évaluation rapide en cours d'apprentissage. Ils sont fréquemment introduits dans des documents multimédia interactifs et peuvent être utilisés dans ce cadre pour contrôler la progression de l'étudiant (l'accès au chapitre suivant étant conditionné par l'évaluation du chapitre précédent).

En conclusion, il nous semble que l'utilisation des QCM, notamment dans le cursus médical en France, se heurte à

12. M. Tarrant, J. Ware, A. M. Mohammed, « An Assessment of Functioning and Non-Functioning Distractors in Multiple-Choice Questions: a Descriptive Analysis », *BMC Medical Education*. 2009, 9, p. 40.

des opinions négatives qui résultent de l'utilisation qui en est faite plus que de leur nature propre.

L'examen des arguments de leurs détracteurs pourrait être fait de la façon suivante :

– les QCM n'explorent que des connaissances : c'est le plus souvent VRAI. Les QCM n'explorent ni les savoir-faire, ni les attitudes, ni les compétences, et ne peuvent donc représenter la seule méthode d'évaluation. Il est possible de construire des QCM explorant des raisonnements ;

– les QCM n'explorent que des connaissances factuelles, et non leur utilisation en contexte : FAUX, mais la rédaction de QCM riches, explorant l'utilisation de connaissances dans un raisonnement est plus difficile et nécessite la formation des enseignants ;

– les QCM évaluent des connaissances de détail, inutiles : FAUX, mais, de fait, des épreuves de QCM utilisées avec un seuil d'admission de 50 % favorisent ce phénomène.

Les tests de concordance de scripts (TCS)

Les TCS ont été inventés par des pédagogues canadiens au début du siècle[13]. Ils sont surtout utilisés dans le troisième cycle. L'objectif est de maintenir une correction automatique tout en s'affranchissant d'une des contraintes des QCM, représentée par le fait qu'une réponse doit nécessairement être juste ou fausse. Cette caractéristique, commune à diverses modalités d'examen écrit, est gênante dès qu'il s'agit d'évaluer la capacité de l'étudiant à analyser une situation d'incertitude ou un problème ayant plusieurs bonnes solutions, ce qui est précisément le cas des problèmes cliniques.

---

13. J.-P. Fournier, A. Demeester, B. Charlin, « Concordance Script Tests: Guidelines for Construction », *BMC Medical Informatics and Decision Making,* 2008, 6, p. 8-18.

Les TCS sont construits pour évaluer la capacité de l'étudiant à faire le lien entre plusieurs informations en vue de construire un raisonnement ou de prendre une décision. Ils explorent dans quelle mesure ces liens sont plus ou moins similaires à ceux qu'utilisent en général les experts. La notion sous-jacente est celle de script de résolution du problème définie précédemment. Leur originalité par rapport aux QCM réside dans l'énoncé, qui explore un lien entre deux items, et dans la modalité de correction où chaque réponse est affectée d'une valeur qui correspond à la fréquence à laquelle elle a été choisie au sein d'un panel d'experts. La validité de l'épreuve dépend donc aussi de la validité du panel qui a servi à étalonner les réponses.

Exemple :

Scénario clinique : Une patiente de 63 ans est hospitalisée en urgence pour une première crise de colique néphrétique droite. Les douleurs cèdent sous la prise d'antalgiques et il n'y a pas de fièvre. La bandelette urinaire montre trois croix de sang. La radiographie d'abdomen sans préparation réalisée en urgence semble normale.

Si vous pensez à (option diagnostique)	Et qu'alors vous trouvez (nouvelle information clinique)	L'effet sur l'hypothèse diagnostique est le suivant
Tumeur urothéliale	Échographie normale	-2 -1 0 +1 +2
Lithiase radiotransparente	pH = 5,5	-2 -1 0 +1 +2

-2 : l'hypothèse est quasiment éliminée ; -1 : hypothèse moins probable ; 0 : l'information n'a aucune influence sur l'hypothèse ; +1 : l'hypothèse devient plus probable ; +2 : il ne peut s'agir pratiquement que de cette hypothèse.

Source : B. Charlin, *Pédagogie médicale*[14]

---

14. B. Charlin, R. Gagnon, L. Sibert, C. Van der Vleuten, « Le test de concordance de scripts : un instrument d'évaluation du raisonnement clinique », *Pédagogie médicale*, 2002, 3, p. 135-144.

Une note est affectée à chaque item de réponse : elle correspond à la fréquence du choix observée dans un panel d'experts (d'au moins quinze personnes). L'item choisi par le plus grand nombre d'experts (*x*) apporte un point. Les items choisis par *y* experts apportent *y*/*x* points.

Items	-2	-1	0	1	2
Nombre d'experts ayant choisi chaque item	0	0	5	4	1
Mécanisme de création des scores Nb d'expert/ Nb max			5/5	4/5	1/5
Note étudiant	0	0	1	0,8	0,2

Exemple de distribution de la fréquence de réponse des experts et d'attribution des points aux items. Le panel comprend ici 15 experts

Dans l'état actuel des expériences[15], les TCS apparaissent comme un bon outil d'auto-évaluation en troisième cycle et en formation continue, et un support intéressant pour des sessions pédagogiques de discussion/synthèse. La tendance est néanmoins à leur utilisation en formation initiale, où ils apparaissent comme un compromis acceptable entre validité et reproductibilité (*i. e.* plus valides que des QCM simples pour certaines évaluations, plus reproductibles et faisables qu'une interrogation orale).

Les questions rédactionnelles à réponses ouvertes

Les questions à réponses ouvertes, ou rédactionnelles, courtes ou longues, restent utilisées en médecine. Historiquement, elles ont constitué le contenu exclusif du concours d'internat pendant plusieurs décennies, et les

15. S. Lubarsy, B. Charlin, D. A. Cook, C. Chalk, C. P. Van der Vleuten, « Script Concordance Testing: a Review of Published Validity Evidence », *Medical Education*, 2011, 45, p. 329-338.

étudiants en médecine ont appris, et récité par écrit, des « questions » de médecine, de chirurgie, d'anatomie ou de biologie. Ce format teste l'accès aux connaissances en rappel libre ; il inclut donc un processus actif de recherche dans le stock de connaissances et non de simple reconnaissance. Toutefois, l'analyse précise des caractéristiques des questions ouvertes, notamment de cas cliniques (questions ouvertes courtes) montre qu'elles ne font pas toujours plus appel au traitement de l'information que des QCM[16].

Les questions ouvertes ont elles aussi des limites. La première est qu'elles n'explorent généralement qu'une partie limitée des connaissances du fait de la longueur de l'épreuve et de sa correction. L'échantillon de connaissances testé est donc aléatoire et pas forcément représentatif des qualités de l'étudiant, ce qui limite la validité de l'épreuve. Ceci peut rendre problématique le contrat étudiant/université puisque, selon le sujet, les étudiants moyens peuvent obtenir des notes très différentes. De ce fait, ces épreuves sont celles qui sont le plus sujettes aux soupçons de rupture de la confidentialité des sujets. Ce défaut peut être contourné par la multiplication des questions à réponses ouvertes courtes, balayant un plus grand éventail de connaissances.

Le deuxième reproche qui leur est fait est celui de la reproductibilité de leur correction. Les méthodes de double correction consomment des ressources enseignantes importantes. Le coût de la double correction des dix épreuves d'une heure de l'ECN est de plusieurs millions d'euros par an. La standardisation des corrections sous la forme de l'attribution des points aux mots clés est une tentation, mais elle a une contrepartie négative : l'étudiant, sachant qu'il est interrogé par des questions ouvertes corrigées par mots clés (ce qui est le cas aux ECN), tend à développer une méthode de préparation double : le traitement en profondeur

---

16. E. J. Palmer, P. G. Devitt, « Assessment of Higher Order Cognitive Skills in Undergraduate Education: Modified Essay or Multiple Choice Questions ? », *BMC Medical Education*. 2007, 7, p. 49.

du matériau appris lui permettra d'identifier les questions possibles et le contour général de la réponse attendue. Il ajoute à cette stratégie un apprentissage de surface (par cœur) de listes de mots clés et croise ensuite les deux sources en face d'un cas clinique.

Enfin les questions rédactionnelles n'explorent pas plus les savoir-faire et les attitudes que les QCM.

L'évaluation orale

L'examen oral est très utilisé dans de nombreux systèmes universitaires (mais très peu dans les études médicales françaises), notamment du fait de sa grande validité. Il permet d'explorer le niveau de la pyramide « sait comment faire » ou « montre comment il ferait ». L'interaction avec l'examinateur permet d'aider l'étudiant, de préciser une question, donc d'évaluer sa capacité à utiliser et à relier des connaissances. La reproductibilité peut être améliorée par un jury de plusieurs examinateurs et une grille de notation.

Dans le cadre de l'évaluation des compétences cliniques, différents formats ont été développés : ils incluent tous la réalisation de gestes d'examen clinique (entretien, examen, gestes techniques), puis la formulation d'une synthèse pour le jury et la réponse à des questions. Deux formats différents ont fait l'objet de travaux de recherche pédagogique :

– l'OSLER (*Observed Structured Long Examination Report*) correspond à la traditionnelle « présentation d'observation » sur laquelle nous reviendrons dans le chapitre suivant[17][18]. Les principales difficultés sont sa faible validité si on utilise un petit

17. G. G. Ponnamperuma, I. M. Karunathilake, S. McAleer, M. H. Davis, « The Long Case and Its Modifications: a Literature Review », *Medical Education,* 2009, 43, p. 936-941.

18. J. Cookson, J. Crossley, G. Fagan, J. McKendree, A. Mohsen, « A Final Clinical Examination Using a Sequential Design to Improve Cost-Effectiveness », *Medical Education,* 2011, 45, p. 741-747.

nombre de situations (ou une seule) et sa faible faisabilité si un grand nombre de situations sont nécessaires. À l'inverse, cette évaluation est réalisée dans une situation relativement authentique et peut évaluer des compétences[19] ;

– l'OSCE (*Observed Structured Clinical Examination*) permet l'évaluation d'une ou plusieurs étapes d'un raisonnement clinique.

Dans les deux cas, la première étape est la réalisation d'activités (entretien, examen clinique, lecture de radio, etc.) par l'étudiant, observé par l'examinateur. L'évaluation de cette phase peut reposer sur des grilles établies[20]. L'utilisation large de cette modalité dans certains systèmes d'enseignement conduit à une standardisation caricaturale de la technique d'entretien et d'examen clinique de l'étudiant, calquée sur la grille de notation, dont les effets pervers seront analysés dans le chapitre consacré à l'apprentissage de la clinique.

Dans le contexte des OSCE, il a été développé des batteries d'examens sous forme de « stations », reproduisant certaines situations cliniques et évaluant spécifiquement certaines connaissances, savoir-faire ou attitudes des étudiants[21]. Ces formats ont été utilisés pour diverses populations d'étudiants des métiers de la santé, notamment pour les infirmiers[22]. Une épreuve peut par exemple être constituée des étapes suivantes :

---

19. J. J. Norcini, « The Death of the Long Case? », *British Medical Journal*, 2002, 16, p. 408-409.

20. M. T. Brannick, H. T. Erol-Korkmaz, M. Prewett, « A Systematic Review of the Reliability of Objective Structured Clinical Examination Scores », *Medical Education*, 2011, 45, p. 1181-1189.

21. C. Carraccio, R. Englander, « The Objective Structured Clinical Examination: a Step in the Direction of Competency-Based Evaluation », *Archives of Pediatrics and Adolescent Medicine*, 2000, 154, p. 736-741.

22. M. Walsh, P. H. Bailey, I. Koren, « Objective Structured Clinical Evaluation of Clinical Competence: an Integrative Review », *Journal of Advanced Nursing*, 2009, 65, p. 1584-1595.

– un entretien avec un acteur ou un enseignant, jouant un patient type, où l'étudiant doit se présenter et recueillir la plainte principale;

– un ensemble de gestes cliniques définis à réaliser sur des patients types ou des simulateurs (par exemple l'auscultation d'un mannequin) ;

– un ensemble de situations vérifiant la bonne interprétation d'un examen complémentaire (par exemple la lecture d'une radio pulmonaire, l'interprétation d'un hémogramme) ;

– une réponse orale à une interrogation à partir d'une courte histoire clinique (appelée « vignette clinique »).

L'avantage de ces évaluations est qu'elles constituent une approche du niveau « montre comment il ferait » de la pyramide de Miller et qu'elles peuvent porter sur un échantillon assez large de situations. Il persiste une différence entre la performance *in vitro,* dans le cadre d'un OSCE et la performance en situation. De plus, ces évaluations n'explorent pas la mise en jeu complexe des différents types de savoirs nécessaires à la résolution complète d'un problème clinique.

Le développement progressif de ces méthodes en France paraît souhaitable, répondant à une forte demande sociale qu'un certain nombre de savoir-faire soient évalués précisément.

La production de documents (mémoires, cas cliniques commentés, présentations orales)

L'évaluation des étudiants par la production de travaux est fréquente dans l'enseignement supérieur. Elle a été développée dans d'autres contextes, par exemple avec l'introduction de travaux personnels encadrés au baccalauréat. Ses principaux intérêts sont l'évaluation de savoir-faire généraux (rechercher des documents, rédiger, argumenter, présenter un document, faire une présentation orale), l'évaluation de la capacité à lier des informations entre elles et l'impact sur la méthodologie de travail des étudiants. La production de documents (rapport de stage, rapport de recherche, mémoire, etc.) impose un traitement en profondeur de l'information. Dans l'enseignement clinique, un exemple est fourni par l'utilisation de « récits de situations cliniques authentiques » en médecine générale[23]. Cet exercice consiste à décrire de façon détaillée une situation clinique et à construire une présentation écrite exposant et articulant l'ensemble des connaissances, raisonnements, attitudes nécessaires pour la résolution d'un problème clinique. Il favorise la réflexion sur sa propre pratique.

L'inconvénient est le temps consommé par l'étudiant et par le jury, conduisant à ce que l'évaluation n'explore qu'un petit échantillon de connaissances. Il existe très peu de données sur la reproductibilité inter-examinateur de l'évaluation de mémoires, d'écrits longs ou de présentations orales.

La supervision clinique

La supervision clinique est un mode de formation et d'évaluation développé dans de nombreux cursus de formation aux professions de santé.

Dans cette modalité, un étudiant effectue partiellement ou totalement des tâches, sous la supervision d'un enseignant qui évalue leur déroulement. Ce type d'évaluation correspond à ce qu'on appelle une situation authentique, c'est-à-dire une situation professionnelle réelle. Elle est souvent considérée comme le meilleur moyen d'évaluer les compétences. Cette supervision peut être directe. L'observateur/évaluateur est présent tout au long de la réalisation de l'activité. C'est le cas par exemple de l'évaluation de l'activité chirurgicale d'un interne par le chirurgien présent lors de l'intervention,

---

23. E. Galam, « Produire des traces d'apprentissage : le RSCA », *La Revue du praticien, médecine générale,* 2008, 22, p. 92-93.

ou de l'évaluation par une sage-femme d'un accouchement réalisé par un étudiant. La supervision directe est nécessaire notamment pour évaluer les savoir-faire et les attitudes.

La supervision indirecte correspond à l'activité d'analyse *a posteriori* d'une activité. Elle permet de limiter le temps de supervision par rapport au temps total de l'activité de l'étudiant, par exemple en consacrant une demi-heure en fin de demi-journée à l'analyse des consultations d'un interne de médecine générale. Elle peut alors être réalisée à propos de quelques situations identifiées comme problématiques par l'étudiant ou choisies au hasard.

La supervision peut être utilisée pour une évaluation formative ou sanctionnante. En évaluation formative, c'est une composante traditionnelle des cursus. Elle correspond à une reformulation en jargon pédagogique actuel de la notion de compagnonnage. L'enjeu est la richesse des informations fournies en retour par le superviseur, qui ne devrait pas se limiter à une description qualitative et vague de la performance (bon étudiant, bon stage) mais détailler le niveau atteint par rapport à un référentiel, ainsi que ce qui doit être amélioré.

En évaluation sanctionnante, la supervision directe ou indirecte est fréquemment utilisée, sans que les critères de l'évaluation soient toujours bien définis. C'est actuellement en France le seul mode d'évaluation des compétences cliniques des étudiants et des internes en vue de la validation de leur stage. Lorsqu'elle est utilisée sans environnement pédagogique particulier, c'est-à-dire sans que les compétences attendues soient explicites ni que leurs critères d'évaluation soient définis, elle ne peut déboucher que sur l'identification d'un petit nombre d'étudiants « à problème ». La validité de la décision est simplement vérifiée par la convergence de l'avis de plusieurs enseignants. La définition des compétences attendues par niveau d'étude induira nécessairement une réflexion sur les processus de supervision directe et indirecte, les activités observées, les critères d'évaluation et les seuils de compétence permettant une certification. Ces modalités deviendront centrales dans l'évaluation du troisième cycle, et elles vont se développer dans l'évaluation du deuxième cycle médical et dans l'évaluation des formations aux autres métiers de la santé.

L'évaluation d'un processus d'apprentissage, le portfolio

Une méthode très différente d'évaluation consiste à mesurer non pas la performance finale (ce que l'étudiant sait, ou sait faire, ou fait), mais le processus d'apprentissage lui-même, c'est-à-dire les activités dans lesquelles il s'est engagé pour apprendre[24]. Ceci suppose (ce qui est en partie faux) que tous les étudiants ayant suivi une procédure d'apprentissage identique auront un niveau final proche.

Cette méthode peut être appliquée dès la phase d'apprentissage de connaissances. On peut par exemple proposer que la lecture d'un document valide un module, et s'assurer simplement que chacun l'a effectivement lu, par exemple en utilisant un support multimédia dans lequel la progression n'est possible qu'après avoir répondu à des questions vérifiant la compréhension d'une première partie du document.

Elle est particulièrement pertinente pour les apprentissages procéduraux pour lesquels les courbes d'apprentissage sont peu variables selon les individus. On peut ainsi considérer que la réalisation de *x* procédures chirurgicales ou la pose de *x* cathéters permettent d'inférer que le savoir-faire est acquis. Ce type d'évaluation sous-tend aussi les validations sur la base d'un parcours de stage défini. Actuellement, la validation du troisième cycle repose essentiellement

24. C. Mitchell, S. Bhat, A. Herbert, P. Baker, « Workplace-Based Assessments of Junior Doctors: Do Scores Predict Training Difficulties? », *Medical Education*, 2011, 45, p. 1190-1198.

sur la mesure en mois de stage de l'expérience clinique. D'autres expériences pertinentes peuvent également être consignées comme la réalisation d'une présentation à un congrès ou l'écriture d'un article. À partir de l'ensemble de ces informations on peut proposer la constitution d'un carnet de bord ou portfolio ou *logbook*. Cette procédure s'apparente en fait à l'évaluation à partir d'un « CV de formation » et assure une continuité entre les procédures utilisées dans l'évaluation des étudiants et celles utilisées dans l'évaluation professionnelle.

Les stratégies d'évaluation sont donc multiples. Du QCM au *logbook,* elles évaluent différents niveaux des apprentissages. Elles ont une fiabilité, une reproductibilité et un impact éducatif variables. Leur utilisation dans les institutions de formation françaises a rarement fait l'objet d'une réflexion pédagogique préalable. Il s'agit plutôt de modes pouvant conduire à passer brutalement du « tout QCM » au « tout cas clinique », ou de la validation binaire des stages à une liste plantureuse d'objectifs très détaillés.

La définition des modes d'évaluation devrait pourtant être centrale pour une institution, du fait de sa valeur de contrat entre les acteurs. Trois questions doivent être posées avant de chercher à définir des modalités pratiques :

– quelles sont les forces sociales en présence et les exigences des protagonistes des contrats ?

– les objectifs affichés de l'enseignement et les caractéristiques mesurées par les évaluations sont-ils congruents ?

– quel est l'impact pédagogique des modalités d'évaluation, c'est-à-dire comment les étudiants modifient-ils leurs activités pour s'adapter au mode d'évaluation choisi ?

Les formations aux métiers de la santé sont engagées dans une évolution de leurs méthodes d'évaluation. Pour reprendre notre schéma explicatif d'introduction, l'évaluation des étudiants en médecine, activité centrale de l'institution, s'est d'abord développée à l'extrémité supérieure du triangle, rivée aux logiques de « connaissances », qu'il s'agisse des questions d'internat des années 1960 ou des QCM et des cas cliniques des années 2000. La demande sociale et les politiques de santé l'amènent vers le centre du triangle et obligent les institutions à diversifier leurs méthodes afin d'évaluer l'attitude de leurs étudiants lors de l'annonce d'une mauvaise nouvelle, ou la compétence de leurs internes en chirurgie pour réaliser une ablation de la vésicule biliaire.

L'ENSEIGNEMENT DE LA CLINIQUE

L'activité clinique est la caractéristique principale du métier de médecin. Elle associe des connaissances théoriques et pratiques, des savoir-faire et des attitudes, dont la mise en œuvre harmonieuse et efficiente est nécessaire à une activité médicale de qualité. À partir des données théoriques exposées dans le chapitre précédent, nous allons maintenant envisager la déclinaison des processus d'apprentissage dans le contexte spécifique de l'enseignement de la clinique.

On peut définir le raisonnement clinique comme la démarche de pensée mise en œuvre pour élaborer un diagnostic et parvenir à une proposition thérapeutique.

Cette activité est une des activités centrales du médecin dans sa relation directe avec le patient. Sa conceptualisation, son enseignement et l'évaluation de sa réalisation sont donc des points centraux de l'enseignement de la médecine[1] [2]. Il s'agit d'une forme particulière de résolution de problème,

1. Une littérature très importante est disponible à propos du raisonnement clinique d'une part, des modalités de son apprentissage d'autre part, tant pour les médecins que pour tous les autres professionnels de santé.

2. M.-R. Nendaz, « Éducation et qualité de la décision médicale : un lien fondé sur les preuves existe-t-il ? », *Revue de médecine interne,* 2011, 32, p. 436-442.

et les éléments de psychologie exposés précédemment trouvent ici leur application principale.

Il est possible de distinguer parmi les activités mentales concourant au raisonnement clinique un certain nombre d'opérations distinctes, qui s'assemblent en trois grandes catégories. Il est d'abord nécessaire de recueillir des faits en prélevant des informations dans le discours et la communication non verbale du patient ainsi qu'à partir de l'examen somatique et des données paracliniques (résultats d'examens biologiques ou radiologiques par exemple). Ces faits vont être ensuite interprétés. Cette étape nécessite de relier les informations à un réseau de connaissances, de proposer des hypothèses et de les hiérarchiser en fonction de critères (probabilité de justesse, urgence, bénéfice attendu en cas de traitement), de rechercher des informations supplémentaires permettant de tester une hypothèse particulière. Enfin, l'objectif final est généralement la prise d'une décision partagée, ce qui nécessite de lier un résultat diagnostique à une ou plusieurs décisions possibles en fonction des données scientifiques, de recueillir des informations sur la préférence du patient pour telle ou telle décision et sur la faisabilité de l'exécution de telle ou telle décision : l'examen complémentaire prescrit est-il disponible rapidement ? le traitement va-t-il être pris par le patient ? le patient peut-il effectivement arrêter son travail ?, etc.

À partir de ces différents éléments (diagnostic supposé, données scientifiques, préférences du patient, ressources disponibles), il sera possible de proposer une conduite.

Cette liste est présentée dans un ordre non aléatoire, mais qui ne correspond pas non plus à une succession chronologique immuable. La nécessité d'un contrôle des émotions du médecin intervient par exemple dans la majorité des phases. L'examen somatique et l'entretien sont fréquemment mêlés. Les examens complémentaires peuvent être disponibles dès le début du raisonnement ou bien demandés secondairement. Surtout, les processus mentaux permettant le raisonnement sont multiples[3] et variables en fonction du niveau d'expertise. Les novices tendent à raisonner sur une base essentiellement hypothético-déductive, qui se prête assez bien à cette décomposition, alors que les experts utilisent également des stratégies basées sur la reconnaissance de situations types[4].

L'une des difficultés de l'enseignement et de l'évaluation des aptitudes cliniques est que chacune de ces étapes est à la fois distincte et dépendante de toutes les autres et que l'efficacité de la décision dépend justement de leur agencement. L'enseignement et l'évaluation doivent donc concerner à la fois chaque étape et l'aptitude à associer l'ensemble des opérations mentales de façon pertinente et efficace dans une situation donnée.

On peut distinguer deux modalités, non exclusives, d'enseignement de la clinique.

La première pourrait être qualifiée d'analytique (dans la littérature pédagogique anglo-saxonne : *bottom-up*) ; elle privilégie l'acquisition de chacune des opérations et l'évaluation de cette acquisition. L'enseignement et l'évaluation de l'agencement des étapes pour permettre le raisonnement clinique viennent ensuite et peuvent être décomposés en sous-ensembles (par exemple le sous-ensemble « diagnostic »).

La seconde serait plutôt globale (*top-down*) ; elle privilégie le repérage, à partir de situations réelles, donc complexes, des étapes nécessaires, puis l'explicitation de cette analyse

---

3. P. Pottier, B. Planchon « Les activités mentales au cours du raisonnement médical diagnostique », *Revue de Médecine interne*, 2011, 32, p. 383-390.

4. M.-R. Nendaz, B. Charlin., B. Leblanc, G. Bordage, « Le raisonnement clinique : données issues de la recherche et implications pour l'enseignement », *Pédagogie médicale*, 2005, 6, p. 235-254.

de la complexité. La résolution de chaque étape n'est envisagée qu'à partir de la situation complète.

L'objectif de ce chapitre n'est pas de proposer une argumentation pour ou contre l'une des deux stratégies pédagogiques. Il est plutôt d'exposer les modalités d'enseignement des différentes opérations, y compris les opérations de raisonnement, leurs modalités d'évaluation, et de montrer comment les choix faits dans la structure d'un cursus privilégient plus ou moins explicitement l'apprentissage de certaines de ces opérations.

Deux modalités d'apprentissage de la clinique sont utilisées depuis toujours dans l'enseignement de la médecine : l'enseignement clinique en contexte, que nous dénommerons pour simplifier « stage », quel que soit son mode d'organisation ; et l'enseignement hors de la présence d'un patient demandeur de soins, que nous définirons comme enseignement « en classe ». Leur part respective dans l'organisation des études dépend de choix pédagogiques, mais surtout du contexte institutionnel et social qui détermine les relations entre les universités et les structures de soins.

La première partie de ce chapitre traite des méthodes pédagogiques disponibles pour enseigner, apprendre et évaluer les activités en contexte de classe, la seconde partie traite du contexte en stage.

Progressivement, les facultés de médecine, ou les hôpitaux universitaires, mettent en place de nouvelles infrastructures d'enseignement clinique, sous la forme de laboratoires de simulation. Nous avons choisi de traiter séparément les méthodes pédagogiques utilisant ces outils ; le plus souvent, elles trouvent leur place à la jonction d'un enseignement clinique « en classe » et « en stage ».

L'ENSEIGNEMENT CLINIQUE « EN CLASSE »

La situation pédagogique « en classe » est dégagée des contraintes de l'organisation des soins. L'enseignant détermine l'ordre des questions abordées. Les situations cliniques sont imaginées pour répondre aux objectifs. Ce contexte est assez favorable à une approche analytique dans laquelle chaque étape du raisonnement peut être apprise et progressivement maîtrisée. Nous considérerons les méthodes pédagogiques disponibles pour chacune des étapes du raisonnement.

Apprendre à prélever des informations dans le discours et la communication non verbale du patient

Cette étape suppose une technique adéquate de conduite générale de l'entretien, par exemple dans le choix de modalités plus ou moins directives selon le contexte et l'information recherchée, le choix de questions pertinentes, l'analyse correcte des réponses du patient et des informations qu'elles contiennent. Des méthodes pédagogiques très diverses permettent une acquisition de ces compétences. Les enseignements théoriques de psychologie médicale peuvent apporter des connaissances sur les différents types d'entretien. Les enseignements théoriques de sémiologie médicale comprennent des connaissances sur les signes recueillis lors de l'interrogatoire, par exemple qu'une douleur d'origine neurologique est fréquemment décrite comme une brûlure ou une sensation d'étau.

L'apprentissage de l'entretien clinique est sans doute celui qui bénéficierait le plus facilement des jeux de rôles mobilisant ce qu'il est convenu d'appeler des « patients standardisés ». Un « patient standardisé » est un acteur, qui peut être un acteur professionnel, un patient jouant son propre rôle, un enseignant ou un étudiant tuteur[5]. Le scénario est défini, et le patient standardisé a les connaissances nécessaires pour répondre de façon adéquate à l'étudiant qui l'interroge, en fonction du scénario (par exemple, un patient standardisé jouant un scénario destiné à évaluer la conduite de l'entretien d'un patient consultant pour une douleur thoracique sait quoi répondre à la question : « Est-ce que votre douleur reste dans la poitrine ou est-ce qu'elle se propage ailleurs ? »). Il est possible de construire des scénarios plus ou moins complexes, permettant par exemple d'évaluer surtout la capacité à poser les questions et proposant alors des réponses proches des attentes (« Ça va dans la mâchoire et le bras gauche »), ou plus déstabilisantes (« Je sais pas docteur, c'est horrible, comme si j'allais mourir »).

L'analyse du discours du patient peut être enseignée en utilisant des documents vidéo réalisés lors de consultations réelles (avec l'accord des patients). L'intérêt est de disposer d'échantillons de discours suffisamment nombreux pour représenter des situations cliniques réelles et pas seulement pour illustrer des situations jugées « typiques ». Des travaux ont montré l'intérêt d'utiliser comme patient standardisé des enseignants et surtout des étudiants tuteurs. La performance des étudiants tuteurs est souvent bonne. Certaines universités valorisent l'activité de « tuteur » dans le cursus des tuteurs en raison de sa dimension formatrice pour le tuteur lui-même.

---

5. D. Nestel, D. Tabak, T. Tierney, C. Layat-Burn, A. Robb, S. Clark, T. Morrison, N. Jones, R. Ellis, C. Smith, N. McNaughton, K. Knickle, J. Higham, R. Kneebone, « Key Challenges in Simulated Patient Programs: an International Comparative Case Study », *BMC Medical Education*, 2011, 11, p. 69.

Recueillir des informations à partir de l'examen somatique du patient

L'apprentissage théorique des signes cliniques ne suffit pas à rendre capable de les reconnaître dans la pratique. Ainsi, le fait de savoir qu'une augmentation de la taille du foie est une information pertinente dans certains contextes ne peut pas être utilisé si l'étudiant n'est pas capable de déterminer à l'examen si la taille du foie est normale ou augmentée.

Les gestes élémentaires de l'examen clinique (auscultation cardiaque ou pulmonaire, examen neurologique, palpation abdominale) correspondent à des tâches plus ou moins complexes et nécessitent un apprentissage. Alors que la littérature concernant les courbes d'apprentissage des gestes techniques est abondante, il existe paradoxalement peu de données concernant le nombre et la qualité des expériences requises pour acquérir une technique fiable de réalisation des gestes d'examen clinique. Les modalités d'enseignement en classe associent l'utilisation de supports photo et vidéo, de mannequins et de sujets volontaires (les étudiants eux-mêmes ou des acteurs) ou parfois de patients volontaires (qui, dans d'autres environnements culturels que la France, peuvent éventuellement être rémunérés).

Des jeux de rôles impliquant des patients standardisés peuvent lier l'entretien à l'examen clinique et comprendre un retour d'information pour l'étudiant sur ses aptitudes relationnelles[6], même si les émotions mobilisées dans ce contexte sont différentes des situations cliniques réelles.

---

6. C. T. Barry, U. Avissar, M. Asebrook, M. A. Sostok, K. E. Sherman, S. D. Zucker, « Use of a Standardized Patient Exercise to Assess Core Competencies during Fellowship Training », *Journal of Graduate Medical Education*, 2010, 2, p. 111-117.

Recueillir des informations à partir de données paracliniques (résultats d'examens biologiques ou radiologiques par exemple)

La capacité à interpréter des examens complémentaires relève de processus divers selon leur nature. L'interprétation de résultats biologiques s'organise essentiellement sur un mode hypothético-déductif, avec des schémas d'analyse et des arbres décisionnels plus ou moins complexes. L'interprétation d'autres examens (radiographies, électrocardiogramme) s'apparente à un travail d'analyse d'image qui fait appel, selon le contexte et le niveau d'expertise, à plusieurs processus. Le novice ou l'expert en situation inhabituelle recourt à une application successive d'un ensemble de règles d'interprétation (par exemple, pour un scanner cérébral : analyse du cadre osseux, analyse du parenchyme cérébral, recherche systématique de la présence d'une liste de signes déterminés, etc.), alors que l'expert en situation habituelle met en jeu des mécanismes globaux de reconnaissance. L'apprentissage de cette interprétation est facile à organiser en salle de classe ; il peut reposer sur du matériel photo ou vidéo et sur la construction de questionnaires de difficulté croissante. Des outils ont par exemple été développés pour l'apprentissage de la lecture de l'électrocardiogramme. Il est possible de choisir le matériel pédagogique de telle sorte qu'il détermine de la part de l'étudiant un mode de raisonnement analytique ou global. Des scénarios complexes peuvent être réalisés, par exemple un scénario autorisant une analyse globale, puis orientant l'étudiant vers une stratégie analytique en cas d'erreur.

Cette première description des activités pédagogiques permettant l'apprentissage de l'entretien, de l'examen clinique et de l'interprétation des examens complémentaires montre que, si les trois peuvent donner lieu à des séances d'enseignement « en classe », la difficulté de leur organisation est très différente. L'enseignement en classe de l'interprétation d'examens complémentaires nécessite seulement l'organisation de séquences illustrées et interactives. Ces séquences peuvent avoir la même forme, principalement « papier-crayon » ou « clavier-écran », que beaucoup d'autres types d'enseignements. L'enseignement de l'entretien ou de l'examen clinique n'est pas impossible en situation de classe, mais nécessite quant à lui une stratégie et des moyens spécifiques, ainsi qu'une formation des enseignants.

Le choix institutionnel d'un enseignement principalement « en classe », avec un accompagnement faible ou nul en termes de moyens pédagogiques et de formation pédagogique, conduit inexorablement à l'apprentissage des seules connaissances théoriques et/ou à une place excessive de l'apprentissage des examens complémentaires au détriment des données cliniques. C'est en partie pour pallier ces difficultés qu'ont été développés certains matériels de simulation.

Interpréter les informations, hiérarchiser des hypothèses, rechercher des informations supplémentaires permettant de tester une hypothèse particulière

La synthèse des éléments issus de l'entretien, de l'examen clinique et des examens complémentaires permet (parfois) de proposer un diagnostic. La description selon une telle séquence est artificielle puisque le raisonnement diagnostique, la conduite de l'entretien et de l'examen clinique sont simultanés, notamment chez l'expert, chacun orientant en permanence les autres.

Ces raisonnements font appel à la fois à l'apprentissage d'un ensemble de règles, dans une logique hypothético-déductive (ayant par exemple pour structure : si… et si…, alors… ou…) et à la reconnaissance d'un ensemble de situations typiques identifiées globalement par le médecin (*a* et *b* et *d* = telle option diagnostique). Les exposés didactiques de type « orientation diagnostique» font souvent appel aux deux types de raisonnement sans toujours l'expliciter.

Le format pédagogique appelé « apprentissage du raisonnement clinique » (ARC) a été pensé pour permettre cette explicitation, principalement dans une logique hypothético-déductive[7]. Un enseignant conduit la séquence pour un groupe de six à douze étudiants. Il fournit des informations permettant d'initier le raisonnement (« une patiente de 40 ans consulte pour des céphalées »), puis incite les étudiants à proposer la recherche d'informations complémentaires (« depuis combien de temps ? », « est-ce qu'elle a des nausées ? ») qu'il fournit à leur demande. Les étudiants sont amenés à formuler des hypothèses au fur et à mesure de l'enrichissement des informations et à justifier la pertinence des questions posées. Il est possible dans de telles séances de montrer aux étudiants à la fois comment se déroule le raisonnement hypothético-déductif et quels éléments conduisent l'expert à sortir de cette stratégie pour identifier un *pattern* (par exemple pour interrompre le fil du raisonnement et proposer le diagnostic d'hémorragie méningée si émerge l'information que « la céphalée, brutale comme un coup de poignard, est survenue d'une seconde à l'autre »).

Pour l'ARC, comme pour d'autres formats nécessitant des petits groupes, donc des formateurs nombreux, des recherches rapportent l'efficacité de l'utilisation d'étudiants tuteurs plus avancés dans le cursus comme animateurs de séance. Des internes en fin de formation pourraient ainsi être en mesure d'animer de telles séances, et cette tâche pourrait par ailleurs être formatrice pour eux-mêmes.

Cet apprentissage est difficilement réalisable dans des formats pédagogiques dénués d'interactivité entre l'enseignant et l'étudiant puisque la présentation séquentielle

---

7. J. P. Kassirer, « Teaching Clinical Medicine by Iterative Hypothesis Testing – Let's Preach What We Practice », *New England Journal of Medicine,* 1983, 309, p. 921-923.

des informations est un élément majeur. L'interactivité permet notamment de travailler à partir des erreurs des étudiants. Cette possibilité d'un apprentissage à partir de l'erreur est un des intérêts théoriques de toutes les situations « en classe » par rapport aux situations cliniques réelles, où le contexte vient limiter la possibilité de laisser les étudiants commettre des erreurs (par exemple émettre devant la patiente présentant des céphalées banales l'hypothèse qu'il puisse s'agir d'une tumeur cérébrale). Ce travail à partir des erreurs a plusieurs intérêts. Il permet d'amener les étudiants à prendre conscience de leur raisonnement en explicitant les mécanismes qui les ont conduits à proposer une hypothèse erronée. Ce mode d'interactivité permet de déconstruire les connaissances erronées, qui sont fréquentes et qui peuvent provenir d'informations fausses, d'une mauvaise compréhension d'un élément, de l'élaboration de liens non fondés entre des connaissances ou de l'élaboration de schémas inadéquats. Ceci est fréquent chez l'étudiant qui commence à avoir une expérience clinique, mais qui a été exposé à peu de situations, potentiellement atypiques, sans pouvoir avoir conscience de cette atypie. Il a pu constituer des schémas diagnostiques reliant tel ensemble de signes à telle situation (et au souvenir de tel patient) qui ne sont pas généralisables, voire sont inadaptés.

Cette supériorité du travail « en classe » pour permettre la formulation et l'analyse des connaissances et des liens erronés est une de ses richesses majeures, mais elle n'est pertinente que dans des contextes qui s'y prêtent. Elle suppose une relation de confiance entre l'enseignant et les étudiants, et entre les étudiants eux-mêmes. Il faut que la situation d'enseignement soit clairement séparée d'une situation d'évaluation, même implicite. Ces conditions sont très rarement réunies dans les systèmes de formation français. C'est probablement là leur principale différence de fond par rapport au fonctionnement de l'enseignement scolaire et universitaire nord-américain, britannique et allemand. L'élève français apprend très rapidement qu'il sera beaucoup moins pénalisé par une absence de participation en classe que par la formulation de réponses fausses. Ceci conduit à une interactivité limitée aux étudiants « qui savent », ne permettant pas à l'enseignant d'utiliser cette interactivité pour analyser des connaissances erronées, et déporte les interactions enseignant/étudiant vers les étudiants à qui elles sont le moins nécessaires. Compte tenu de la prégnance de ces modes de pensée et comportements dans notre système universitaire, il est probable que les séances d'ARC sont mieux conduites par des formateurs identifiés par les étudiants comme peu distants d'eux et non impliqués dans leur évaluation.

Relier un résultat diagnostique à une ou plusieurs décisions en fonction des données scientifiques

Le raisonnement clinique a pour objectif de déboucher sur une proposition de décision. Ceci est fréquemment présenté aux étudiants comme la prise d'une décision thérapeutique, voire comme la prescription d'un traitement. Mais le raisonnement permettant de décider quoi répondre à une question du patient concernant son pronostic est analogue et la situation probablement au moins aussi fréquente.

Le modèle de l'*evidence based medicine* (EBM)[8] que nous utiliserons ici distingue trois groupes de données permettant de relier une conclusion diagnostique à une décision : les données scientifiques, les préférences du patient, les ressources disponibles.

L'apprentissage des données scientifiques utiles à la décision peut se faire selon des modalités multiples et

---

8. G. Guyatt, « Evidence-Based Medicine: a New Approach to Teaching the Practice of Medicine », *JAMA*, 1992, 268, p. 2420-2425. Evidence-Based Medicine Working Group.

peut être centré sur leur acquisition ou sur la capacité de les rechercher. La formulation didactique d'un ensemble de connaissances et règles, souvent rédigées comme des « conduites à tenir », répond à cet objectif. En formation continue, il s'agira de l'utilisation des recommandations professionnelles. Les stratégies utilisées en formations initiale et continue tendent progressivement à se rapprocher, les étudiants prenant l'habitude de travailler sur les recommandations. L'exposé en classe de ces données est possible, mais pas nécessairement supérieur à la lecture par les étudiants d'un document texte ou multimédia.

Ces connaissances peuvent être étroitement reliées à un ensemble de données physiopathologiques, ou être principalement issues de l'expérience, empirique ou scientifique. Selon les cas, l'étudiant aura intérêt à relier ces connaissances à la matrice construite à partir des enseignements de sciences fondamentales, ou au contraire il devra apprendre une série de règles pouvant paraître arbitraires. Pour reprendre l'exemple du patient présentant des douleurs d'origine neurologique, l'apprentissage de la localisation de la douleur est d'autant plus efficace que l'étudiant réactive ses connaissances de neuro-anatomie, qui expliquent les signes, alors que d'autres caractéristiques comme le fait que cette douleur s'exprime par une brûlure ne peuvent pas être reliées à des connaissances antérieures et doivent être apprises par cœur. L'explicitation par l'enseignant de l'existence ou non de ces liens et la réactivation des connaissances fondamentales « enfouies » sont des étapes utiles, qui permettent à l'étudiant un gain de temps, alors que ce n'est sans doute pas le cas de l'exposé « magistral » lui-même.

À partir de ce constat, l'enseignement en classe des « conduites à tenir » pourrait débuter par un travail de l'étudiant sur des documents et une explicitation par l'enseignant des situations où l'apprentissage de ces conduites à tenir passe par la réactivation de connaissances fondamentales. La capacité à utiliser ces connaissances peut ensuite être partiellement enseignée « en classe » par la résolution de cas cliniques qui constituent une bibliothèque de situations cliniques « typiques ». Cette modalité est très largement répandue dans les facultés de médecine françaises, du fait de son utilisation comme moyen d'évaluation aux ECN.

En tant que support d'enseignement, cet outil présente des avantages et des limites.

Les formats interactifs autorisent une présentation séquentielle des informations et permettent de construire des séances de travail sur des cas cliniques proches de séances d'ARC, prolongées jusqu'à la proposition thérapeutique. Le coût et le temps de préparation sont faibles, et les étudiants peuvent être exposés de façon systématique à un ensemble prédéfini de situations, ce qui n'est pas le cas en contexte clinique réel.

En revanche, la tentation d'utiliser le même cas clinique pour explorer un grand nombre de connaissances différentes conduit à la construction de situations artificiellement complexes. L'étudiant ne perçoit pas nécessairement le caractère factice de la construction et tend à constituer une « expérience clinique de papier » à partir de laquelle il intègre des règles générales de raisonnement exactes, mais aussi la reconnaissance globale de situations qui peuvent être en décalage par rapport à la pratique clinique. Ainsi, le travail répétitif sur des cas cliniques complexes peut « apprendre » à des étudiants qu'un patient consultant pour une lombalgie présente généralement un myélome à chaînes légères, ce qui est tout à fait rare. En outre, ces situations n'explorent généralement pas l'inclusion dans le processus de décision des préférences du patient ou des ressources disponibles (disponibilité des examens complémentaire, délai d'attente...).

Enfin, alors que les cas cliniques utilisés en situation d'apprentissage, de façon interactive et avec une présentation séquentielle, peuvent simuler des situations assez complexes, comprenant de l'incertitude, leur utilisation comme matériau d'évaluation impose généralement une simplification de leur présentation de façon à ce qu'il n'y ait qu'une seule réponse juste et un seul cheminement possible du raisonnement, ce qui s'écarte alors d'une situation clinique réelle.

L'apprentissage de la recherche des connaissances a deux objectifs. Le premier est de développer la perception par l'étudiant de l'inégale valeur des connaissances disponibles et lui permettre ainsi de comprendre la gradation des recommandations professionnelles selon leur niveau de preuve (c'est-à-dire leur degré de fiabilité). Le second est de le conduire progressivement vers l'autonomie dans l'actualisation de ses connaissances qui, même si elles sont justes en formation initiale, deviendront assez rapidement incomplètes ou obsolètes.

L'apprentissage par problème, APP (*problem based learning :* PBL), est un format d'enseignement « en classe », développé à partir des années 1980 et appliqué dans un certain nombre de facultés canadiennes, françaises et britanniques[9]. Il consiste à proposer un problème clinique à un groupe d'étudiants qui n'ont pas les connaissances nécessaires pour le résoudre. Par exemple, on propose à un groupe d'étudiants de deuxième ou troisième année le problème suivant :

Un patient de 45 ans consommant depuis vingt ans vingt cigarettes et trois litres de vin par jour, sans emploi, célibataire, consulte pour l'apparition d'un « gros ventre ». L'examen clinique montre un ictère de la peau et des muqueuses et une distension abdominale. Le patient est par ailleurs amyotrophique. Il a des difficultés à marcher.

---

9. D.-F. Wood, « ABC of Learning and Teaching in Medicine: Problem Based Learning », *British Medical Journal,* 2003, 326, 3, p. 28-30.

Les étudiants, seuls ou en groupe, doivent rechercher les informations permettant de comprendre la situation. Pour l'exemple ci-dessus, on peut imaginer que les étudiants choisissent de rechercher :

– les données concernant les effets du tabac et de l'alcool ;

– les causes possibles d'ictère ;

– la physiologie hépatique ;

– les causes de troubles de la marche.

Des rencontres régulières avec le tuteur des séances d'APP leur permettent de réorienter leurs recherches. Le groupe d'étudiants qui aurait concentré ses recherches sur les effets du tabac sur le muscle pour comprendre l'amyotrophie serait réorienté sur les effets de l'alcool sur le système nerveux.

Les séances se concluent par la présentation par l'étudiant ou le groupe des conclusions en termes de connaissances pertinentes pour la résolution du problème.

La pratique et aujourd'hui le recul de l'APP ont généré des discussions[10] [11] [12], qui peuvent être dépassionnées si on sépare les objectifs possibles de cette méthode.

L'APP est sans doute un moyen privilégié d'apprentissage de la recherche d'informations en situation de non-connaissance, ce qui est nécessaire au raisonnement clinique dans certaines situations. À ce titre, il a très probablement un intérêt mais devrait être limité à un nombre restreint de situations qui doivent être choisies pour la diversité des informations qu'elles amènent à rechercher. En effet,

10. L. Hartling, C. Spooner, L. Tjosvold, A. Oswald, « Problem-Based Learning in Pre-Clinical Medical Education: 22 Years of Outcome Research », *Medical Teacher*, 2010, 32, p. 28-33.

11. G. C. Koh, H. E. Khoo, M. L. Wong, D. Koh, « The Effects of Problem-Based Learning during Medical School on Physician Competency: a Systematic Review », *Canadian Medical Association Journal,* 2008, 178, p. 34-41.

12. G. Williams, A. Lau, *op. cit.*

l'APP produit des connaissances très solidement reliées entre elles relevant d'un apprentissage « en profondeur » et résistantes à l'oubli (mais pas à l'obsolescence), mais son coût important en temps ne permet pas de le généraliser à toutes les connaissances.

L'apprentissage de l'ensemble de la clinique par l'APP n'est vraisemblablement pas pertinent ; il serait très coûteux en temps de formateur et il n'est pas adapté aux étudiants les moins autonomes, ce qui explique l'échec relatif des choix institutionnels en faveur d'une pédagogie « tout APP ». À l'inverse, une dose d'APP dans un enseignement clinique peut améliorer les stratégies d'apprentissage des étudiants et leur permettre d'acquérir une autonomie qui sera précieuse ensuite en formation continue.

La quête des informations nécessite une utilisation des outils de recherche documentaire. L'apprentissage de ces outils fait donc partie d'une formation clinique et il devrait être évalué. Il repose notamment sur l'utilisation efficace des bases de données. Celle-ci doit être performante dans une optique de raisonnement clinique et non seulement de recherche clinique ; elle doit comprendre un apprentissage de l'utilisation de données dites secondaires (méta-analyses, revues de la littérature, recommandations).

Il serait utile de développer des formats d'APP modifiés, dont les étapes pourraient être :

A) analyse par un étudiant ou un groupe d'étudiants, ayant des connaissances préalables, d'une situation clinique ;

B) identification des connaissances nécessaires à sa résolution ; hiérarchisation en trois groupes : connaissances disponibles, connaissances à vérifier, absence de connaissances ;

C) vérification avec l'enseignant de la pertinence du classement (phase d'analyse d'éventuelles connaissances fausses, orientation à propos des connaissances absentes) ;

D) recherche par les étudiants d'une liste de sources d'informations, obtention des données, hiérarchisation de l'importance de ces données;

E) vérification avec l'enseignant de l'exhaustivité et de la pertinence des données recueillies et de leur hiérarchisation;

F) apprentissage des connaissances nouvelles nécessaires;

G) formulation de la résolution du problème.

L'évaluation de l'étudiant peut s'envisager à partir du même type de tâches. Par exemple, l'étape B sera évaluée d'après le bon classement des connaissances (c'est-à-dire d'après le fait que l'étudiant sait ce qu'il déclare savoir) et non principalement d'après la quantité des connaissances acquises. L'étape D sera évaluée sur le fait que les sources identifiées comme les plus pertinentes aient bien été trouvées.

L'objectif de cet APP modifié serait moins d'acquérir par cette méthode les connaissances, ce qui est très probablement excessivement coûteux à la fois en temps pour les enseignants et pour les étudiants, que d'acquérir à partir de quelques exemples la compétence qui consiste à rechercher et à sélectionner des informations.

L'analyse critique d'une information donnée est également nécessaire à la résolution de problèmes cliniques. Elle a été progressivement introduite dans les cursus, notamment sous la forme de la « lecture critique d'articles ». Outre son intérêt pour la formation à la recherche, cet enseignement a également toute sa place dans un enseignement clinique s'il respecte les conditions suivantes :

– s'inscrire dans une démarche de recherche d'informations en contexte clinique. Si cette condition n'est pas respectée, il est probable que les étudiants n'assembleront pas cette brique de leur formation aux autres éléments de la décision en situation clinique;

– comprendre une formation à la lecture de données secondaires, lesquelles sont les plus utilisées pour une décision clinique. Ceci suppose une formation non seulement à la lecture critique de travaux de recherche, mais aussi (surtout ?) à la lecture critique de revues de la littérature, d'articles de synthèse, de recommandations. Un des moyens d'apprendre à critiquer la littérature secondaire est de proposer aux étudiants des exercices d'écriture (réalisation de *best bets*, c'est-à-dire recherche de la réponse la plus probable, selon la littérature, à une situation clinique réelle, réalisation de synthèses bibliographiques) ;

– donner une place importante dans la lecture critique de la littérature primaire aux éléments permettant de décider que des données sont utilisables en pratique clinique quotidienne. L'étudiant doit pouvoir être capable de déterminer si ces résultats sont utilisables pour son patient en analysant les critères d'inclusion dans l'étude ou s'il peut les appliquer dans le contexte de son système de soins en analysant le rapport coût/efficacité.

Les deux autres éléments qui influent sur la prise de décision sont les informations concernant la préférence du patient pour telle ou telle décision et les ressources disponibles.

Des éléments généraux de connaissance, alimentant la réflexion quant aux préférences du patient, peuvent être proposés aux étudiants dans le cadre d'un enseignement de sciences humaines. Les disciplines de philosophie, sociologie, anthropologie et psychologie notamment peuvent proposer des contenus pertinents en vue de cet objectif. Les formats pédagogiques en classe sont variables : conférences, prescription et analyse de lectures, utilisation d'œuvres d'art, analyse à partir de cas cliniques des éléments ayant concouru à une décision. L'un des enjeux de ces enseignements est l'articulation correcte entre des connaissances spécifiques et leur utilisation en contexte, avec deux écueils possibles. Le premier est la présentation de connaissances très théoriques, qui semblent inutiles aux étudiants si le format ne les aide pas à établir des liens entre ces connaissances et des contextes cliniques. Le second est à l'inverse la mise en œuvre d'un ensemble de recettes (« recueillir le consentement au soin »). Leur connaissance et leur utilisation lors d'un contrôle de connaissances ne garantissent pas leur utilisation dans la pratique. La pauvreté du contenu n'outille pas l'étudiant pour développer sa propre réflexion et extraire des notions généralisables à partir des exemples.

Des formats d'enseignements « en classe » proches de la réalité clinique et ciblant l'analyse des préférences du patient[13], la négociation thérapeutique, l'annonce d'une mauvaise nouvelle[14], ont été développés, notamment à partir de patients simulés[15] (acteurs, enseignants, patients acteurs) ou virtuels[16].

Enfin, la formation au raisonnement clinique doit permettre à l'étudiant d'intégrer la disponibilité des ressources dans le raisonnement. Les étudiants ont là aussi besoin de connaissances, ou de la possibilité de les trouver. Les documents d'enseignement devraient par exemple comprendre des informations sur la disponibilité et le coût des examens complémentaires et des traitements prescrits. Les séances d'ARC, les évaluations sous la forme de cas

---

13. K. E. Hauer, A. Fernandez, A. Teherani, C. K. Boscardin, G. W. Saba, « Assessment of Medical Students' Shared Decision-Making in Standardized Patient Encounters », *Journal of General Internal Medicine*, 2011, 26, p. 367-372.

14. M. E. Rosenbaum, K. J. Ferguson, J. G. Lobas, « Teaching Medical Students and Residents Skills for Delivering Bad News: a Review of Strategies », *Academic Medicine*, 2004, 79, p. 107-117.

15. M. E. Rosenbaum, C. Kreiter, «Teaching Delivery of Bad News Using Experiential Sessions with Standardized Patients », *Teaching and Learning in Medicine,* 2002, 14, p. 144-149.

16. A. D. Andrade, A. Bagri, K. Zaw, B. A. Roos, J. G. Ruiz, « Avatar-Mediated Training in the Delivery of Bad News in a Virtual World », *Journal of Palliative Medicine*, 2010, 13, p. 1415-1419.

cliniques, pourraient (devraient) comprendre ces notions. Ces informations sont fréquemment isolées dans le contexte d'un enseignement de santé publique ou présentées lors d'une réflexion sur l'équité et le principe de solidarité collective. Les liens entre ces données et les décisions cliniques individuelles sont alors rarement compris par les étudiants.

Cet examen des formats pédagogiques utilisables en classe pour la formation au raisonnement clinique montre qu'ils sont nombreux et qu'ils peuvent concerner la majorité des étapes du raisonnement, ainsi que les processus d'assemblage des différentes étapes dans une situation clinique complexe. Il est sans doute réducteur d'opposer un enseignement « théorique », ne transmettant que des connaissances, réalisé en classe, à un enseignement pratique, nécessairement réalisé en stage et permettant l'utilisation en contexte de ces connaissances. Il est en revanche exact :

– que le format le plus courant de l'enseignement en classe, représenté par l'exposé magistral, et la modalité la plus fréquente de contrôle des connaissances, représentée par l'interrogation écrite, transmettent et évaluent presque exclusivement des connaissances ;

– que l'apprentissage du raisonnement clinique en classe nécessite une réflexion pédagogique, une préparation, et parfois un peu de matériel ou de technologie ainsi que des groupes restreints d'étudiants, ce qui a un coût ;

– que certaines étapes du raisonnement clinique seront plus facilement valorisées lors d'un enseignement en classe. Celui-ci cible préférentiellement les connaissances, la prescription et l'interprétation des examens complémentaires plutôt que la qualité de l'entretien et de l'examen clinique, la prise en compte de connaissances acquises et fondées sur les données de la science plutôt que leur recherche, et laisse fréquemment de côté les préférences du patient ou l'évaluation des ressources.

L'enjeu de la planification d'un cursus est donc de définir globalement quelle place doit être donnée aux différentes composantes et étapes, puis d'analyser pour chacune celles qui seront, dans un contexte institutionnel donné, acquises au mieux en classe ou en stage.

L'apprentissage en stage

Tous les systèmes d'apprentissage de la médecine comportent une part de stages dans des structures délivrant des soins. L'organisation de ces stages, leurs lieux, les caractéristiques de leur encadrement, les liens entre l'apprentissage en stage et l'apprentissage en classe sont très variables selon les systèmes d'enseignement et selon les pays. Un compromis est toujours nécessaire entre plusieurs logiques : celle de l'apprentissage des étudiants, celle de l'organisation des systèmes de soins, celle du statut et de la rémunération des professionnels encadrant les étudiants en stage.

Nous envisagerons successivement les différentes fonctions possibles de l'activité « stage » pour les étudiants en médecine. Dans l'ensemble de ce chapitre, il n'est question que de la formation clinique initiale, commune à tous les médecins, et nous ne traitons pas ici de la formation d'internes (ou de « résidents »).

Quelles fonctions remplissent les stages au cours des études médicales ?

On peut distinguer plusieurs objectifs :

– l'acquisition de connaissances et de savoir-faire, notamment (mais non exclusivement) cliniques ;

– l'acquisition d'un ensemble d'attitudes, de valeurs professionnelles, définissant le rôle de praticien tel que la profession le joue à un moment donné ;

– l'intégration des connaissances, du savoir-faire et du rôle professionnel en vue de la construction des compétences ;
– l'acquisition ou l'entretien de la motivation.

Des exemples peuvent illustrer ces différents objectifs.

L'organisation d'un stage infirmier, en France entre la première et la deuxième année, dans d'autres pays avant les études médicales, permet l'acquisition de savoir-faire et d'attitudes de base (s'adresser à un patient lors d'un premier échange, faire une toilette), mais se justifie sans doute surtout par le souhait que les étudiants se projettent rapidement dans un rôle de soignant et entretiennent ou vérifient leur motivation pour ce type d'activité.

La participation des étudiants aux gardes de nuit peut se justifier par des apprentissages spécifiques, mais leur objectif, explicite ou non, est plutôt l'assimilation et l'acceptation d'un certain nombre de contraintes professionnelles liées à la nécessité d'une permanence des soins.

Les discussions sur l'organisation de stages en structure de santé primaire portent certes sur le fait qu'ils facilitent l'acquisition de certaines connaissances, savoir-faire, attitudes (le traitement au long cours de l'hypertension artérielle ou l'utilisation d'un otoscope), mais surtout sur le fait que leur absence déporte l'identification des étudiants vers les rôles de médecins spécialistes d'organes.

Selon l'importance relative de ces objectifs, l'organisation globale des stages varie.

Lorsque les objectifs principaux sont l'apprentissage et l'acquisition de connaissances et de compétences, l'organisation du stage, celle des activités de l'étudiant et celle de l'évaluation devraient reposer fortement sur des principes pédagogiques. L'étudiant est alors explicitement reconnu comme un étudiant. Les activités qui lui sont proposées sont choisies en fonction des apprentissages qu'elles permettent. L'articulation entre l'apprentissage en stage et l'apprentissage en classe est un élément déterminant de la planification globale du cycle d'études. Dans un tel contexte, il est difficilement envisageable que les apprentissages en stage et en classe ne soient pas synchrones (stage en gynécologie-obstétrique contemporain de l'enseignement théorique de cette discipline), et les stratégies d'évaluation doivent définir quelles connaissances et compétences seront évaluées et dans quel contexte. Des modèles totalement intégrés où la différence entre « enseignement en classe » et « enseignement en stage » n'a plus d'existence peuvent être développés. Dans ce contexte, les personnes qui encadrent les étudiants en stage doivent être définies clairement comme des formateurs, participant à l'enseignement et à l'évaluation. Leur compétence pédagogique est un élément déterminant de l'efficacité du système, notamment leur capacité à guider l'étudiant dans l'apprentissage de la clinique. Globalement, ces modèles ont aujourd'hui plutôt le vent en poupe, et nous décrirons dans ce chapitre les stratégies d'apprentissage de la clinique en stage, en parallèle du chapitre précédent. Nous verrons aussi quelles sont les qualités attendues dans ce contexte de « l'enseignant clinicien ».

A l'inverse, si l'objectif principal du stage est l'acquisition d'un ensemble de comportements, de valeurs, de rôles caractéristiques d'une activité professionnelle, les contraintes de l'organisation sont autres. La planification temporelle des stages peut s'envisager différemment et la simultanéité des apprentissages en stage et en classe n'est plus nécessaire. Il est possible que l'étudiant acquière, principalement en classe, un ensemble de connaissances et de compétences avant d'aller les mettre en pratique dans un environnement professionnel. La concomitance entre le stage et l'enseignement en classe n'est plus une contrainte forte. « Stage » s'entend alors dans le même sens que pour beaucoup d'autres cursus d'études comme un temps intermédiaire entre les études et l'activité professionnelle.

Certains cursus médicaux, par exemple en Allemagne, proposent effectivement un temps d'enseignement en classe presque exclusif durant les premières années d'enseignement clinique et des stages durant l'été et en fin d'études. Dans une organisation de ce type, le rôle des professionnels encadrant les étudiants en stage est différent. Moins impliqués dans la formation, ils ont plutôt un rôle d'information auprès de l'université et de l'étudiant sur les attentes du milieu professionnel et de vérification de l'aptitude de l'étudiant.

La compétence pédagogique des encadrants est alors moins centrale, même si la fonction de tuteur de stage reste spécifique. Ce sont sans doute les qualités professionnelles du tuteur et les valeurs proposées aux étudiants qui deviennent déterminantes.

L'entretien de la motivation correspond à un objectif encore différent. Les éléments sous-tendant cette motivation prennent ici toute leur importance : il est décisif que les activités réalisées aient une valeur aux yeux des étudiants, qu'ils se sentent compétents pour les réaliser, et qu'ils aient un contrôle sur les tâches qu'ils réalisent.

Par exemple, le choix par les étudiants de leur lieu de stage peut être utile dans un objectif de motivation alors qu'il peut être jugé défavorable en termes d'efficacité d'apprentissage s'il met à mal la cohérence entre le stage et l'enseignement en classe. Les stages dans des structures « humanitaires » auprès d'organisations non gouvernementales (ONG) peuvent également être jugés très efficaces en termes de motivation, du fait de la forte valeur qu'attachent certains étudiants à cette activité, ou permettre l'identification à un ensemble de rôles et de valeurs, tout en étant ou non efficients en termes d'apprentissage. Les stages à l'étranger, dont les étudiants rapportent fréquemment qu'ils y ont moins appris que s'ils étaient restés dans leur université d'origine, mais que c'était une expérience très enrichissante, jouent un rôle comparable dans le cursus de formation : la moins bonne congruence aux objectifs d'apprentissage est compensée, entre autres choses, par des bénéfices en termes de motivation.

Formaliser cette distinction n'est pas défendre qu'un système de formation doive choisir entre ces différents objectifs de stage. Ils coexistent toujours et peuvent être en concurrence. La priorité peut être accordée à l'un ou à l'autre, notamment dans les choix globaux d'organisation d'un cursus, ou en fonction de l'année d'étude. La place des différents formateurs, les relations entre l'université et les lieux de stage varient selon ces choix. Certains choix sont contraints par des logiques d'acteurs et d'institutions qui se superposent aux projets pédagogiques.

L'absence de clarification de ces questions est à la base d'un certain nombre de malentendus et de divergences lorsqu'est abordée la question de l'organisation des stages, de leurs lieux, et des activités des étudiants.

L'acquisition de connaissances en stage. Le processus de contextualisation, décontextualisation, recontextualisation

La rencontre au cours des stages de situations cliniques réelles a un effet de solidification des connaissances théoriques acquises par l'étudiant. L'explicitation du processus sur lequel repose ce phénomène permet de mieux définir les conditions permettant de l'optimiser. Le stage fournit un contexte aux connaissances théoriques. Ainsi les données théoriques concernant les différentes formes évolutives d'une sclérose en plaques deviennent l'histoire de Mme M. ayant présenté une névrite optique, puis un épisode de déficit sensitif, et dont l'atteinte médullaire évolue maintenant progressivement depuis cinq ans. L'étudiant qui s'entretient avec Mme M. de l'histoire de sa maladie met en contexte des notions abstraites sur la différence entre « poussée » et « évolution progressive ». L'efficacité en termes de renforcement de la trace mnésique tient à plusieurs éléments : le fait que la situation comporte une charge émotionnelle qui peut favoriser l'apprentissage ; le fait que l'étudiant, s'il mène lui-même l'entretien, ou s'il a un rôle dans sa transcription, traite les informations, les manipule, ce qui favorise un apprentissage « en profondeur » ; le temps consacré, puisque une activité clinique va focaliser l'attention de l'étudiant sur un problème de santé donné pendant vingt à soixante minutes. L'histoire de Mme M. étant nécessairement singulière et distincte d'une histoire « standard », l'étudiant va aussi recueillir des informations marginales, atypiques, contradictoires avec la description générale. Il faudra qu'il identifie ces éléments comme tels, afin qu'ils ne viennent pas complexifier la structure de ses connaissances ou qu'ils ne génèrent pas des connaissances erronées. Il est nécessaire à partir d'une situation clinique donnée que l'étudiant puisse en extraire les caractéristiques générales qui vont contribuer à la création de son réseau de connaissances.

En illustration des données de psychologie de l'apprentissage, ce processus de décontextualisation peut être compris comme le processus par lequel l'étudiant transfère des données de sa mémoire épisodique (j'ai rencontré Mme M. cet après-midi) à sa mémoire sémantique (il existe des formes de sclérose en plaque évoluant initialement par poussées et secondairement progressives). Une des situations qui favorisent ce processus de décontextualisation est la rencontre répétée de situations proches, différentes par le contexte mais similaires par le réseau de connaissances mobilisé. La présence des étudiants pendant quelques semaines dans des structures les exposant à des patients présentant des problèmes de santé analogues permet ce contact répété. Si en première approche on peut se demander quel est l'intérêt pour un étudiant de rencontrer dans une unité de soins intensifs cardiologiques *x* patients présentant tous un syndrome coronarien aigu, c'est en fait de l'assimilation des caractéristiques communes et des différences dans les histoires ou l'examen de ces patients que l'étudiant déduit des éléments communs constituant sa base de connaissance.

La dernière étape est celle de la recontextualisation, c'est-à-dire du processus par lequel l'étudiant mobilise à nouveau une trame de connaissances affinée et solidifiée, puis la confronte à une nouvelle situation clinique.

L'un des rôles de l'enseignant en stage est d'expliciter, face à une situation clinique donnée, ce qu'elle comporte d'éléments généralisables et d'éléments singuliers. Cette opération peut difficilement être réalisée de façon autonome par un étudiant dont les connaissances sont en cours de construction. Ce processus implique que les situations cliniques et l'apprentissage théorique soient regroupés dans un même temps (un même semestre par exemple). Dans des modèles d'organisation très intégrés, le regroupement se fait aussi sur le même lieu. L'étudiant est immergé dans une situation clinique. L'utilisation autonome de documents pédagogiques ou une courte séance « en classe » sur le lieu de stage permet d'identifier le réseau de connaissances nécessaire. L'enseignant intervient principalement pour établir les liens entre le contexte clinique et la trame générale de connaissances. L'étudiant vérifie dans une situation clinique semblable (mais jamais identique) qu'il peut remobiliser en contexte ses connaissances.

L'acquisition des savoir-faire d'examen clinique, leur intégration dans une compétence clinique

Le raisonnement clinique inclut le recueil d'un ensemble de signes physiques lors de l'examen d'une personne. Ceci comporte plusieurs étapes : identifier les signes qu'il est pertinent de rechercher dans une situation clinique donnée, être capable de les obtenir de façon fiable, les inclure dans le raisonnement en leur attribuant une valeur plus ou moins importante. L'un des contextes de cette acquisition est la « prise d'une observation[17] », sa « rédaction » et sa

17. F. Dubas, *La Médecine et la question du sujet,* Paris, Les Belles Lettres, 2004, p. 19.

« présentation », traditionnellement demandées aux étudiants français. Selon les modalités exactes de cet exercice et les commentaires proposés à l'étudiant, cet exercice a différents sens, et sans doute une efficacité pédagogique variable.

Deux modes de prise d'observation peuvent être proposés à l'étudiant : « l'examen clinique complet » (ou « systématique », ou « standardisé ») et « l'examen clinique ciblé sur le problème du patient ».

L'examen clinique complet

Cette modalité a été valorisée dans certains contextes pédagogiques, voire ritualisée dans des présentations très contraignantes de l'entretien et de l'examen clinique. Sa standardisation s'accroît encore lorsque l'exercice sert de support d'évaluation et que la reproductibilité de cette évaluation est assurée par l'utilisation d'une grille. L'étudiant est donc invité à examiner le plus complètement possible le patient, posant systématiquement de nombreuses questions prédéfinies (quels antécédents médicaux ? combien de grossesses ? quels poids de naissance des enfants ? quelle consommation de tabac et d'alcool ? etc.) et réalisant tous les gestes d'examen (ausculter, palper les pouls, réaliser l'examen neurologique, etc.) dans un ordre prédéfini.

L'examen clinique complet a plusieurs intérêts. Il maximise le nombre de gestes d'examen réalisés par l'étudiant, puisque la palpation des pouls périphériques par exemple concerne tout patient examiné et pas seulement ceux pour lesquels l'information est pertinente dans le raisonnement clinique. Néanmoins, par rapport à un examen ciblé, il maximise surtout le nombre d'examens concluant à la normalité (l'auscultation, réalisée systématiquement, est le plus souvent normale) sans augmenter beaucoup l'expérience de l'étudiant des signes pathologiques (l'étudiant n'aura pas entendu davantage de souffles cardiaques que s'il n'avait ausculté que les patients susceptibles de présenter un souffle). Il est facilement accessible à des étudiants ayant peu de connaissances puisqu'il déroule l'examen clinique sans lien majeur avec le raisonnement. En ce sens, il peut être assimilé à un exercice technique de « gammes » permettant d'acquérir une gestuelle d'examen clinique, d'automatiser certains gestes dans le but de les rendre mobilisables alors que l'attention est dévolue à d'autres éléments. Dans tous les cas, l'exercice n'a de sens que si l'étudiant dispose d'un retour de la part d'un examinateur fiable lui permettant de vérifier que les éléments obtenus correspondent à une réalité. Ce retour ne doit pas être une simple vérification que l'étudiant expose les conclusions de son examen dans un ordre déterminé, mais une vérification, par un double examen du patient, de la réalité de ses conclusions. Dans ce format pédagogique, le double examen du patient, par l'étudiant et le formateur, est un élément incontournable de l'efficacité, et il est nécessaire d'obtenir l'accord du patient. Présenté à l'étudiant comme un artefact pédagogique, un exercice de « gamme », dont la justesse de réalisation sera vérifiée et dont l'objectif principal est de permettre une automatisation de certaines routines d'examen clinique pour leur utilisation ultérieure dans d'autres contextes, l'examen clinique complet a probablement sa pertinence. On pourrait notamment imaginer qu'il soit proposé à des étudiants en début de formation clinique.

Cet exercice présente cependant un certain nombre d'inconvénients qu'il convient de mesurer. Le premier est qu'il fait peu de place au choix des éléments d'examen clinique pertinents pour le raisonnement. C'est un inconvénient majeur, qui implique au minimum de transformer rapidement l'exercice d'« examen complet » en celui d'« examen ciblé, complété », afin que l'étudiant soit amené à distinguer les éléments recueillis parce qu'ils sont centraux dans l'élaboration de la conclusion diagnostique ou thérapeutique de ceux qui sont recueillis pour vérifier ou pour s'entraîner. Le retour fourni par l'enseignant doit mettre en avant cette distinction, par exemple sous la forme d'une analyse particulière de la « conclusion de l'observation » comportant une hiérarchisation des éléments recueillis.

Une autre caractéristique d'une telle démarche est de favoriser et de valoriser un raisonnement hypothético-déductif, caractéristique de la démarche du novice, mais de ne pas conduire l'étudiant à reconnaître progressivement des ensembles, de façon globale. C'est une autre raison pour réserver cet exercice à des étudiants novices et leur proposer d'évoluer vers d'autres formes de « prise d'observation », au fur et à mesure de l'acquisition d'une expérience clinique.

Les deux inconvénients majeurs potentiels de cet exercice sont pourtant d'une autre nature.

Le premier est la place faite au patient : celui-ci est assez facilement réduit au statut de matériau observé de façon standardisée. L'étudiant déroulant une routine « d'examen clinique complet » convoque les deux fictions épistémologiques (nécessaires) d'un homme standard normal et d'une maladie définie; il les applique au patient sans avoir besoin de prêter attention à sa subjectivité dans le déroulé de son raisonnement ni dans son comportement. On pourrait aller jusqu'à proposer que ce type d'exercice, même s'il n'en a pas l'objectif explicite, est un outil puissant d'« apprentissage » de la non-prise en compte de la subjectivité du patient. Vu sous cet angle, il est permis de s'interroger sur la pertinence de cet exercice dans la phase d'apprentissage de la clinique.

Le second inconvénient est présent en filigrane dans de très nombreuses pratiques pédagogiques, notamment françaises. L'apprentissage de « l'examen clinique systématique » correspond au souhait d'un apprentissage sans erreur. L'étudiant est en droit de se tromper, en particulier dans un exercice pédagogique de raisonnement clinique ne conduisant à aucune décision qui ne soit pas validée par ailleurs. La situation où un étudiant se serait entretenu avec un patient, l'aurait examiné et serait parvenu à une hypothèse diagnostique erronée peut avoir plusieurs explications : recueil inexact d'un signe clinique, intégration dans un réseau déficient de connaissances... La critique de cette hypothèse par l'enseignant, identifiant l'étape défectueuse et déconstruisant les connaissances fausses, serait probablement très fructueuse en terme d'apprentissage. Mais l'examen clinique systématique exclut presque complètement ce cas de figure dont la richesse pédagogique est pourtant réelle; c'est d'ailleurs peut-être en partie pour l'exclure qu'il a été imaginé. Ainsi, dès cette étape de son cursus, l'étudiant serait conduit à croire qu'il y a des stratégies qui permettent de ne pas se tromper et à ne pas interagir avec l'enseignant lorsqu'il ne sait pas. Surtout, il ne serait pas invité à analyser ses erreurs.

Pour conclure, il nous semble que l'exercice de « l'examen clinique systématique » doit impérativement être limité à ce qu'il apporte : il s'agit d'un moyen, pour des étudiants débutants, d'automatiser des routines d'examen clinique hors d'un réel contexte de raisonnement clinique. Il doit être présenté comme tel à l'étudiant et au patient. On se trouve finalement dans un contexte intermédiaire entre la situation du « patient standardisé » consentant, voire rémunéré, utilisé « en classe » et celle du « vrai patient » que rencontre l'étudiant en stage. Si ces précautions ne sont pas respectées, les inconvénients nous semblent supérieurs aux avantages. On pourra surtout considérer que cet exercice véhicule des valeurs discutables telles que la non-prise en compte de la subjectivité du patient et le caractère indésirable de toute erreur. Cette méthode pédagogique transmet peut-être aussi l'idée que l'activité clinique consiste à effectuer des diagnostics, de préférence complexes. Elle pourrait induire un désintérêt pour les situations cliniques dans lesquelles le diagnostic est évident ou connu, qui sont pourtant majoritaires dans l'activité clinique. Il est plausible que cet élément implicite soit un de ceux qui orientent l'attention des étudiants vers des activités médicales surspécialisées et les détournent d'activités telles que la médecine de soins primaires (mais aussi la gériatrie, la médecine physique et de réadaptation, etc.). Enfin, elle transmet probablement une culture de non-continuité des soins et de non-collaboration entre les professionnels. La consigne donnée à l'étudiant « de ne pas lire le courrier du médecin traitant avant de voir le patient » peut sans doute, explicitée comme un artefact pédagogique, avoir son intérêt, mais il est probable, si elle devient une pratique habituelle et valorisée, qu'elle n'améliore pas la perception de l'importance de la collaboration interprofessionnelle.

L'examen clinique centré sur un problème de santé

Il est possible à l'inverse de proposer aux étudiants la « prise d'une observation » dans une stratégie centrée sur le problème clinique du patient.

Par rapport à la modalité précédente, les principales caractéristiques de la démarche pédagogique et de la démarche clinique de l'étudiant sont les suivantes :

– l'étudiant est d'emblée conduit à identifier le problème de santé principal ayant amené le patient à rechercher des soins. Ainsi, l'« observation » débute par le recueil de la demande du patient (et non par ses antécédents), ce qui est bien plus proche de la démarche clinique réelle et oblige dès le départ à prendre en compte la subjectivité du patient ;

– le raisonnement clinique, c'est-à-dire le choix des informations pertinentes à rechercher, puis leur hiérarchisation, prend une place déterminante.

Si cet exercice semble plus difficile que le précédent et mal adapté à des étudiants débutant leur formation clinique, il se prête en fait très bien à une graduation de la difficulté, car il est possible de faire varier le niveau de l'aide et la quantité d'informations fournies à l'étudiant. Pour un étudiant débutant, le contexte clinique peut être explicité *a priori* (vous allez rencontrer M. Z. qui a été admis avant-hier pour une douleur abdominale aiguë et qui a été opéré hier d'une appendicite). L'étudiant peut être invité à planifier son entretien avant sa rencontre avec le patient, après avoir vérifié ou complété son réseau de connaissances théoriques. Il conduit ensuite l'entretien et l'examen, compare la situation réelle à la situation type, identifie les éléments généralisables et ceux qui sont propres à ce patient. Un étudiant plus expérimenté sera placé dans la situation d'interagir avec le patient avec moins d'informations préalables, voire sans autres informations que celles acquises lors de la rencontre avec le patient. La situation est dans les deux cas une situation clinique authentique, et c'est le niveau de support pédagogique proposé à l'étudiant qui varie. Ce processus d'« effacement progressif » du formateur (*fading off*) peut être utilisé dans de nombreuses situations. Il autorise une formation clinique en situation authentique, permettant à la fois une autonomie de l'étudiant, des opportunités d'apprentissage à partir d'erreurs sans conséquence pour le patient, et une gradation de la difficulté en fonction des connaissances et de l'expertise.

L'examen centré sur le problème de santé permet d'utiliser de très nombreuses situations cliniques différentes, notamment toutes celles où la question centrale n'est pas celle d'un diagnostic, mais celle de l'organisation d'une thérapeutique, d'un suivi, d'une discussion pronostique, etc. Cette modalité peut être utilisée en consultation et en contexte de soins primaires. Elle s'adapte également à l'évolution du fonctionnement de l'hôpital. La réduction de la durée moyenne de séjour et la densification de l'emploi du temps du patient au cours de son hospitalisation rendent en effet très difficile le maintien de l'antique routine d'une « observation des entrants » par l'étudiant hospitalier. Le jour ou le lendemain de son entrée, le patient est en effet parti à un examen complémentaire programmé, au bloc opératoire ou en salle de rééducation. En revanche, une stratégie centrée sur le problème de santé s'applique tout à fait à l'examen du patient par l'étudiant lors de sa sortie et à sa participation à la rédaction du courrier pour le médecin traitant. L'« observation de sortie » n'est pas moins utile et elle est plus aisément réalisable dans certains contextes que l'« observation d'entrée ». Enfin, cette stratégie est mieux adaptée à l'évolution épidémiologique et à la nature des situations cliniques rencontrées dans les pathologies chroniques.

Les situations cliniques utilisables en pédagogie doivent donc être élargies. On peut mentionner, sans être exhaustif :

– l'« observation d'entrée » d'un patient hospitalisé, exercice princeps de la formation clinique dans certains contextes d'enseignement :

  – dans un déroulement systématique, d'entraînement, pour l'étudiant débutant, situation explicitée pour lui et le patient,

  – ciblée sur le problème du patient, avec une aide importante de l'enseignant en amont et en aval, situation authentique avec support important, pour l'étudiant débutant,

  – ciblée sur le problème du patient, sans aide en amont, avec une auto-évaluation et un contrôle de l'enseignant en aval pour l'étudiant confirmé;

– l'entretien et l'examen d'un patient en cours d'hospitalisation, nécessairement centrés sur le problème clinique du patient. Ces exercices peuvent être formalisés et inclus dans la vie d'un service, notamment dans le recueil et la traçabilité des données cliniques de suivi, l'évaluation des résultats des thérapeutiques, la demande d'examens complémentaires, l'information du patient, la rédaction de documents préparatoires à des comptes rendus (de sortie, de consultation, d'intervention, d'examen anatomo-pathologique ou biologique, etc.). Des modalités de retour d'information doivent être mises en place par les enseignants pour ces nouvelles activités comme elles l'ont été pour la « présentation d'une observation » ;

– la participation à l'activité de consultation. Dans le contexte hospitalier français, cette activité était traditionnellement très peu utilisée pour la formation clinique des étudiants en médecine. Il est vraisemblable que le poids accordé à « l'examen clinique complet » dans la formation clinique des étudiants ait contribué à cette situation.

La participation des étudiants à l'activité de consultation

La participation des étudiants à la consultation peut correspondre soit à une simple observation, soit à une participation active avec supervision, le plus souvent directe.

Lorsque l'étudiant assiste à une consultation sans interagir directement avec le patient, l'objectif poursuivi est essentiellement celui de l'acquisition de connaissances. Sa position est peu différente de celle d'un étudiant « suivant la visite » dans un service hospitalier. L'intérêt de la consultation, par rapport à une activité centrée sur l'hospitalisation, réside dans la multiplicité des situations cliniques rencontrées, augmentant nettement le nombre de patients différents rencontrés par l'étudiant. La participation aux consultations permet aussi aux étudiants de prendre connaissance de nombreux problèmes de santé qui ne déboucheront jamais sur une hospitalisation. À l'inverse, la non-participation aux consultations biaise l'expérience clinique des étudiants en faveur des situations complexes ou graves. Pour que la participation aux consultations ait un minimum d'efficacité il faut néanmoins que l'étudiant soit incité à traiter les informations obtenues. Un temps d'activation des connaissances antérieures et une discussion permettant de différencier les notions généralisables des notions spécifiques de la situation sont indispensables. Le traitement actif des informations peut être obtenu en proposant à l'étudiant des tâches périphériques à la consultation, qui peuvent être purement pédagogiques (présenter une ou deux situations rencontrées au groupe d'étudiants le lendemain) ou participer indirectement aux soins (pré-rédiger le compte rendu de consultation, prendre un rendez-vous d'examen complémentaire, programmer une hospitalisation).

La participation active de l'étudiant à la consultation est possible et s'apparente à un exercice en supervision directe. L'étudiant mène tout ou partie de la consultation (l'entretien, tout ou partie de l'examen clinique, la prescription) en présence du médecin. Ce mode de fonctionnement, très largement utilisé en troisième cycle de médecine générale[18], est utilisable en deuxième cycle. L'accord du patient est explicitement recueilli et ne pose habituellement pas de difficulté[19]. L'enseignant clinicien se place en situation d'observateur de la consultation ou du temps spécifique choisi et n'intervient que si le déroulement ne convient pas. Ici aussi, l'importance de l'aide fournie peut varier : une aide importante permet d'adapter l'exercice à des étudiants novices. L'étudiant peut être incité, juste avant l'entrée du patient, à prendre connaissance des informations disponibles (courrier adressant le patient, compte rendu d'une consultation précédente) et à planifier un déroulé plausible de l'entretien en réfléchissant *a priori* aux informations à recueillir et à la technique d'entretien à utiliser. L'examen clinique peut être scindé en plusieurs domaines proposés à l'étudiant (« Pouvez-vous prendre la tension ? », « Savez-vous mesurer la force musculaire du quadriceps ? », etc.). Cette situation permet de vérifier la bonne réalisation des gestes d'examen clinique de façon privilégiée du fait du caractère direct de la supervision. La répétition de situations analogues au cours d'une demi-journée de consultation reproduit l'intérêt d'un exercice de « gammes » centré sur un savoir-faire particulier, tout en l'incluant dans une démarche globale de raisonnement.

---

18. M. Vidal, D. Lauque, R. Nicodeme, B. Bros, P. Arlet, « Les outils pédagogiques pour le stage du résident au cabinet du médecin généraliste français », *Pédagogie médicale*, 2002, 3, p. 33-37.

19. S. A. Santen, R. R. Hemphill, C. M. Spanier, N. D. Fletcher « "Sorry, it's my first time!" Will Patients Consent to Medical Students Learning Procedures? », *Medical Education*, 2005, 39, p. 365-369.

Enfin, pour des étudiants en fin de cursus ou dans des situations bien connues d'un étudiant donné, la supervision peut devenir indirecte. L'étudiant conduit seul la consultation hors de la présence de l'enseignant, qui n'intervient qu'en conclusion pour vérifier les éléments qui doivent l'être. Ces stratégies font appel aux capacités réflexives de l'étudiant qui doit auto-évaluer sur le moment sa performance de façon à être capable de solliciter une aide plus importante s'il rencontre une difficulté. De nouveau, ceci suppose que la demande par l'étudiant de vérification d'un élément dont il n'est pas certain ne soit pas source de tension dans la relation pédagogique.

L'apprentissage de gestes techniques et de procédures

Le stage est aussi le lieu de la réalisation de gestes techniques sur des malades. Nous développons ici un exemple d'apprentissage d'un geste invasif, la réalisation d'une ponction lombaire, mais le raisonnement serait analogue pour d'autres gestes techniques.

Les gestes techniques correspondent à des aptitudes psychomotrices complexes. Ils ont une courbe d'apprentissage et dans une moindre mesure une courbe d'oubli. Ils mobilisent un ensemble de connaissances qui peuvent être verbalisées (la réalisation d'une ponction lombaire nécessite le nettoyage préalable de la peau, est réalisée avec un masque et des gants stériles ; l'aiguille comprend un double mandrin ; elle est introduite perpendiculairement à la peau dans l'un des derniers espaces intervertébraux lombaires ; une dizaine de gouttes du liquide céphalo-rachidien sont recueillies dans chaque tube stérile). Ces gestes correspondent aussi à des habiletés faisant appel à des connaissances procédurales qui ne peuvent être acquises autrement que par leur réalisation (palper le rachis pour définir le point d'introduction de l'aiguille, l'introduire perpendiculairement à la peau, réorienter la course si elle dévie, percevoir la différence entre un contact osseux et un contact musculaire, percevoir le franchissement de la dure-mère, placer le tube sous l'aiguille). Les différentes phases du geste peuvent parfois être réalisées et contrôlées séparément les unes des autres (par exemple il est possible, sans réaliser la ponction, d'identifier le point souhaitable d'introduction de l'aiguille à la palpation du rachis). Il est parfois possible (ou nécessaire) de réaliser les gestes à quatre mains, l'un des deux opérateurs effectuant les tâches les plus difficiles et l'autre les tâches les plus simples. Enfin, la réalisation efficace de l'ensemble de la tâche suppose la maîtrise et l'adaptation au contexte (le patient pleure, bouge, la mère s'inquiète) ou à des événements indésirables (l'aiguille a été lâchée).

Les questions préalables à l'apprentissage de ces gestes par les étudiants sont les suivantes :

– la maîtrise du geste fait-elle partie des objectifs d'apprentissage ? l'étudiant sera-t-il amené à réaliser ce geste en tant que professionnel ? Toutes les études montrent en effet l'existence d'une courbe d'apprentissage, et le taux d'échec des étudiants est supérieur à celui des experts. L'exposition d'un patient à un novice ne se conçoit donc que si le novice a vocation à devenir un expert ou si la réalisation du geste par un non-expert peut être nécessaire dans la vie professionnelle et que tout étudiant doit donc détenir une expérience minimale (c'est le cas de quelques gestes d'urgence) ;

– les connaissances nécessaires à la réalisation du geste (dans notre exemple une connaissance anatomique minimale du rachis lombaire) sont-elles disponibles ?

– existe-t-il des matériels de simulation utilisables pour l'apprentissage ?

– la complexité de la tâche mérite-t-elle un travail préalable des différentes étapes ? quelles sont les plus difficiles ?

L'évaluation de ces apprentissages procéduraux ne peut être réalisée que par deux moyens :

– l'observation directe de leur réalisation. La validité de cette évaluation est discutable si elle n'est pas répétée puisque à un niveau donné de la courbe d'apprentissage l'étudiant a généralement une probabilité de réussite qu'une seule observation réduira à « échec » ou « réussite » ;

– l'enregistrement non d'une mesure finale, mais de la procédure d'apprentissage elle-même. L'étudiant est invité à noter l'ensemble de son apprentissage (observation, réalisations avec aide, réalisations en autonomie) et le taux de succès de ses réalisations. Cette modalité d'évaluation admet que la courbe d'apprentissage puisse être un peu différente selon les étudiants, mesure la performance atteinte et la compare à un objectif.

Cette approche est largement utilisée en troisième cycle, notamment dans les disciplines techniques, sous la forme d'un carnet de bord, ou *logbook*, précisant les activités réalisées et la façon dont elles ont été supervisées[20]. Elle est transposable dans la formation initiale, pour les gestes techniques mais aussi pour les situations mobilisant des savoir-faire plus que des connaissances.

Elle déplace la cible de l'évaluation du résultat à la procédure d'apprentissage, en considérant que l'un est nécessairement la résultante de l'autre, ce qui est une hypothèse vraisemblable pour les apprentissages proféduraux. Évaluation de la procédure et évaluation finale de la performance sont par ailleurs compatibles.

L'approche apparaît donc globalement un peu plus complexe que l'adage *See one, do one, teach one*[21].

---

20. http://www.chirpediatric.fr/College_CHUCP/Livret_DESC/livret_complet.pdf (consulté le 24 mars 2012).

21. « See One, Do One, Teach One: Competence versus Confidence in Performing Procedures. Medical students must receive comprehensive training in clinical skills before being asked to perform invasive procedures without supervision », Commentary by S. Yadla and

Le consentement des patients à la présence et à l'intervention d'étudiants

Selon les systèmes d'enseignement et les environnements culturels, le consentement du patient est recueilli de façon plus ou moins explicite. Toutes les situations existent ou ont existé : le tri social des patients « pour les étudiants » individuellement ou *via* les structures de soins auxquelles ils s'adressent ; l'absence d'information délivrée au patient sur le statut de l'étudiant ou sur son niveau d'expertise, voire la tromperie délibérée du patient ; la supposition que le consentement du patient va de soi sauf refus explicite ; la demande formelle sans réelle liberté de refus ; le recueil explicite, voire écrit, du consentement.

La réflexion sur la participation des étudiants aux soins peut s'envisager au niveau individuel ou collectif. Pour chaque patient, le résultat final en termes de sécurité est lié à l'interaction de deux facteurs : la faible expérience de l'étudiant, qui diminue la qualité de sa performance, et le contexte pédagogique de la supervision, qui conduit à rapprocher le déroulement du geste des recommandations de bonnes pratiques et qui augmente la vigilance de l'enseignant qui supervise. Pour la population, la formation des étudiants représente en elle-même un bénéfice. Une information complète du patient sur le niveau d'expertise de l'étudiant, sur le niveau d'aide et de supervision qui vont lui être proposées et les bénéfices collectifs attendus est généralement bien comprise des patients et peut permettre de recueillir leur accord explicite.

Le recueil formalisé du consentement ne concerne pas seulement la sécurité de la procédure, mais aussi le respect du patient comme sujet, non réduit à un matériau pédagogique. Ce point est important, à la fois parce qu'il

---

E. M. Rattigan, *Virtual Mentor,* 2003, 5, p. 12. http://virtualmentor.ama-assn.org/2003/12/ccas3-0312.html (consulté le 22 mars 2012).

retentit sur le vécu de la situation par les patients et parce qu'il véhicule des valeurs vis-à-vis des étudiants, qui font partie d'un *curriculum* caché c'est-à-dire de la transmission implicite, organisée par l'institution, de connaissances ou de comportements autres que ceux qui sont explicitement affichés.

Plusieurs éléments de procédure permettent de contrôler la qualité de l'information et du consentement du patient : la présentation explicite du rôle de chacun, le recueil du consentement du patient, qui n'est crédible que s'il existe effectivement des refus, le fait de proposer des commentaires et des informations à destination du patient et de l'étudiant et, sans doute avant tout, la sollicitation du patient dans l'évaluation (« qu'avez-vous pensé de? », « vous a-t-il fait mal? », « souhaitez-vous que nous reprenions certains éléments ensemble? », etc.) dans un contexte de transparence et de confiance. Le patient est probablement celui qui perçoit le mieux certains aspects de la performance de l'étudiant. Une formation des professionnels encadrant les étudiants aux techniques de communication dans cette relation triangulaire particulière patient-étudiant-professionnel peut être utile et permettre d'acquérir des attitudes élémentaires comme celle qui consiste à ne désigner aucun des protagonistes présents à la troisième personne.

Le stage, fabrique des rôles professionnels

Quelle que soit l'articulation entre l'enseignement théorique et les stages, les étudiants côtoient en stage des professionnels dont ils observent les comportements. De façon explicite et surtout implicite ils leur fournissent des informations sur ce qu'est, doit être, ne doit pas être, le comportement d'un médecin. Ces éléments sont très prégnants dans la formation de l'étudiant à la relation clinique. Si celle-ci peut faire appel à des connaissances théoriques (par exemple le contenu d'un enseignement de psychologie médicale), à des aptitudes au questionnement (par exemple au travers d'un enseignement de philosophie, de sociologie ou d'anthropologie de la santé), l'essentiel du « style clinique » d'un professionnel est probablement défini par trois groupes de facteurs : des traits de personnalité spécifiques ; un contexte social ; un ensemble de rencontres. Les situations observées, en particulier au cours de la formation initiale, se sédimentent en couches successives et génèrent des phénomènes d'imitation, d'identification, de rejet, de questionnement. Le concept de « modèle de rôle » a été proposé pour définir cette interaction particulière entre l'étudiant et les professionnels[22]. De nombreux travaux ont cherché à définir quelles étaient les caractéristiques des « bons » modèles de rôle[23]. Cette question en recouvre en fait deux, fort distinctes, qu'on pourrait formuler en « quels sont les bons rôles ? » et « qui les joue de façon efficace pour leur transmission aux étudiants ? ».

Une littérature importante s'est attachée à définir les caractéristiques des rôles professionnels, notamment de ceux des médecins. Le point de départ de ces travaux est le constat que les patients sont plus fréquemment mécontents du comportement des médecins envers eux que de leurs connaissances, qu'ils attachent à ces comportements une importance majeure et que l'effort fait par les formateurs pour que leurs étudiants acquièrent ces comportements est insuffisant. L'exemple le plus abouti est probablement

---

22. M. Chamberland, R. Yvon, « Les compétences de l'enseignant clinicien et le modèle de rôle en formation clinique », *Pédagogie médicale,* 2005, 6, p. 98-111.

23. A. M. Lombarts, M. J. Heinemann, O. A. Arah, « Good Clinical Teachers Likely to Be Specialist Role Models: Results from a Multicenter Cross-Sectional Survey », *PLoS One*, 2010, p. 5. http://www.plosone.org/article/info%3Adoi%2F10.1371%2Fjournal.pone.0015202 (consulté le 24 mars 2012).

la rédaction par le British Medical Council du document « Tomorrow's Doctor[24] », qui détaille entre autres les comportements professionnels devant être acquis par les étudiants et fixe explicitement aux facultés de médecine la responsabilité de leur évaluation.

Une forme d'identification des rôles professionnels souhaitables est le plus souvent proposée aux étudiants au cours de leur formation, dans des documents tels des règlements intérieurs, des enseignements tels ceux de psychologie ou de sciences humaines, des enseignements dirigés… Ils apparaissent également dans les référentiels de compétences et de formation. Ces rôles souhaitables sont évidemment la norme d'un moment, n'auraient pas été énoncés dans les mêmes termes en 1880, 1950, 1980 ou 2010, ni à l'identique partout sur la planète.

Le stage est aussi le lieu de la confrontation entre cet ensemble explicite ou implicite de comportements décrits comme souhaitables et les comportements effectifs des professionnels, observés par les étudiants. Des divergences existent nécessairement, et l'étudiant observe des comportements de discrimination, des ruptures dans la confidentialité, des décisions prises sans information du patient… Il est confronté à plusieurs types de situations.

Le premier cas de figure est celui où l'étudiant observe et travaille avec un professionnel dont le comportement reproduit à peu près les qualités attendues, et qui interagit avec l'étudiant de telle sorte que celui-ci renforce à son contact ses propres tendances à se comporter ainsi. Idéalement, le professionnel et l'étudiant identifient au cours de ce compagnonnage les situations où le comportement de l'un ou de l'autre n'a pas été adapté, analysent et discutent les facteurs qui ont conduit à cette situation et mettent en place des stratégies pour y remédier. C'est la situation la plus simple du « bon modèle de rôle » au sens de « bon

24. « Tomorrow's Doctor », *op. cit.*

modèle jouant le bon rôle ». Les travaux[25] qui ont étudié ces « bons modèles de rôle » décrivent des caractéristiques individuelles comme « l'intégrité », « l'honnêteté », « la bienveillance », proches de la description du « bon rôle » par le BMC, et des caractéristiques comme « l'humour » ou « la disponibilité » qui influent sans doute surtout sur l'efficacité de la transmission à l'étudiant.

Il est possible que la plus ou moins grande proximité entre le professionnel et l'étudiant, sur des critères tels que l'âge, le genre, le contexte culturel, la personnalité, influence la qualité de la relation. Cet argument plaide en faveur de la diversité des caractéristiques des professionnels rencontrés afin que des étudiants aux personnalités diverses puissent se confronter à plusieurs « bons » modèles de rôle.

Le deuxième cas est celui du professionnel jouant à peu près un « bon rôle », mais d'une manière peu efficace pour sa transmission à un étudiant. Ces difficultés peuvent être résolues de deux manières :

– la formation pédagogique des professionnels. Les échanges entre professionnels accueillant des étudiants, la connaissance de notions et techniques pédagogiques simples, peuvent y contribuer. Un des objectifs de tous les modules de formation à la maîtrise de stage est d'améliorer la capacité des professionnels à être « modèle de rôle » ;

– la formation pédagogique des étudiants. Ceux-ci peuvent être aidés à identifier plus précisément et plus explicitement les comportements des professionnels rencontrés, ce qui leur permettra de tirer un meilleur parti du travail avec des professionnels qui ne sont que des modèles de rôle « moyens ».

La troisième situation est celle où le professionnel est un « bon modèle » d'un « mauvais rôle ».

---

25. S. R. Cruess, L. R. Cruess, Y. Steinert, « Role Modelling – Making the Most of a Powerful Teaching Strategy », *British Medical Journal*, 2008, 29, p. 718-721.

Cette situation a parfois été caricaturée dans la description du mandarin, méprisant les étudiants et les patients, par ailleurs investi par l'institution d'une forte autorité, charismatique et bon comédien. Cette situation existe, et les étudiants se trouvent alors exposés à un programme officiel valorisant certains comportements alors que certains modèles de rôle en adoptent d'autres[26]. Cette divergence est l'un des éléments participant du *curriculum* caché. Cette situation est en fait assez banale et pour une part inévitable. Elle tient pour une part au décalage dans le temps entre la formation des professionnels/enseignants et celle des étudiants. Les professionnels tendent à jouer le rôle qu'ils ont appris au cours de leurs études. Il est possible que le « style clinique » soit moins facile à actualiser que les connaissances. Par exemple le professionnel qui a appris, lorsque c'était l'usage, à toujours faire sortir les proches au cours d'une consultation, n'est donc familier que de la situation d'entretien en tête à tête ; il peut éprouver de réelles difficultés à mener des consultations d'annonces de situations difficiles en présence des proches choisis par le patient, alors que cette situation est devenue la norme. Ici aussi, l'explicitation auprès des professionnels et des étudiants des différences de style liées aux effets de génération et de contexte peut aider à surmonter certaines difficultés. Ces différences entre les valeurs affichées et les comportements observés peuvent aussi concerner d'autres domaines que la relation clinique, comme l'usage des recommandations. Les étudiants sont exposés d'une part à une sollicitation forte pour connaître et utiliser les recommandations professionnelles, et d'autre part à l'observation de décisions qui s'en écartent, qui sont justifiées par d'autres logiques (« ici on fait comme cela », « c'est l'habitude du service »). Ces constats pourraient

---

26. E. Paice, S. Heard, F. Moss, « How Important Are Role Models in Making Good Doctors? », *British Medical Journal*, 2002, 28, p. 707-710.

conduire à se poser la question de mettre fin aux fonctions d'encadrement des « bons modèles » de « mauvais rôles ». Outre la difficulté de mise en œuvre de cette exclusion, au moins dans le contexte français, deux éléments de réflexion doivent être présents à l'esprit. Le premier est la norme sur laquelle repose le consensus d'un moment du bon rôle. Il n'y a aucun doute que les critères possibles d'exclusion d'hier ne seraient pas ceux d'aujourd'hui. L'écriture d'un document comme celui du BMC, très largement réalisé par la profession elle-même, même si des avis extérieurs ont été sollicités, n'est pas exempte d'une logique de reproduction d'un groupe social, en elle-même discutable. Le second est l'intérêt pour les étudiants d'identifier les « mauvais rôles » comme tels. Il n'est pas inéluctable que leur observation entraîne leur reproduction, et des stratégies, notamment d'échanges d'expériences et de debriefing des comportements observés, peuvent y remédier en partie.

En conclusion, les stages au cours de la formation médicale contribuent à la formation par plusieurs mécanismes :

– l'acquisition de connaissances, notamment par des épisodes répétés de contextualisation/décontextualisation. Cette fonction peut être assurée dans des proportions très variables en stage, en classe ou en auto-apprentissage, selon l'organisation du cursus ;

– l'acquisition de savoir-faire, concernant l'entretien, l'examen clinique, les gestes techniques. Ces savoir-faire peuvent nécessiter des connaissances préalables, mais ils relèvent surtout d'un apprentissage procédural, où apprendre, c'est faire, avec une aide qui s'efface progressivement au fur et à mesure de l'installation de la compétence ;

– l'acquisition de savoir-être qui peuvent aussi s'associer à des connaissances sous-jacentes et qui relèvent de mécanismes cognitifs et affectifs imbriqués. Leur acquisition nécessite l'exposition à des situations diverses, en présence de modèles de rôle. Elle peut être facilitée par un accompagnement explicite (debriefing, groupe de paroles) ;

– la construction progressive de compétences, c'est-à-dire de la faculté, devant un problème donné, de mobiliser de façon intégrée les trois registres décrits ci-dessus pour le résoudre.

L'évaluation des étudiants en stage ne peut être mise en place que si l'on identifie bien ce que l'on veut évaluer. À l'inverse, comme pour tout processus pédagogique, les étudiants et les professionnels qui les encadrent privilégieront l'acquisition de ce qui est effectivement évalué.

Les techniques de simulation dans l'enseignement clinique

La simulation et le jeu sont des méthodes d'apprentissage très largement utilisées en pédagogie scolaire. Elles investissent progressivement le champ de la pédagogie pour adultes grâce aux développements technologiques qui permettent d'en diminuer le coût et d'augmenter le réalisme des outils. Ces techniques consistent à représenter un phénomène réel et à développer dans un contexte simulé les savoir-faire et les compétences de l'étudiant.

L'intérêt de la simulation est d'autant plus grand que les situations réelles sont dangereuses ou rares. Dans le premier cas, il est difficilement acceptable que l'étudiant y soit confronté sans aucune expérience. Dans le cas des situations rares, il est probable qu'il n'y sera jamais confronté. C'est l'association de ces deux caractéristiques qui a conduit à une large utilisation de matériels de simulation pour la formation des pilotes d'avions, afin de familiariser des novices à des situations réellement dangereuses. La simulation permet également de proposer à des pilotes confirmés une formation à des situations rares, par exemple la gestion des incidents ou des accidents.

La simulation prend une place croissante dans l'enseignement médical, à la jonction d'un enseignement clinique « en classe » et « en stage », parce qu'elle répond bien aux exigences de sécurité des soins mises en avant par les procédures de certification. Progressivement, le *See one, do one, teach one* devient *Never for the first time on the patient*.

Les principales limites de la simulation sont identifiées : le coût et la difficulté technique de la mise en œuvre sont des obstacles même s'ils diminuent. La réalité du transfert des savoir-faire ou compétences de la situation simulée à la situation réelle a fait l'objet d'un nombre important de travaux. Plus « modernes » et souvent jugées plus attractives que les méthodes pédagogiques traditionnelles, contemporaines du développement de l'*evidence based medicine,* ces méthodes pédagogiques conduisent à davantage de travaux, qui sont publiés principalement lorsqu'ils sont positifs, induisant un biais.

Pour l'apprentissage de la médecine, on peut distinguer plusieurs catégories d'outils pédagogiques de simulation :

– les mannequins inertes permettent l'acquisition de certains savoir-faire. Leur utilisation est très ancienne : des mannequins d'accouchement ont été développés dès le XVIIe siècle[27] [28];

– les mannequins « intelligents », reliés à des systèmes informatiques, permettent une interaction avec l'apprenant. Les matériels les plus fréquemment utilisés sont conçus pour l'apprentissage des situations de médecine d'urgence

---

27. La machine de Mme du Coudray, mannequin d'accouchement, est notamment visible au musée Flaubert d'histoire de la médecine à Rouen.

28. F. Lebrun, « Madame du Coudray en Anjou en 1778 : obstétrique et pédagogie », *Médecine et hôpitaux en Anjou du Moyen Âge à nos jours*, *op. cit.*, p. 143-148.

et d'anesthésie-réanimation. De nombreux matériels d'apprentissage de la prise en charge de l'arrêt cardio-respiratoire sont disponibles ;

– les jeux vidéo interactifs permettent d'élaborer des scénarios, notamment de consultation simulée ;

– les matériels faisant appel à la réalité virtuelle ou augmentée[29] permettent une interaction entre l'étudiant et un scénario dans un monde virtuel.

Ces outils sont utilisables dans des contextes pédagogiques plus ou moins complexes. Les laboratoires de simulation qui équipent progressivement les facultés de médecine comprennent du matériel de simulation, un personnel chargé de la maintenance, des locaux reproduisant des environnements de soins (chambre, bloc opératoire). Leur équipement comprend du matériel médical (ventilateurs, monitoring cardiaque, lits, etc.). Un ou plusieurs enseignants sont responsables de l'élaboration de sessions pédagogiques dont les scénarios doivent être adaptés aux objectifs poursuivis[30].

Des mannequins inertes permettant l'apprentissage de gestes invasifs (ponctions veineuses, artérielles, lombaires), de l'intubation endotrachéale, de la pose de sondes, des touchers pelviens, des manœuvres obstétricales, sont disponibles. L'intérêt de leur utilisation peut être illustré par deux exemples.

Les mannequins d'examen gynécologique sont largement diffusés depuis les années 1970. Ils sont équipés de plusieurs utérus et annexes qui reproduisent différentes situations physiologiques ou pathologiques

29. La réalité augmentée est l'adjonction dans un environnement réel d'éléments virtuels.

30. J.-C. Granry, M.-C. Moll, « Simulation en santé : état des lieux et perspectives », rapport remis à l'HAS le 10 janvier 2012, http://www.has-sante.fr/portail/upload/docs/application/pdf/2012-01/simulation_en_sante_-_rapport.pdf (consulté le 13 avril 2012).

(masse annexielle, utérus fibromateux...). Certains matériels sont totalement inertes, d'autres sont équipés de capteurs de pression avec enregistrement continu, ce qui permet de mesurer certaines données au cours de la réalisation de l'examen clinique comme la pression maximale exercée sur certaines zones ou le temps de réalisation. Un retour d'information est possible sous la forme d'une comparaison entre le geste réalisé par l'étudiant et la « signature » de gestes d'expert.

Leur degré de réalisme peut être mesuré par le nombre de « diagnostics » corrects, réalisés par les experts. Il existe assez peu de données sur ce point dans la littérature médicale, et les fabricants ne fournissent pas systématiquement cette information.

Une réponse indirecte à la question du transfert des apprentissages vers la situation réelle est donnée par la mesure de l'appréhension de l'étudiant vis-à-vis de la réalisation de l'examen clinique, avant et après utilisation du mannequin. Pugh[31] montre ainsi qu'après une séance de simulation la majorité des étudiants progressent de la situation « très mal à l'aise » à « quelque peu mal à l'aise ». Les mannequins d'examen gynécologique pourraient permettre aux étudiants de dépasser leur inhibition lors du premier geste et de mieux profiter des situations d'apprentissage réelles.

L'utilisation de matériels de simulation pour l'apprentissage de gestes invasifs, par exemple la pose de cathéters veineux centraux, est assortie de critères de réussite ou d'incidents (mise en place du cathéter, ajustement nécessaire de sa position, piqûre artérielle...). Une assez large étude

31. C. M. Pugh, P. Youngblood, « Development and Validation of Assessment Measures for a Newly Developed Physical Examination Simulator », *Journal of the American Medical Informatics Society*, 2002, 9, p. 448-460.

prospective[32] [33] menée auprès d'internes montre l'amélioration de la performance, mesurée sur le simulateur, au fur et à mesure de la pratique de la simulation (courbe d'apprentissage en simulation), mais aussi la diminution du nombre d'incidents et d'échecs lors de la pratique du geste par les mêmes internes en situation réelle. On dispose là de données permettant de considérer que les étudiants formés en simulation ont débuté leur expérience clinique réelle à un point plus élevé de la courbe d'apprentissage, ce qui entraîne une diminution du risque de complications pour les patients réels. Les mêmes auteurs ont testé de nouveau la cohorte d'étudiants un an après : ils montrent une diminution des performances, qui restent néanmoins nettement au-dessus du niveau de préapprentissage. De tels résultats plaident pour des sessions de rappel lorsque les savoir-faire acquis sont rarement utilisés.

Il est probable que l'apprentissage par simulation des gestes techniques de base sur des matériels simples se généralisera dans la formation médicale et aussi dans celle des autres professions de santé. Son utilisation diminuera les risques lors de la première réalisation réelle, augmentera le sentiment de confiance de l'étudiant et favorisera le bon usage des opportunités d'apprentissage réel.

L'utilisation des mannequins pour la formation aux manœuvres de premier secours après arrêt cardio-respiratoire

---

32. J. H. Barsuk, W. C. McGaghie, E. R. Cohen, J. S. Balachandran, D. B. Wayne., « Use of Simulation Based Mastery Learning to Improve the Quality of Central Venous Catheter Placement in a Medical Intensive Care Unit », *Journal of Hospital Medicine*, 2009, 4, p. 397-403.

33. Une littérature considérable existe sur l'utilisation de la simulation dans l'enseignement médical, voir notamment W. C. MacGaghie, S. Barry Issenberg, E. R. Petrusa, R. J. Scalese, « A Critical Review of Simulation Based Medical Education Research: 2003-2009 », *Medical Education*, 2010, 44, p. 50-63.

a été largement étudiée. Les premiers équipements sont apparus dans les années 1960. Ils ont été utilisés pour la formation des secouristes, des personnels paramédicaux, des étudiants en médecine. Certains de ces mannequins sont équipés de capteurs, ce qui leur permet de donner des informations sur la fréquence et la pression d'un massage cardiaque externe (« plus fort », « moins vite ») ou d'une ventilation. Ils peuvent fournir d'autres signaux, notamment électrocardiographiques, en fonction de scénarios prédéfinis et des actions de l'étudiant. Une grande variété de matériels est disponible, depuis des mannequins robustes et assez bon marché destinés au seul apprentissage du massage cardiaque externe et de la ventilation assistée jusqu'aux simulateurs complexes d'anesthésie-réanimation. Leur évaluation fait l'objet d'une littérature pédagogique abondante[34]. La bonne réalisation des manœuvres de réanimation sur mannequin n'est pas corrélée aux résultats d'une évaluation écrite des connaissances sur le sujet. Cette donnée confirme que les connaissances et les procédures sont des apprentissages distincts. L'entraînement sur mannequin améliore progressivement la réalisation de la procédure simulée, tant dans ses composantes élémentaires de savoir-faire que dans la gestion plus complexe de la tâche (gestes d'examen clinique réalisés dans le bon ordre, distribution claire des tâches entre les différents membres de l'équipe, prise de décision). Enfin des données permettent de supposer qu'il existe effectivement un transfert des compétences acquises en situation simulée vers les situations réelles.

La prise en charge de l'arrêt cardio-respiratoire est la première situation dans laquelle l'utilisation au cours de la formation clinique de matériels de simulation s'impose

34. Voir notamment pour une revue de la littérature: S. Sahu, I. Lata, « Simulation in Resuscitation Teaching and Training, an Evidence Based Practice Review », *Journal of Emergencies, Trauma, and Shock*, 2010, 3, p. 378-384.

comme une règle de bonne pratique éducative et comme une étape de la certification des professionnels.

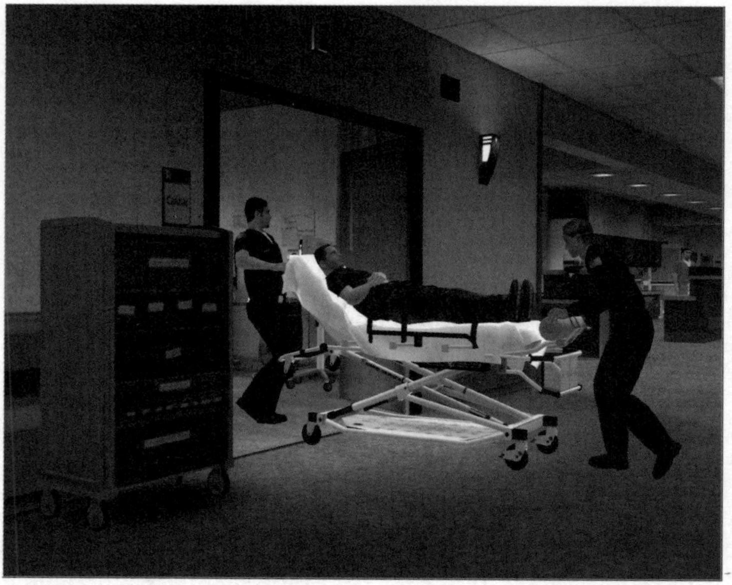

Figure 11 : Personnages numériques d'un *serious game* d'apprentissage des gestes d'urgence (simulateur 3D pulse, Société Healthcare)

Le développement de logiciels d'écriture de jeux vidéo, le faible coût des machines sur lesquels ils fonctionnent et l'amélioration des graphismes ont permis la création d'outils de simulation de type jeux vidéo (les *serious games*) utilisables pour la formation des adultes en général. Ces jeux correspondent aux différentes catégories rencontrées dans le jeu plus proprement « ludique » (scénarios de constructions de monde, jeux de plateforme). Des outils destinés à la présentation des connaissances (quiz, hypertexte, accès à des informations, etc.) peuvent y être incorporés.

Des jeux de consultation simulée ont été créés[35]. Leur construction suppose les mêmes étapes de réflexion sur ce qu'est l'activité clinique que les méthodes pédagogiques traditionnelles en classe. Ces jeux (figure 11) peuvent concerner l'analyse du discours du patient, dans une faible mesure le recueil de signes physiques (principalement visuels ou auditifs), la demande et l'interprétation d'examens complémentaires. Ils posent les mêmes problèmes que les méthodes pédagogiques classiques quant à l'ordre dans lequel sont fournies les informations, la gestion de l'incertitude et la gestion des situations où plusieurs réponses seraient pertinentes. Il est à ce jour impossible à un enseignant de développer un *serious game*. On peut par contre imaginer que les éditeurs s'orientent vers la création de *serious games* déclinant différents motifs possibles de consultation, et qu'ils deviendront des outils pédagogiques utilisables par les étudiants.

L'enseignement de santé publique ou d'économie de la santé bénéficiera sans aucun doute de ce type d'outil : la réalisation de *serious games* de santé publique permettrait par exemple d'illustrer les modalités de la prise en charge d'un patient en fonction des caractéristiques du système de santé.

Les *serious games* comporteront nécessairement, comme les « jeux ludiques », des références à un ensemble de normes et de valeurs sous-jacentes à leur construction. Pour caricaturer le propos, les infirmiers seront ou non principalement des infirmières, le chirurgien sera, ou non, grand, mâle et de type caucasien. Avec plus de nuance, les scénarios privilégieront ou non les stratégies curatives par rapport à la prévention, mettront ou non en scène des médecins de soins primaires et leur attribueront tel ou tel rôle, etc. Comme pour l'enseignement dans le monde réel, ces éléments sous-jacents constitueront un *curriculum* caché,

35. Des exemples de jeux de consultation peuvent être consultés sur le site du Karolinska Institute de Stockholm. http://websp.lime.ki.se/demo/screenshots/ (consulté le 13 avril 2012).

dont les effets seront importants, qu'ils soient synergiques ou à l'opposé des objectifs explicites du jeu. Ceci est d'autant plus important que ces matériels pédagogiques ne pourront pas être développés artisanalement par chaque enseignant comme un polycopié ou même un livre et qu'ils ont des coûts de réalisation très significatifs. On peut imaginer que la collaboration avec l'industrie pharmaceutique et le sponsoring de ces nouveaux outils pédagogiques représentent une nouvelle forme des liens entre l'industrie et les formateurs. Cette liaison ambiguë est porteuse de conflits d'intérêts. Elle sera renforcée par l'arrivée sur le marché de *serious games* destinés aux patients dans le cadre de programmes d'éducation thérapeutique. L'apparition sur le marché de la formation d'une industrie complète du *serious game* médical, dans des versions à usage professionnel (pour la formation initiale et la formation continue) et des versions à l'usage des patients est hautement vraisemblable. Les liens entre les formateurs, les associations de patients, les pouvoirs publics, les sponsors et les éditeurs devront être clarifiés.

En chirurgie plus que dans toute autre activité médicale, le manque d'expérience de l'opérateur est dangereux pour le patient. De plus, l'opérateur, même expérimenté, peut se trouver en position de manque d'expérience en raison de la rareté de certaines situations. L'apprentissage de la chirurgie sur cadavre est certainement l'activité de simulation la plus ancienne. Le développement de la chirurgie endoscopique a favorisé l'utilisation des simulateurs chirurgicaux, les situations réelles et virtuelles étant assez proches : la chirurgie endoscopique est réalisée en introduisant dans le corps du patient une caméra et des instruments qui sont reliés à l'extérieur et actionnés par le chirurgien. Le chirurgien visualise ses gestes sur un écran. Le développement de simulateurs d'endoscopie est relativement aisé. Le corps du patient est remplacé par une boîte noire dans laquelle sont introduits les instruments que le chirurgien manipule ; l'écran affiche un scénario dont le déroulement est fonction des mouvements du chirurgien, dans un fonctionnement très proche de celui d'un simulateur de vol aérien. La simulation peut concerner des gestes simples, comme l'apprentissage de la réalisation de nœuds pour faire des sutures. Des matériels plus complexes et plus onéreux permettent la simulation de procédures standardisées complètes (ablation de la vésicule biliaire, chirurgie endoscopique du genou...). L'un des éléments clés du réalisme de la simulation est l'existence d'un retour « haptique » (donnant des informations sur les efforts exercés), ce qui nécessite des matériels sophistiqués. Enfin, il existe des points de passage entre l'imagerie, la chirurgie assistée par ordinateur et la simulation. Il est techniquement possible d'utiliser les données de l'imagerie du patient (par exemple des informations concernant les rapports précis d'une tumeur) pour configurer un logiciel de simulation et répéter en simulation non pas une intervention type provenant d'une bibliothèque, mais l'intervention programmée pour ce patient.

Les simulateurs chirurgicaux font l'objet d'une littérature pédagogique abondante[36]. Le transfert des savoir-faire de base en situation réelle est démontré. La simulation est devenue un moyen fiable pour déplacer positivement le point de la courbe d'apprentissage où l'étudiant débute sur patient réel, afin de minimiser les complications liées à l'inexpérience de l'opérateur et de diminuer le nombre de procédures réelles nécessaires à la formation d'un étudiant. Il est très probable qu'un taux de succès de *x* % lors de la réalisation de nœuds par une technique endoscopique sur un simulateur deviendra un prérequis à la prise en main des instruments pour suturer des viscères en situation réelle. Ces travaux ont également montré les limites de l'apprentissage sur simulateur et la nécessité d'un cadre pédagogique précis.

---

36. Voir pour une revue récente de la littérature V. N. Palter, T. P. Grantcharov, « Simulation in Surgical Education », *Canadian Medical Association Journal*, 2010, 10, p. 1191-1196.

Les expériences de mise à la disposition des étudiants de simulateurs simples montrent qu'ils ne sont pas utilisés s'ils ne s'inscrivent pas dans un programme pédagogique planifié et évalué. Ces travaux attestent que le debriefing de la session de simulation est une étape déterminante. À l'intérieur d'un cadre pédagogique, il est néanmoins possible de permettre aux étudiants de définir leur expérience de simulation en s'inscrivant à un nombre de sessions variable selon leur niveau d'expertise et en contrôlant ce niveau d'expertise par une auto-évaluation de leur taux de succès. Il est donc aisé d'intégrer ces dispositifs dans une pédagogie centrée sur la participation de l'étudiant.

L'une des différences majeures entre l'apprentissage en simulation et l'apprentissage en situation réelle est la place de l'erreur. L'apprentissage en situation réelle de gestes complexes et dangereux correspond à une situation d'apprentissage sans erreur. L'étudiant va réaliser des gestes sous supervision rapprochée, le superviseur intervenant avant que l'erreur ne survienne, prenant la main si nécessaire. Au contraire, l'apprentissage en simulation autorise les erreurs, ce qui peut être jugé souhaitable ou non. Pour l'apprentissage des savoir-faire de base, un apprentissage sans erreur, sous contrôle de l'expert malgré la non-dangerosité de la situation, est probablement souhaitable. En effet, le danger de la simulation est la prise de mauvaises habitudes, qui peut mener un étudiant seul, sans supervision, à réaliser une procédure de façon non optimale. Ceci ne signifie pas qu'il soit possible de faire d'emblée 100 % des nœuds endoscopiques réussis en un seul essai et un temps court, mais qu'il est préférable que la méthode employée soit d'emblée celle qui est jugée la plus pertinente par les experts.

Pour l'apprentissage des scénarios plus complexes, la survenue d'une erreur a un intérêt cognitif ainsi que des avantages et des inconvénients affectifs et des effets en termes de motivation. Il est préférable que la première expérience d'un jeune étudiant concernant la réanimation cardio-respiratoire ne soit pas le décès du « patient-mannequin » du fait de manœuvres inadaptées. Il est à l'inverse utile à un apprentissage « en profondeur » que certaines erreurs surviennent et que l'étudiant ou le groupe d'étudiants les perçoivent, les analysent, en détectent les causes et les corrigent.

Les matériels de simulation d'anesthésie et de réanimation ont été développés au point de constituer des salles d'opération et des salles de réveil virtuelles. Leur utilisation pédagogique emprunte à la fois à la simulation et au jeu de rôle. Leur grand intérêt est de permettre la simulation de situations cliniques impliquant un fonctionnement d'équipe[37].

Concrètement, un groupe d'étudiants comportant par exemple un anesthésiste-réanimateur, un infirmier, un brancardier et un chirurgien travaille autour d'un mannequin intelligent à partir d'un scénario prédéfini, sous la supervision d'un tuteur (figure 12). Le scénario et les possibilités d'interaction avec le mannequin permettent de dérouler une situation clinique. Par exemple le patient arrive en salle d'opération, l'infirmier le perfuse, l'anesthésiste l'intube et induit l'anesthésie, le patient présente un état de choc au moment de l'induction puis un arrêt cardiaque, la réanimation commence ; si les manœuvres sont correctement réalisées, l'activité cardiaque et respiratoire reprend. L'ensemble de la scène est filmé, et les paramètres correspondant aux constantes du patient et aux interventions des étudiants sont notés. La séquence pédagogique se déroule en deux temps : réalisation du scénario et debriefing.

---

37. V. Lassalle, J. Berton, G. Bouhours, M. Peres, G. Bossard, J.-C. Granry, « Enquête européenne sur l'utilisation de la simulation médicale pédiatrique », *Annales françaises d'anesthésie et de réanimation*, 2009, 28, p. 628-633.

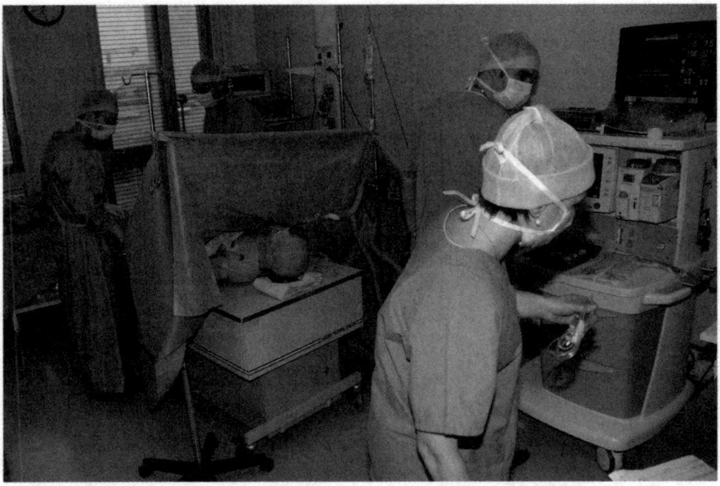

Figure 12 : Laboratoire de simulation du Centre de simulation en anesthésie-réanimation (CESAR) du CHU d'Angers

Les caractéristiques de la séquence simulée et sa mise en scène (étudiants effectivement en tenue, mannequin réaliste, éclairage de bloc opératoire, etc.) permettent un fonctionnement performant du jeu de rôle. L'enregistrement vidéo et celui des paramètres biologiques de la scène permettent une analyse légèrement différée de la performance, s'inscrivant dans une pédagogie réflexive, favorisant une évaluation formative de l'étudiant par l'expert, par les pairs et par l'étudiant lui-même. Du fait du caractère réaliste des tâches, l'implication des acteurs est importante, et les aspects émotionnels sont utilisés et contrôlés. Des recommandations sur les caractéristiques d'une « bonne » séance de debriefing ont été proposées. Il est important qu'elle permette d'analyser les interactions entre les professionnels. L'exemple le plus souvent cité est l'analyse de la répartition des rôles face à un incident grave : l'un des étudiants (ici l'anesthésiste-réanimateur) a-t-il pris le commandement de la situation et distribué les tâches ? les auxiliaires ont-ils néanmoins pu fournir des informations pertinentes et rectifier d'éventuelles erreurs ?

La simulation a jusqu'ici concerné surtout les activités cliniques, notamment celles présentant un danger potentiel, mais on peut faire l'hypothèse que dans un avenir proche elle pourra concerner l'apprentissage de la biologie par la mise en œuvre de laboratoires virtuels de biologie moléculaire ou de microbiologie.

En conclusion, le développement des matériels de simulation transforme profondément l'apprentissage de la médecine et contribue à la création d'une nouvelle série de formats pédagogiques permettant d'acquérir des compétences cliniques pratiques, voire techniques, hors de la présence du patient. Ils permettent aussi l'élaboration de jeux de rôle réalistes et complexes, matérialisés ou virtuels, qui peuvent être utilisés comme des moments privilégiés de l'apprentissage de la collaboration interprofessionnelle. Leur développement à grande échelle nécessite des investissements importants. Certains pays ont déjà franchi cette étape. Le coût de telles formations n'est pas nécessairement plus important que celui de la formation clinique, mais il est visible (chiffré) alors que dans de nombreux systèmes de formation le coût réel de la formation pratique des étudiants n'est pas connu (ni facturé). De plus, l'acquisition et l'utilisation de ces équipements pourraient favoriser les rapprochements entre les différentes formations aux métiers de la santé grâce à la construction de séances pédagogiques communes. Les principes pédagogiques mobilisés (réflexion sur l'autonomie de l'étudiant, mesure de son niveau de performance initiale et définition des objectifs, courbe d'apprentissage, *feedback* et évaluation formative) sont des principes de bases de pédagogie. L'acquisition de matériels de simulation peut aussi être utilisée comme un outil de sensibilisation des enseignants à ces principes pédagogiques. Enfin, les sessions pédagogiques utilisant des simulateurs, de par leur aspect codifié et les mesures qu'elles autorisent, sont des situations privilégiées de recherche pédagogique.

L'enseignement de la clinique reste l'activité centrale des facultés de médecine, et ceci est également vrai des autres formations aux professions de santé. Son efficience est au cœur de la responsabilité sociale des facultés de médecine. Cet enseignement, à une époque et dans une institution donnée, est la résultante de la demande sociale du moment et des attentes de la population, des pratiques pédagogiques plus ou moins appuyées sur la recherche pédagogique et du jeu des institutions qui définit le statut des formateurs et les lieux de formation des étudiants. Les facultés de médecine françaises sont sans doute à cet égard à un tournant de leur histoire. Elles ont dispensé, ou se sont plu à croire qu'elles dispensaient, une bonne formation clinique parce que leur système de formation expose précocement et largement les étudiants au monde clinique réel. Le modèle français de l'externe, puis de l'étudiant hospitalier, propose un nombre d'heures très important de formation pratique, ou du moins de présence des étudiants à l'hôpital. Cette situation étonne parfois des étudiants étrangers en stage dans nos hôpitaux : ils apprécient cette immersion dans la vraie vie. Le maintien de cet avantage nécessite au minimum que les situations cliniques auxquelles sont exposés les étudiants soient représentatives de la pratique réelle ; la diversification des terrains de stage, notamment en médecine de soins primaire est une urgence. Mais la face sombre de cet enseignement clinique en situation, précoce et volumineux, est une très grande imprécision sur ses objectifs, ses procédures, son évaluation, et un net retard des facultés françaises dans le développement de méthodes pédagogiques modernes d'enseignement de la clinique, en classe ou en stage, ainsi que dans l'évaluation des compétences cliniques des étudiants. Ceci contraste fortement avec la façon dont les formations aux autres métiers de la santé se sont saisies de ces questions, développant des enseignements en petits groupes ou formant les professionnels à la maîtrise de stage. De façon presque amusante, c'est actuellement le développement de la simulation qui met à l'ordre du jour dans les facultés de médecine une réflexion pédagogique sur la formation clinique, comme si les universitaires restaient prisonniers, dans leur rôle d'enseignant, d'une fascination pour la technologie qu'ils manifestent parfois dans leur rôle de médecin. Les évolutions nous semblent inéluctables. L'enseignement de la clinique va devenir plus explicite, mieux évalué, et fera probablement l'objet d'une certification et/ou d'une accréditation des institutions de formation. Le risque de cette évolution est de le figer dans des procédures purement formelles, mais aussi d'en augmenter de façon importante le coût, qui est actuellement très mal évalué. L'antidote est sans doute dans une meilleure formation pédagogique des enseignants quel que soit leur statut, de façon à concilier l'application de quelques principes pédagogiques, appuyés sur des preuves, avec le caractère authentique des situations auxquelles sont confrontés les étudiants.

LA FORMATION PRÉCLINIQUE ET LA FORMATION À LA RECHERCHE

L'enseignement médical ne se résume pas à l'enseignement clinique : les trois premières années des études de médecine sont construites dans la plupart des pays d'Europe autour de disciplines « fondamentales » qui sont supposées apporter le socle de connaissances nécessaires à la compréhension de l'enseignement clinique. Cet enseignement est dit « préclinique ». Depuis la dernière réforme des études médicales en France en 2010, les étudiants se voient délivrer le grade de licence au terme de ces trois ans.

De nombreux traits rapprochent cet enseignement, à forte dominante de sciences biologiques, des enseignements universitaires scientifiques, avec cependant au moins deux différences majeures : le grade de licence en sciences médicales ne permet pas aux étudiants de quitter les études et de trouver un emploi ; des enseignements spécifiques visant effectivement à préparer l'enseignement clinique apparaissent dès la première année d'études (la PACES).

Sans envisager de façon exhaustive l'enseignement préclinique, il nous semble important d'en détailler quelques aspects emblématiques. Mentionnons d'abord l'anatomie, car il s'agit historiquement de la première discipline scientifique destinée aux médecins. Cinq siècles après son introduction dans les universités italiennes, il est intéressant d'observer sa situation actuelle, ses perspectives, et d'examiner en parallèle l'enseignement de la biologie, apparu à la fin du XIXe siècle en Allemagne, un peu plus tard en France, et dont le corps de connaissances est fondateur pour la biomédecine contemporaine.

Il faut ensuite parler des sciences humaines et sociales, qui ont fait leur apparition (ou leur retour) beaucoup plus tardivement dans l'enseignement médical, à la fin du XXe siècle en France. Leur place dans le cursus des études médicales reste discutée. Il nous semble que leur introduction témoigne d'une nouvelle approche (d'une nouvelle vision ?) de la santé, à la fois en termes de santé publique et de relations entre les professionnels de santé et le reste de la société. Considérer leur position actuelle et les perspectives dans la formation des professionnels de santé nous semble pouvoir apporter un éclairage sur des évolutions sociétales.

Enfin, nous aborderons, parce qu'elle est liée aux enseignements précliniques, la formation à la recherche des futurs professionnels de santé. C'est un enjeu identifié par Flexner au début du XXe siècle, redécouvert grâce à Robert Debré en France au milieu du XXe siècle : être capable d'actualiser ses connaissances en comprenant comment les nouvelles connaissances ont été construites est, plus encore qu'au siècle dernier, un objectif majeur de la formation des médecins et bientôt de l'ensemble des professionnels de santé. Cet enjeu, qui ne concerne pas que la recherche biologique, mérite un éclairage spécifique dans la mesure où les expériences de formation précoce à la recherche en parallèle des cursus de formation professionnelle posent de multiples problèmes et ne rencontrent, au moins en France, qu'un succès mitigé.

L'enseignement de l'anatomie

L'anatomie est une discipline emblématique de l'enseignement médical. C'est sans doute celle qui a alimenté le plus grand nombre de controverses historiques, mais aussi celle dont l'existence est la plus menacée en l'absence d'évolutions pédagogiques rapides.

L'enseignement de l'anatomie a évolué du XVIe au XXIe siècle selon une trajectoire dont la suite est difficile à prévoir. Dans l'histoire de la médecine, c'est la première discipline médicale à caractère scientifique : à ce titre, elle est novatrice, à l'origine de la contestation de l'empirisme médical des siècles précédents. Elle permet l'apparition de la méthode anatomo-clinique. Elle détient ensuite une position centrale, emblématique, dans l'enseignement médical. Elle se trouve progressivement remise en question à partir du milieu du XXe siècle par l'émergence de la biologie, qui lui dispute son statut de science fondamentale et par voie de conséquence ses heures d'enseignement, ses postes d'enseignants et sa place dans l'évaluation des étudiants.

Son histoire et son statut dans les facultés de médecine sont étroitement liés à la place des chirurgiens dans le corps professoral, l'enseignement de l'anatomie étant pour l'essentiel assuré par des chirurgiens. De façon originale, l'anatomie a été confrontée, dans la seconde moitié du XXe siècle, à deux défis majeurs.

Le premier est la remise en cause de son statut de science, c'est-à-dire de sa capacité à produire des connaissances nouvelles. Alors que la description des structures anatomiques a été l'un des moteurs de la compréhension de l'origine des pathologies, de leur développement et des principes de certains de leurs traitements, notamment chirurgicaux, elle s'est à peu près achevée au cours de la première moitié du XXe siècle. La poursuite de recherches anatomiques repose sur trois alliances possibles. La première est une alliance entre l'anatomie et la chirurgie, qui accompagne le développement des techniques chirurgicales et de la chirurgie expérimentale, contribuant ainsi à renforcer la place des chirurgiens dans les facultés de médecine. La deuxième est une alliance entre l'anatomie et l'imagerie, permise par l'extraordinaire développement des techniques permettant de voir à l'intérieur du corps vivant. La troisième est le rapprochement avec les sciences biologiques : physiologie, histologie et anatomo-pathologie, dans un continuum macroscopique, microscopique, moléculaire, ayant pour corollaire une articulation entre l'étude de la structure et de la fonction. Le fonctionnement des institutions est un reflet de ces lignes de force et de leur équilibre actuel : en France, une même section du Conseil national des universités réunit les « sciences morphologiques » : anatomie, cytologie-histologie, anatomie et cytologie pathologiques.

Le second défi de l'enseignement de l'anatomie est celui de son adaptation au monde de l'image et du multimédia. Plus que toute autre discipline, l'anatomie est représentative d'un savoir illustré, et ce savoir en images est au cœur de son enseignement depuis l'origine. Lorsque Vésale publie en 1543, à Bâle, *De humani corporis fabrica*, il lui associe un ouvrage pédagogique, qu'on qualifierait aujourd'hui de mémento ou d'abrégé d'anatomie, qui comporte des maquettes destinées à être découpées et montées[1]. L'anatomie a toujours entretenu des relations étroites avec le monde de l'art : de nombreux artistes ont produit des planches anatomiques ou des œuvres inspirées par leur connaissance de l'anatomie du corps humain (Léonard de Vinci, Titien, etc.)[2]. Les enseignants et les facultés de médecine produisent et utilisent des dessins, cires, sculptures ; ils créent des musées et des expositions anatomiques. Les enseignants d'anatomie ont développé progressivement un ensemble de codes pédagogiques reposant sur un double socle scientifique et esthétique, dont l'exemple le plus répandu est le cours magistral d'anatomie,

---

1. A. Vésale, *Résumé de ses livres sur la fabrique du corps humain*, *op. cit*.

2. B. A. Rifkin, M. J. Ackerman, J. Folkenberg, « Human Anatomy. Depicting the Body from the Renaissance to Today », *Thames and Hudson*, London, 2006.

accompagné de la réalisation en temps réel d'un ensemble de dessins à la craie de couleur, au tableau noir, qui aboutit à la construction devant les étudiants du support visuel du cours. Ces codes ont une valeur forte dans la culture de groupe de la discipline, dont ils constituent un élément d'identité. Leur maîtrise reste exigée en France par le Conseil national des universités lors des concours de recrutement des universitaires de la discipline. Dès son avènement, l'enseignement de l'anatomie a été associé à une activité éditoriale, avec la diffusion de planches anatomiques et de livres, dont certains ont atteint des tirages importants au fil de rééditions multiples. Le caractère bidimensionnel et statique des illustrations papier les rend complémentaires de l'exposé oral accompagnant la réalisation du dessin ou la présentation d'une pièce anatomique; la didactique de l'anatomie se construit dans l'articulation de ces modalités. En outre, depuis l'origine, l'enseignement et la recherche en anatomie sont fondés sur l'ouverture des corps et l'utilisation de la dissection comme outil pédagogique. La table de dissection, l'amphithéâtre d'anatomie, le laboratoire d'anatomie, sont au cœur de la discipline et de son identité pédagogique. Cet aspect de l'enseignement de l'anatomie est devenu emblématique de l'enseignement de la médecine.

Cependant, l'avènement de représentations tridimensionnelles[3], manipulables dans l'espace et interactives, bouscule cet édifice. L'accès à des représentations sophistiquées, à leur dissection virtuelle, à leur réassemblage, devient possible pour un coût modique, ce qui n'a jamais été le cas des modèles anatomiques, remettant en cause le caractère incontournable du cours d'anatomie et des séances de dissection.

L'anatomie, confrontée au double défi de sa reconnaissance en tant que science et de l'apparition de nouvelles pratiques pédagogiques, est à un tournant de son histoire.

3. www.imaios.com/fr/e-Anatomy (consulté le 13 avril 2012).

Les enseignants et les responsables de la discipline ont le choix entre plusieurs options. La première, associant une fixation sur un héritage prestigieux à une importante hostilité au changement, conduirait à une posture de gardien du temple[4]. Elle permettrait sans doute de prolonger un peu la vie des tableaux noirs dans les facultés de médecine ou l'industrie de la craie d'art à bout carré, mais on peut douter qu'elle résiste durablement aux évolutions. Nous allons explorer dans la suite de ce chapitre les autres options, qui ne sont peut-être pas si éloignées de la tradition de l'enseignement de l'anatomie. Elles reposent sur une redéfinition de ses objectifs pédagogiques pour des futurs médecins du XXIe siècle et sur leur mise en œuvre avec des méthodes adaptées.

L'anatomie, discipline transversale (au sens où l'anatomie comprend l'anatomie de tous les organes et systèmes autour desquels se sont construites la majorité des spécialités médicales), a une antériorité sur les autres disciplines, notamment les disciplines d'organe. Elle s'est construite à un moment où l'enseignement de la médecine n'était pas divisé comme aujourd'hui en un enseignement initial, constitué théoriquement des connaissances nécessaires à tout médecin, et un enseignement de spécialisation correspondant à l'internat.

Un des enjeux (qui n'est pas spécifique à l'anatomie) est la redéfinition de ce qui est nécessaire à tout médecin quel que soit son mode d'exercice, donc de ce qui est enseigné au cours des six premières années, et de ce qui devrait être intégré à l'enseignement de troisième cycle de spécialisation. Si cette réflexion sur les objectifs et les contenus de l'enseignement de l'anatomie dans le troisième cycle existe pour les disciplines chirurgicales, elle est presque absente dans les autres disciplines. Le fait que peu d'enseignants d'anatomie aient une activité clinique

4. J. Older « Anatomy: a Must for Teaching the Next Generation », *Surgeon*, 2004, 2, p. 79-90.

autre que chirurgicale y contribue évidemment. Poser le problème de cette façon pourrait faciliter une évolution du contenu du cursus initial qui ne soit pas vécue comme un abandon ou une régression.

L'objectif pédagogique traditionnel de l'anatomie est de constituer le socle de connaissances préalables à l'enseignement clinique.

Comme pour d'autres enseignements, des techniques pédagogiques adaptées et surtout une docimologie renouvelée favoriseront un apprentissage en profondeur de l'anatomie utile à tout médecin, ce qui implique la construction d'un réseau de connaissances liées, la liaison étant nécessaire à la stabilité. Des étudiants ouvrant le chapitre concernant l'anatomie du genou adopteront une stratégie d'apprentissage nettement différente selon qu'ils constatent que la question posée l'année précédente était : « Quels sont les principaux éléments de l'appareil ligamentaire du genou ? » ou : « À partir de vos connaissances anatomiques, justifiez les signes cliniques que vous rechercherez devant une suspicion de rupture des ligaments croisés, les examens d'imagerie permettant la confirmation diagnostique et les bases du traitement chirurgical ».

Les organisations possibles de l'enseignement de l'anatomie sont diverses, et la majorité des formats pédagogiques ont été utilisés :

– le découpage du programme peut se faire soit par systèmes, soit par régions (anatomie du système cardio-vasculaire, ou anatomie du thorax). Le choix de l'un ou l'autre des découpages n'est pas neutre. L'articulation avec la physiologie, la physiopathologie et la sémiologie est plus aisée dans le premier cas ; avec la sémiologie et les techniques chirurgicales dans le second. Une analyse récente des programmes d'anatomie des facultés du Royaume-Uni montre une persistance des deux formats, avec une évolution vers un découpage par systèmes plutôt que par régions[5]. L'arrêté récent relatif à l'organisation du premier cycle des études médicales va dans ce sens[6] ;

– les frontières entre les sciences morphologiques ne sont pas étanches : des notions d'histologie, d'embryologie, de biologie cellulaire, peuvent, à des degrés variables, être intégrées à l'enseignement d'anatomie ;

– les modalités de l'apprentissage et les méthodes pédagogiques sont variées. Des formules pédagogiques favorisant l'apprentissage en profondeur et l'établissement de liens, comme l'apprentissage par problèmes (APP), ont été utilisées avec succès pour l'enseignement de l'anatomie.

L'enseignement de l'anatomie doit être envisagé en lien avec les autres connaissances, ce qui pose la question de son intégration au sein d'un cursus. La réflexion sur l'intégration des connaissances n'est pas intuitive pour les enseignants. Les étudiants qu'ils rencontrent n'apprennent l'anatomie ni pour savoir l'anatomie ni pour l'utiliser dans une activité chirurgicale comme le fait l'enseignant, mais pour passer l'examen d'anatomie. L'objectif des enseignants devrait être la construction d'un réseau de connaissances sous-jacent aux démarches diagnostiques et parfois thérapeutiques. En effet, l'anatomie du sujet vivant est une des bases de l'interprétation de l'examen clinique[7] ; des connaissances anatomiques sont nécessaires à l'interprétation des examens complémentaires morphologiques et à la compréhension des traitements chirurgicaux. L'appropriation par les

---

5. D. J. Heylings, « Anatomy 1999-2000: the Curriculum, Who Teaches It and How? », *Medical Education,* 2002, 36, p. 702-710.

6. Arrêté du 22 mars 2011 relatif au régime des études en vue du diplôme de formation générale en sciences médicales, http://www.enseignementsup-recherche.gouv.fr/pid20536/rubrique-bo.html?cid_bo=55867 (consulté le 20 avril 2012).

7. T. Collett, D. Kirvell, A. Nakorn, J. C. McLachlan, « The Role of Living Models in the Teaching of Surface Anatomy: Some Experiences from a UK Medical School », *Medical Teacher,* 2009, 31, p. 90-96.

enseignants d'anatomie de ces objectifs est un prérequis à une réforme en profondeur et à une meilleure intégration de l'enseignement de l'anatomie. L'identification de cette difficulté n'est pas nouvelle : elle a fait l'objet d'un éditorial appelant à la réforme (et à l'allégement) de l'enseignement de l'anatomie… en 1946[8].

Les outils multimédia pour l'enseignement de l'anatomie sont disponibles, mais ils restent peu utilisés dans les facultés de médecine françaises. Les obstacles matériels et financiers à l'organisation d'enseignements dirigés permettant à chaque étudiant de manipuler un logiciel multimédia sur une machine performante persistent en partie. Mais l'essentiel des résistances provient sans doute des représentations des enseignants. Ceux-ci appartiennent, pour peu de temps encore, à des générations qui n'ont pas été immergées dans le monde du jeu vidéo et de l'apprentissage en ligne. De plus, ils exercent des spécialités chirurgicales qui n'ont pas été très exposées à la révolution numérique dans leur activité clinique. La participation à l'enseignement d'anatomie de jeunes radiologues pour qui la console est l'outil de travail, ou de chirurgiens familiarisés avec les robots chirurgicaux viendra bouleverser ces pratiques.

Les travaux pratiques d'anatomie, l'utilisation de la dissection comme outil pédagogique

C'est la pratique de la dissection par les étudiants qui a fait de l'anatomie une discipline emblématique, en suscitant des débats qui vont très au-delà des questions strictement pédagogiques. La question de l'utilité (ou non) des travaux pratiques d'anatomie pour apprendre l'anatomie sera néanmoins envisagée avant les autres questions que soulève l'organisation de ces enseignements.

8. Anonyme, « Teaching of Anatomy », *Lancet,* 1946, 31, p. 308.

Les arguments habituellement avancés pour défendre l'utilisation de la dissection comme outil pédagogique concernent surtout la façon dont elle permet d'appréhender l'organisation tridimensionnelle du corps humain et les rapports des structures anatomiques entre elles. Quelques études ont cherché à évaluer les connaissances finales en anatomie d'étudiants ayant bénéficié d'un enseignement comprenant une activité de dissection. Une étude espagnole[9] conduite sur une grande population d'étudiants compare la dissection effectuée par l'étudiant à un enseignement basé sur des pièces anatomiques et des supports multimédia. Cette étude (conduite par un enseignant d'anatomie, lui-même impliqué dans l'évaluation) conclut à l'intérêt de la dissection pour l'acquisition de connaissances. On peut faire l'hypothèse que cette conclusion est exacte, mais que ce résultat est très probablement lié à d'autres facteurs que la supériorité de la dissection pour l'appréhension de la structure tridimensionnelle. Ces séances réunissent un ensemble de caractéristiques dont nous avons vu qu'elles constituent des circonstances facilitant l'apprentissage. Elles sont valorisées par les étudiants, qui contestent très peu la nécessité de connaissances anatomiques. Cette valorisation est portée par l'institution qui y consacre des moyens matériels et financiers importants. Les travaux pratiques sont réalisés selon une modalité où l'étudiant est actif, puisqu'il est engagé dans une activité qui lui impose l'organisation de ses connaissances. Enfin, elle est associée à une charge émotionnelle qui, si elle n'est pas trop intense, facilite l'apprentissage. Ceci explique sans doute l'attachement des étudiants aux travaux pratiques d'anatomie[10]. Il est probable que les comparaisons entre des séances de dissection faites par les étudiants et des séances

---

9. S. N. Biasutto, L. I. Caussa, L. E. Criado del Río, « Teaching Anatomy: Cadavers vs. Computers? », *Annals of Anatomy,* 2006, 188, p. 187-190.

10. J. Kerby, Z. N. Shukur, J. Shalhoub, « The Relationships between Learning Outcomes and Methods of Teaching Anatomy

d'enseignement dirigé où un enseignant expose et commente une pièce anatomique conduisent à une supériorité de la première méthode du simple fait de la participation active des étudiants. Il serait plus pertinent de comparer la dissection à une autre modalité pédagogique où l'étudiant est actif, par exemple un enseignement dirigé préparé par des étudiants qui auront sélectionné la pièce anatomique et construit la présentation pour l'auditoire. En d'autres termes, les travaux pratiques de dissection anatomique répondent très bien à un certain nombre de standards d'une pédagogie moderne : travail en groupe, implication des étudiants, manipulation sous de multiples formes de la même information avec établissement de liens, utilisation de moniteurs à peine plus âgés que les étudiants et servant de modèles de rôle. Ce sont probablement ces caractéristiques qui sont à l'origine de son efficacité. Elles sont en théorie transposables à une autre forme pédagogique qui respecterait les mêmes principes. Le remplacement progressif des travaux pratiques d'anatomie par un enseignement utilisant des ressources virtuelles devra respecter ces éléments d'organisation, déterminants dans la motivation. Il ne pourra pas se limiter à la communication aux étudiants de l'adresse d'un site internet.

Une autre question est celle de la place de ces travaux pratiques dans l'acquisition d'un rôle professionnel et elle a fait l'objet d'une littérature assez abondante[11] [12]. Une

---

as Perceived by Medical Students », *Clinical Anatomy*, 2011, 24, p. 489-497.

11. H. W. Korf, H. Wicht, R. L. Snipes, J. P. Timmermans, F. Paulsen, G. Rune, E. Baumgart-Vogt, « The Dissection Course - Necessary and Indispensable for Teaching Anatomy to Medical Students », *Annals of Anatomy,* 2008, 190, p. 16-22.

12. A. Winkelmann, « Anatomical Dissection as a Teaching Method in Medical School: a Review of the Evidence », *Medical Education,* 2007, 41, p. 15-22.

étude allemande récente[13] mesure, auprès d'une large population d'étudiants en médecine, l'appréhension, le retentissement psychologique et le retentissement sur le bien-être avant, pendant et à la fin d'un enseignement d'anatomie sous forme de travaux pratiques. Elle montre des niveaux élevés d'appréhension avant le début des travaux pratiques, diminuant rapidement pour la majorité des étudiants (et remplacé par une appréhension devant la charge cognitive de l'apprentissage de l'anatomie). Une minorité significative d'étudiants continue de présenter des signes importants d'anxiété au cours de l'enseignement, et la majorité souhaite un accompagnement, principalement avant le début des séances. Les auteurs concluent de la diminution rapide de l'anxiété chez la majorité des étudiants que l'activité contribue à l'acquisition d'une attitude de distanciation.

La confrontation à un cadavre, la transgression que représente son ouverture, les sensations visuelles et olfactives désagréables, sont considérées par certains comme un rite de passage, soudant un groupe professionnel. Qu'il s'agisse de la distanciation, de l'attitude vis-à-vis de la mort, du rite de passage, il serait logique de s'interroger sur le moment d'inscription de cette expérience au cours des études et sur son articulation avec les autres apprentissages.

L'organisation des travaux pratiques d'anatomie s'accompagne généralement d'une réflexion sur le statut du corps et sur le respect qui lui est dû[14]. Néanmoins, il s'agit le plus souvent de la première confrontation des étudiants à la mort, et elle a lieu dans un contexte où le

---

13. A. Boeckers, L. Brinkmann, C. Jerg-Bretzke, C. Lamp, H. C. Traue, T. M. Boeckers, « How Can We Deal with Mental Distress in the Dissection Room? An Evaluation of the Need for Psychological Support », *Annals of Anatomy*, 2010, 192, p. 366-372.

14. H. K. Lempp, « Perceptions of Dissection by Students in One Medical School: beyond Learning about Anatomy. A Qualitative Study », *Medical Education,* 2005, 39, p. 318-325.

corps n'est pas celui d'un individu, objet de soins, mais un corps générique, objet de connaissance. Les deux aspects coexistent certes toujours dans la formation médicale, mais rencontrer physiquement le second avant le premier est discutable. La participation des étudiants avant ces travaux pratiques à une toilette mortuaire inverserait l'ordre des expériences. Des facultés de médecine ont organisé des cérémonies funéraires pour les donneurs de corps, auxquelles participent activement les étudiants[15]. Leur évaluation est généralement très positive.

Les aspects de rite de passage des travaux pratiques d'anatomie sont probablement accentués par leur position en début de cursus. Il est difficile d'y distinguer ce qui peut être utile et ce qui relève de la construction d'une identité professionnelle de supériorité, voire du bizutage. Pour remplir complètement les objectifs de construction d'une identité professionnelle et d'un rapport à la mort, les travaux pratiques d'anatomie devraient être étroitement articulés avec les autres modules de l'enseignement[16]. Ils devraient en particulier venir à la suite d'un enseignement d'épistémologie et d'histoire de la médecine, le lien devant être explicité pour les étudiants, et à la suite d'un premier contact professionnel avec le corps d'un sujet vivant, par exemple après un stage d'initiation aux fonctions soignantes, qui met en jeu dans un autre contexte la transgression d'interdits dans un rôle professionnel. L'articulation avec le reste de l'apprentissage de l'anatomie, selon différentes modalités, doit être réfléchie. Des liens devraient être établis avec l'enseignement de l'anatomie de surface et de la palpation, ainsi qu'avec l'acquisition de savoir-faire simples comme la suture cutanée. Enfin un debriefing permettant aux

15. « Canada, la cérémonie d'adieu des anatomistes », *Courrier international*, 2003, p. 643.

16. A. Boeckers, U. Fassnacht, T. M. Boeckers, « "Theatrum anatomicum": a Revived Teaching Facility in Gross Anatomy », *Annals of Anatomy,* 2008, 20, p. 495-501.

étudiants la régulation de leurs émotions et la construction d'une identité professionnelle devrait être organisé.

La dernière difficulté, et non la moindre, est celle de l'articulation de l'enseignement de l'anatomie et de la recherche, caractéristique majeure de l'activité universitaire, permettant de faire reconnaître que la discipline contribue toujours à l'élaboration des connaissances.

Compte tenu de l'évolution des connaissances et des outils disponibles, le développement d'une activité de recherche doit être envisagé dans un cadre transdisciplinaire, notamment en collaboration avec les spécialistes d'imagerie et les physiologistes. Cette approche permettrait la construction de projets de recherche accessibles en particulier à des internes de différentes disciplines, pas seulement chirurgicales, et garantirait l'évolution des connaissances anatomiques en lien avec les grandes questions physiopathologiques du moment.

La nécessité de la persistance, sous des formes à définir, d'un enseignement d'anatomie au cours des études de médecine est une évidence. La question est plutôt celle de la persistance ou non de l'anatomie en tant que discipline universitaire autonome et celle de la place de son corps professoral. Les disciplines universitaires sont des catégories construites à partir de l'évolution des connaissances et de leur enseignement. Distincte de l'histologie et de l'embryologie, sans lien explicite avec la biologie et l'imagerie du vivant, l'anatomie pourrait avoir un avenir scientifique assez sombre. Attachée exclusivement à la craie et à la dissection, elle compromettrait sa place dans un enseignement médical appuyé sur une pédagogie moderne et les technologies dont les étudiants sont familiers. Elle a sans doute, à l'inverse, la possibilité de tenir un rôle enviable, en construisant à partir de son histoire un projet d'enseignement et de recherche utilisant les outils et les concepts contemporains. Les nouveaux outils d'imagerie, l'attrait pour les images et leur place dans la démarche diagnostique et thérapeutique, le développement de formats interactifs d'enseignement, représentent des atouts majeurs pour cette discipline.

L'ENSEIGNEMENT DE LA BIOLOGIE

La fin du XIXe siècle et le XXe siècle voient la physiologie, puis la biologie cellulaire, la microbiologie et enfin la génétique moléculaire disputer progressivement à l'anatomie le statut de science socle de l'enseignement de la médecine. Ces nouvelles connaissances ont entraîné une révolution de la pratique médicale, comparable à celle qui a suivi la naissance de la méthode anatomo-clinique. Progressivement, des connaissances en biologie vont s'imposer comme la base nécessaire de la formation clinique. Le rapport Flexner, déjà évoqué, fait ce constat dès 1910. Les années 1950 verront l'apparition de l'année dite de « PCB » (physique, chimie, biologie) en France comme préalable aux études de médecine. L'enseignement des sciences biologiques se généralise au cours des années 1970 dans les premières années de médecine jusqu'à devenir le noyau dur de l'enseignement dit préclinique.

Les enseignants de biologie du XXIe siècle sont ainsi dans une situation qui a des points communs avec celle des enseignants d'anatomie du XVIIIe siècle. Mais plusieurs évolutions ont modifié en profondeur l'organisation de la formation.

Les liens entre enseignement et recherche sont devenus explicites, et des formations spécifiques à la recherche ont été développées. Les enseignants et les étudiants ont conscience de l'évolution, et donc de l'obsolescence, des connaissances. L'enseignement médical est découpé en cycles, et des spécialités comportant leurs propres enseignements ont été définies. Enfin, la justification des choix pédagogiques est entrée dans la culture universitaire.

Ces éléments font que les biologistes ne tirent pas de leur position épistémologique une légitimité indiscutée dans l'organisation de l'enseignement de la médecine comme l'ont fait en leur temps les anatomistes. À l'inverse, la place des sciences fondamentales est régulièrement dénoncée comme trop importante, et plusieurs évolutions récentes des cursus ont fortement mis en question le volume de connaissances biologiques nécessaires à la formation de tout futur médecin. Une réponse raisonnée à cette question de la place de la biologie dans l'enseignement de la médecine nécessite de redéfinir quels sont les objectifs poursuivis.

Certaines connaissances biologiques sont utilisées en tant que telles par chaque clinicien dans le raisonnement clinique. Il s'agit généralement (mais pas toujours) de contenus relativement anciens ayant conduit à la production de nombreuses connaissances filles, solidement ancrées dans des modèles physiopathologiques. L'acquisition préalable de ces connaissances facilite la construction des connaissances cliniques. Ce corpus de connaissances biologiques a un statut très proche de celui des connaissances anatomiques basiques. La compréhension approximative des mécanismes d'excitabilité des membranes participe, comme celle de l'anatomie grossière du cœur, à la solidification des connaissances cliniques. Des connaissances microbiologiques minimales sont nécessaires à l'abord de la pathologie infectieuse. Ce premier groupe rassemble les connaissances sans lesquelles l'apprentissage de la clinique est impossible ou très difficile. Cette complémentarité peut être illustrée dans des formats pédagogiques intégrant enseignement préclinique et enseignement clinique. Les modalités docimologiques doivent être adaptées au fait qu'elles contrôlent la présence stable de connaissances précises : elles peuvent donc comporter essentiellement des QCM.

Parmi les connaissances biologiques utilisées en tant que telles, il est possible de distinguer d'une part celles qui sont communes à tous les médecins, quel que soit leur mode d'exercice ultérieur, ce qui justifie leur présence au cours des six années de formation initiale, d'autre part des connaissances portant sur un champ plus étroit, qui sont nécessaires à certaines catégories de médecins et doivent être abordées en troisième cycle. Les connaissances biologiques sous-jacentes à la physiopathologie des maladies cardio-vasculaires devraient de nouveau être abordées dans le cadre de l'enseignement de la spécialité de cardiologie. L'organisation actuelle de l'enseignement de troisième cycle ne garantit nullement ce point puisque les contenus en sont définis exclusivement par le collège des enseignants de ladite spécialité. De plus, il est généralement dispensé par ces mêmes enseignants sans participation des enseignants de sciences fondamentales.

Un second ensemble de connaissances est constitué de celles qui ne sont pas utilisées directement, mais participent à la création d'un « réseau dormant » sous-jacent aux connaissances cliniques.

Ces connaissances biologiques persistent sous la forme de traces globales en mémoire sémantique. Par exemple, un vague souvenir du fait qu'il existe plusieurs niveaux de régulation est probablement présent en arrière-plan de la réflexion qui conduira un médecin à rechercher une élévation de la TSH (hormone secrétée par l'hypophyse) pour détecter en fait une diminution de la production hormonale de la thyroïde. Les contraintes pédagogiques et docimologiques sont alors celles qui ont été exposées dans le deuxième chapitre. L'acquisition des connaissances est nécessaire à la constitution de réseaux. Il est donc légitime de les enseigner et éventuellement de vérifier à la fin du module que ces connaissances sont effectivement acquises. Le fait que des cliniciens qui ne sont pas des experts du domaine ne sachent plus répondre à l'évaluation ne signifie pas que l'apprentissage à un moment précis de la formation soit inutile. Néanmoins, si la démarche pédagogique ne comporte que l'enseignement magistral de ces connaissances, elles disparaîtront avant qu'un réseau ait pu se constituer. Il faut donc que les mécanismes de l'apprentissage et le contrôle des connaissances permettent de s'assurer d'un traitement en profondeur des notions et de la constitution des réseaux. Des formats de type apprentissage par problème (APP), des rédactions de schémas ou de fiches, des questions rédactionnelles ouvertes synthétiques (par exemple au format des questions de biologie de l'internat des années 1970), peuvent participer à cette démarche. Pour un certain nombre d'étudiants, la formation de spécialité consistera à réactiver ces réseaux, à les enrichir, à déconstruire les simplifications qui avaient été nécessaires à leur présentation initiale pour les transférer dans un stock de connaissances précises utilisées en tant que telles. De plus, la maîtrise des connaissances biologiques leur permettra de suivre les progrès de la biologie dans leur domaine.

Comme l'anatomie et l'anatomie pathologique pour la clinique du début du xxe siècle, la biologie a apporté l'essentiel des connaissances sous-jacentes aux progrès diagnostiques et thérapeutiques récents et prévisibles dans un futur proche. L'enseignement de la biologie a également pour objectif que les étudiants perçoivent le lien entre production de connaissances (recherche), enseignement et pratique, qui justifie l'appartenance des études médicales à l'université, et non à une école professionnelle. Ceci ne nécessite pas un enseignement exhaustif de toutes les données disponibles et peut être atteint par l'utilisation de quelques exemples, tirés de l'histoire des découvertes biologiques ou de travaux scientifiques actuels, permettant ainsi, à propos d'un mécanisme, la compréhension du cheminement complet, de la molécule à la situation clinique. Cet enseignement gagnerait à être articulé à l'enseignement d'épistémologie. Il peut être associé à une première formation à et par la recherche, permettant à l'étudiant de réutiliser une partie du cheminement caractéristique de la recherche translationnelle[17] dans le cadre d'un travail personnel. L'articulation à l'activité de recherche personnelle de l'enseignant est probablement un des moyens de majorer l'enthousiasme et la motivation de toutes les parties[18]. Un enseignement de ce type ne peut pas être totalement absent d'un tronc commun de cursus universitaire médical, mais son volume devrait rester assez faible. En revanche, il se prête tout à fait à des propositions d'enseignement optionnel, et certains étudiants y trouveront un intérêt et une motivation.

Les modalités de contrôle des connaissances ne doivent pas être centrées sur la restitution de connaissances exactes. D'autres modalités peuvent être utilisées : par exemple, on peut inférer d'une présence active de l'étudiant qu'il a atteint les objectifs. Des évaluations écrites peuvent être utilisées, mais elles doivent alors cibler la capacité à décrire un cheminement scientifique, par exemple au travers de la critique d'un protocole, de la rédaction du résumé d'un article, de la synthèse et de l'interprétation de données.

L'acquisition de notions sur la mise en œuvre technique en biologie est un autre objectif possible. Les spectateurs de séries télévisées savent qu'une identification ADN est possible à partir de fragments biologiques, qu'un test biologique de grossesse peut être réalisé à partir de quelques gouttes d'urine et d'un papier buvard dans une salle de bains, que des officines proposent sur internet des tests génétiques de paternité. Au cours de toute activité médicale, des dosages biologiques sont demandés, réalisés par des automates, selon diverses techniques dont dépendent la nature, la précision et la fiabilité du résultat. Un futur médecin

---

17. L'expression « recherche translationnelle » définit les processus permettant de transposer les résultats issus de la recherche fondamentale à la recherche clinique.

18. M. J. Kloser, S. E. Brownell, N. R. Chiarello, T. Fukami, « Integrating Teaching and Research in Undergraduate Biology Laboratory Education », *PLos Biology*, 2011, e1001174.

peut-il rester l'utilisateur final de ces techniques ou doit-il en comprendre les mécanismes ?

La même question pourrait être débattue à partir de l'imagerie médicale : suffit-il qu'un étudiant sache que les rayons X sont inégalement absorbés par les tissus et que ce principe permet de réaliser des coupes de scanner X ? ou bien est-il utile qu'il ait des notions de la structure de la machine elle-même et de l'algorithme permettant de traiter le signal pour reconstituer une image ? Plusieurs arguments plaident en faveur de l'introduction de certaines de ces notions.

Leur explicitation, dans le détail, à partir de quelques exemples contribue à une approche rationnelle des technologies médicales dans leur ensemble. Or les médecins ne sont pas nécessairement protégés de croyances magiques.

Cette explicitation permet de construire la notion que toute technologie de mesure comporte une marge d'erreur. Si la connaissance détaillée de tous les mécanismes d'une mesure n'est pas utile, la compréhension que la question de la marge d'erreur est toujours présente l'est. Une approche technologique précise à propos d'une analyse est une des façons de construire le réseau de connaissances « précision et interprétation d'un examen complémentaire ».

Enfin, les futurs médecins sont des prescripteurs potentiels d'examens complémentaires biologiques, et la compétence des médecins dans ce domaine est un des éléments de maîtrise des dépenses de santé. Ceci est un argument supplémentaire pour qu'un lien fort soit établi entre les connaissances en biologie et les connaissances cliniques. Dans le cursus médical français actuel, la quasi-absence de l'enseignement de la biologie dans le programme du deuxième cycle des études médicales, alors qu'il constitue l'essentiel de celui du premier cycle, a probablement des répercussions. On peut penser que cela participe à un apprentissage de la biologie déconnecté de ses justifications cliniques et de ce fait peu efficace. Mais il est également possible que cela induise une prescription non raisonnée d'examens complémentaires puisque l'étudiant appréhende la clinique sans que les liens entre la liste des examens complémentaires prescrits et la justification scientifique sous-jacente soient construits.

Une définition précise de ces cinq objectifs (acquisition de connaissances effectivement mobilisées, acquisition de réseaux sous-jacents aux connaissances cliniques, perception du contexte épistémologique de la recherche et des progrès thérapeutiques, compréhension des technologies en jeu et prescription raisonnée d'examens complémentaires) permet des propositions quant à l'organisation de l'enseignement.

Un enseignement préclinique peut comprendre un volume raisonnable de connaissances biologiques bien établies, acquises et vérifiées. L'ensemble de l'enseignement clinique comprend un apprentissage en profondeur des grands mécanismes biologiques sous-tendant la médecine actuelle. L'évaluation vérifie la constitution de réseaux de connaissances et leur mobilisation possible dans le raisonnement clinique. Ces éléments sont présents tout au long du deuxième cycle jusqu'à la fin de la formation clinique. La compétence « prescription d'examens complémentaires » est évaluée.

Le troisième cycle, organisé par spécialités ou types d'exercice, reprend les mêmes processus. Les connaissances de bases sont vérifiées. Les réseaux initiaux de connaissances sont réactivés, enrichis et précisés. L'articulation avec des situations cliniques spécifiques est détaillée. La disponibilité de ces nouveaux réseaux et leur utilisation en situation sont vérifiées. Tout au long des études médicales, des exemples, non exhaustifs et exposés selon des formats pédagogiques différents, permettent la compréhension de grands mécanismes. Ces enseignements peuvent être en partie optionnels et se voir alors articulés à la formation à la recherche pour les étudiants investis dans des doubles cursus.

Au total, les connaissances en biologie doivent à nos yeux constituer le socle scientifique de l'enseignement de la médecine, alors qu'elles sont souvent considérées par les étudiants comme un apprentissage encyclopédique sans lien construit ni avec la pratique de la médecine ni avec la science. C'est pourtant en partie de la qualité de l'enseignement de biologie proposé aux futurs médecins que dépend leur capacité à transformer les progrès de la biologie en progrès médicaux, au travers de l'implication de certains dans des activités de recherche, mais aussi au travers d'une compréhension de tous du rôle des mécanismes biologiques fondamentaux dans la physiopathologie.

L'enseignement des sciences humaines et sociales

L'enseignement des sciences humaines et sociales a progressivement été introduit dans les études de médecine, en France, à partir des années 1990. Il a suscité des discussions passionnées sur ses objectifs, sa place dans le cursus et son volume horaire, la légitimité de tel ou tel groupe d'enseignants pour cet enseignement et la docimologie. Ces enseignements se sont également structurés ailleurs en Europe, en Amérique du Nord et dans d'autres régions du monde[19 20]. Cette évolution fait écho au développement dans le champ social des questionnements éthiques et bioéthiques. Ces préoccupations et les évolutions

---

19. A. Benaszek, « Medical Humanities Courses Becoming Prerequisites in Many Medical Schools », *Canadian Medical Association Journal*, 2011, 183, p. E441-E442.

20. M. G. Kidd, J. T. H. Connor, « Striving to Do Good Things: Teaching of Medical Humanities in Canadian Medical Schools », *Journal of Medical Humanities*, 2008, 29, p. 45-54.

législatives qui en découlent conduisent à une réflexion des professionnels sur leurs pratiques, et les soignants s'interrogent plus explicitement, par exemple, sur le consentement ou sur la part du patient, de ses proches et des professionnels dans la prise de décision. La question se pose alors de définir ce qu'il convient de modifier de la formation initiale pour y intégrer ces connaissances et ces pratiques.

L'idée que les qualités attendues des médecins ne se limitent pas aux compétences techniques mais incluent des aptitudes relationnelles et un questionnement sur leur activité est ancienne. Mais ces acquisitions n'avaient pas été jusque-là formalisées. Elles pouvaient être considérées comme la traduction de caractéristiques psychologiques intrinsèques, justifiant l'admission d'étudiants témoignant de ces qualités ou laissées à une transmission informelle des aînés vers les plus jeunes, notamment au cours des stages. C'est cela qui change à la fin du xxe siècle, imposant progressivement l'idée que la pratique de la médecine repose également sur un ensemble structuré de connaissances et d'outils de réflexion issus du champ des sciences humaines. Ces enseignements sont donc introduits, le plus souvent sous l'appellation de *medical humanities*. Les études de médecine évoluent ainsi d'un modèle où l'apprentissage de la clinique est fondé sur des sciences précliniques, comme le décrit Flexner, à un autre modèle, parfois dénommé « post-flexnerien », où la formation clinique repose sur deux socles complémentaires, sciences biologiques et sciences humaines. Les questions de l'articulation entre sciences humaines et compétences cliniques, de l'efficacité de cet enseignement, de son influence effective sur la pratique et de son intégration plus ou moins importante à l'enseignement clinique se posent d'une façon assez analogue à celle de la place des enseignements de sciences fondamentales. Comme pour celles-ci, le volume des enseignements, leurs modalités et leur évaluation doivent s'argumenter à partir de l'objectif poursuivi. La difficulté est que l'introduction des sciences humaines dans les études de médecine a servi plusieurs objectifs, d'inégale importance.

Une première justification de cet enseignement est l'acquisition de compétences générales, comme la lecture et la critique de textes complexes, l'élaboration d'une argumentation, l'expression écrite. Ces arguments reposent sur le fait que la docimologie proposée pour les sciences humaines comprend des exercices rédactionnels qui permettent d'évaluer ces qualités. Ainsi, en France, l'argumentation en faveur d'un enseignement de sciences humaines en première année confond souvent l'intérêt de connaissances spécifiques de sciences humaines (qui pourraient être évaluées par diverses méthodes), l'intérêt d'épreuves évaluant la réflexion personnelle et les compétences rédactionnelles (qui pourraient porter sur diverses disciplines) et le fait que la combinaison des deux permette de sélectionner des étudiants différents de ceux qui seraient sélectionnés uniquement par des épreuves de sciences fondamentales. Il conviendrait sans doute de séparer ces différents arguments.

En outre, si l'un des objectifs est l'acquisition de compétences spécifiques (par exemple la compréhension ou la rédaction d'un document complexe), la question des méthodes pédagogiques permettant aux étudiants une réelle progression est centrale et ne peut se limiter à la définition des méthodes d'évaluation. À titre d'exemple, certaines facultés canadiennes[21] ont développé des modules « art et médecine » en formation préclinique dans le but de développer les capacités d'observation et de description des étudiants.

Dans l'organisation française des études de médecine, les arguments concernant les compétences générales ont été artificiellement placés sur le devant de la scène par des textes réglementaires imposant la présence des

21. A. Benaszek, *op. cit.*

sciences humaines en première année, c'est-à-dire pour des étudiants qui pour la plupart ne seront pas médecins, alors que cet enseignement n'était pas obligatoire dans la suite du cursus. Cette réglementation, si elle a permis l'introduction des enseignements de sciences humaines dans le cursus médical, les a aussi cantonnés très loin d'une éventuelle application clinique. Le contenu de cet enseignement peut comprendre des notions d'histoire, d'anthropologie, de sociologie, de philosophie, de droit, d'économie de la santé. L'absence de consensus sur ce contenu en première année traduit pour une part la prééminence accordée aux compétences générales et pour une part une position pragmatique tenant compte de la diversité disciplinaire du corps enseignant impliqué. Près de vingt ans après leur introduction en première année de médecine[22], le bilan de l'enseignement des sciences humaines en première année est mitigé. Leur introduction a permis la structuration progressive d'un groupe d'enseignants provenant de diverses disciplines et la production de documents pédagogiques[23]. Dans certaines universités, la question de la place de ces enseignements au-delà de la première année a été posée rapidement. Là où des enseignants de sciences humaines non médecins occupent des postes de titulaires, leur présence a permis de créer une brèche, encore limitée, dans le monopole des médecins sur l'enseignement en faculté de médecine.

D'autres aspects du bilan sont moins positifs. La diversification des profils des étudiants recrutés en deuxième année de médecine, objectif affiché de la réforme, n'est pas au rendez-vous. Malgré des coefficients significatifs,

22. Arrêtés des 18 mars 1992 et 21 avril 1994 introduisant un module de sciences humaines et sociales et précisant que les épreuves doivent être de caractère rédactionnel.

23. Collège des enseignants de sciences humaines et sociales en médecine et santé, *Médecine, santé et sciences humaines*, Paris, Les Belles Lettres, 2011.

l'épreuve de sciences humaines n'a nulle part permis le recrutement d'un nombre significatif de bacheliers des sections littéraires, qui continuent à avoir de grandes difficultés à s'adapter au contenu et à la docimologie de la première année[24]. Enfin, l'introduction à cet endroit du cursus, pour de très grands groupes d'étudiants, n'a pas permis aux sciences humaines de sortir d'une place « culturelle », ni du statut, peut-être enviable mais *in fine* porteur d'isolement, d'enseignement « différent ».

Un autre objectif est l'acquisition par les étudiants de connaissances spécifiques dans les disciplines de sciences humaines et sociales. À ce titre, des enseignements de philosophie (notamment d'épistémologie et de réflexion sur l'éthique), de sociologie ou d'anthropologie ont toute leur place dans la formation préclinique. Ces disciplines partagent avec les sciences fondamentales le fait que les connaissances acquises ne seront pas utilisées pour elles-mêmes, mais viendront constituer une matrice sur laquelle se fixeront les connaissances et les compétences cliniques. L'enjeu n'est donc pas l'exhaustivité de ces connaissances, mais leur appropriation « en profondeur », favorisant les liens, la structuration d'un réseau, et suscitant l'intérêt de certains étudiants pour la poursuite de la réflexion. Ces connaissances devraient être complétées et mises à jour par des modules spécifiques en troisième cycle et par une offre de formation continue. On peut, entre cent exemples, faire l'hypothèse que des notions de sociologie de la famille seraient utiles à tous les médecins et que leur approfondissement serait justifié dans la formation des pédiatres et des médecins généralistes.

La formation préclinique devrait donc comprendre non seulement des connaissances issues des sciences biologiques permettant la compréhension de l'homme sain et malade dans sa dimension biomédicale, mais également des

24. J.-F. Bach, *op. cit.*

connaissances issues des sciences humaines, permettant d'en aborder la dimension psychologique, humaine et sociale[25]. La place relative des unes et des autres pourrait être définie par l'institution, ou laissée en partie à l'initiative de l'étudiant *via* des options. En France, cette évolution est en cours avec la présence dans les nouvelles recommandations pour les programmes de deuxième et troisième année d'une unité obligatoire d'enseignement intitulée « santé, société, humanité »[26].

La principale question reste celle de l'influence de la présence des sciences humaines dans le cursus sur les compétences cliniques finales des étudiants en médecine. C'est explicitement dans cet objectif qu'ont été créés depuis vingt ans les programmes d'enseignement de sciences humaines des universités étrangères. Elles les ont introduits dans l'enseignement clinique, avant d'arriver parfois à la conclusion qu'un socle de connaissances générales était nécessaire et devait trouver sa place dans l'enseignement préclinique[27]. Une revue récente de la littérature[28] analyse l'ensemble des travaux pédagogiques sur ce sujet. De nombreuses études rapportent des expériences, des programmes, ou mesurent la satisfaction des étudiants, mais très peu de données permettent l'analyse du retentissement à long terme de l'introduction d'un enseignement de sciences humaines sur les compétences cliniques, et il est très difficile

---

25. M. Serres, « L'éducation médicale vue par un philosophe », *Pédagogie médicale*, 2006, 7, p. 135-141.

26. Arrêté du 22 mars 2011 relatif au régime des études en vue du diplôme de formation générale en sciences médicales, http://www.enseignementsup-recherche.gouv.fr/pid20536/rubrique-bo.html?cid_bo=55867 (consulté le 20 avril 2012).

27. J. Macnaughton, « The Humanities in Medical Education: Context, Outcomes and Structures », *Journal of Medical Ethics: Medical Humanities*, 2000, 26, p. 23-30.

28. J. Ousager, H. Johanneson, « Humanities in Undergraduate Medical Education. A Literature Review », *Academic Medecine*, 2010, 85, p. 988-998.

de répondre de façon argumentée à la question : « Un enseignement de sciences humaines forme-t-il des médecins différents ? » L'hypothèse qu'une telle introduction puisse favoriser la prise en compte des aspects psycho-sociaux de la santé et la réflexion des professionnels sur leur pratique reste prédominante, et certains formateurs disent constater cela sur le terrain. On peut par exemple supposer que des enseignements de sciences humaines puissent participer à l'acquisition des compétences attendues en fin de deuxième cycle telles que celles listées ci-dessous (extrait traduit du document du British Medical Council[29]).

> L'étudiant devra être capable de se comporter conformément aux principes éthiques et légaux. Il sera capable de :
>
> – connaître et appliquer les recommandations et les standards éthiques, notamment ceux du document intitulé « Good medidal practice, the duties of a doctor registered with the GMC » et de son supplément, qui décrivent les attendus pour tout médecin enregistré au GMC ;
>
> – être conscient des responsabilités cliniques et du rôle du médecin, et placer le patient au premier rang de ses préoccupations. Connaître les principes d'une prise en charge centrée sur le patient, y compris pour l'auto-prise en charge, et traiter les besoins de santé des patients en collaboration avec eux et, quand c'est approprié, leurs proches et leurs aidants ;
>
> – être poli, respectueux, digne de confiance et honnête, agir de manière intègre, préserver la confidentialité, respecter la dignité et l'intimité du patient et comprendre l'importance du consentement ;
>
> – respecter les patients, les collègues et les autres interlocuteurs, indépendamment de leur âge, couleur, culture, handicap, origine ethnique ou nationale, genre, mode de vie, statut marital ou parental, religion ou croyance, sexe, orientation sexuelle, statut socio-économique ;

29. « Tomorrow's Doctor », British Medical Council, *op. cit.*

– respecter le droit des patients à des croyances religieuses ou autres et les prendre en compte, lorsque c'est approprié, dans les décisions thérapeutiques.

Les choix relatifs à la place des sciences humaines et à l'organisation de leur enseignement sont analogues à ceux concernant les autres sciences fondamentales : ils peuvent correspondre à des modèles successifs (préclinique puis clinique), intégrés ou en biseau, tels que décrits au chapitre II. Les méthodes pédagogiques retenues pour structurer ces enseignements sont très variées.

À un bout du spectre, on peut proposer des conférences ou des lectures sur les fondements de la réflexion éthique. Un exposé magistral, ou un ensemble de séminaires plus interactifs sur les différentes conceptions philosophiques de l'éthique et sur les références nécessaires à l'éthique clinique contemporaine (principisme, conséquentialisme et utilitarisme, casuistique, éthique de la vertu, émotivisme, éthique de la discussion, éthique du *care,* etc.), peut avoir sa place. La lecture de textes de référence peut être recommandée. Comme pour d'autres enseignements magistraux, la question de son influence sur les compétences en situation des étudiants doit être discutée.

À l'autre extrémité des méthodes pédagogiques disponibles, un enseignement dirigé organisé par un formateur en communication, ou faisant appel à des patients standardisés, pourrait permettre l'acquisition de techniques d'entretien faisant une place à l'expression des préférences du patient. Le transfert dans la réalité clinique et son évaluation peuvent ensuite être réalisés dans des situations d'enseignement en stage. Des modules de ce type ont notamment été développés pour l'acquisition de la compétence « annonce d'une mauvaise nouvelle ». Le risque est de transmettre la norme du moment au travers d'exercices en apparence pragmatiques alors que l'étudiant n'a pas acquis les capacités de réflexion et les connaissances qui lui permettent de s'adapter à des situations variées et de poursuivre sa propre réflexion.

Une véritable évaluation des compétences cliniques des étudiants nécessiterait probablement une coordination de toutes ces méthodes. Le contenu théorique ne peut être absent, ce qui implique une part de transmission de connaissances par des universitaires de ces disciplines, en premier et/ou en deuxième et troisième cycles. La traduction de ces éléments théoriques dans la relation clinique concrète n'est pas automatique, et les étudiants doivent être accompagnés dans ce processus. Les dispositifs pédagogiques disponibles sont variés (vidéos, jeux de rôle, debriefing de situations cliniques réelles, utilisation d'œuvres de fiction, etc.). Les psychologues, les spécialistes en communication et les associations de patients peuvent revendiquer une légitimité pour participer à cet accompagnement.

Enfin, l'intégration réelle de ces connaissances et attitudes dans une compétence clinique en situation (par exemple la capacité à proposer une décision tenant compte des éléments biomédicaux et des préférences du patient) ne peut s'acquérir qu'en situation réelle, dans une interaction avec un enseignant clinicien. Les occasions de concrétiser en stage les connaissances théoriques acquises doivent être exploitées, par exemple *via* la participation des étudiants aux entretiens d'annonce, aux discussions sur la limitation des soins actifs, aux présentations en comité d'éthique. Les mécanismes généraux d'apprentissage en stage (contextualisation-décontextualisation, influence des modèles de rôle) interviennent, comme pour d'autres connaissances.

La question n'est donc pas de choisir entre la création de postes d'enseignants de sciences humaines, le développement d'enseignements d'éthique clinique assurés par des médecins, l'amélioration de la formation en psychologie clinique ou la valorisation de ces notions dans l'évaluation des stages, mais de structurer un système d'enseignement où toutes les pièces du puzzle puissent s'emboîter en vue de l'amélioration de la qualité de la formation de l'étudiant. Une des conditions de cette cohérence est une meilleure connaissance mutuelle des différentes catégories d'enseignants impliqués. Organiser des périodes d'immersion dans les structures de soin pour les enseignants de sciences humaines et obtenir des cliniciens qu'ils acquièrent des supports théoriques en sciences humaines est sans doute un préalable. En l'absence d'une telle interaction, un hiatus persistera entre l'enseignement proposé aux étudiants dans le cadre d'un module de sciences humaines et l'ensemble de ce que les autres acteurs, notamment les médecins, disent, font et transmettent aux étudiants. Si ce décalage peut avoir des aspects formateurs, notamment pour la construction par les étudiants d'une réflexion et d'une position personnelles, une certaine cohérence du message est souhaitable.

Au-delà de ces trois objectifs, directement liés à la formation des étudiants, que sont l'acquisition de compétences générales, de connaissances spécifiques et la participation à la construction de certaines compétences, l'introduction des enseignements de sciences humaines et sociales en médecine pourrait modifier plus en profondeur le contexte de ces études. La présence de ces enseignements, et de ces enseignants, universitaires non médecins, enfonce un coin dans un système où la formation des médecins est organisée strictement par des médecins, ce qui participe très certainement au maintien des corporatismes et ne favorise pas un regard critique sur les pratiques. Elle permet de réintroduire dans le champ des études un point de vue extérieur à la profession indispensable à un réel questionnement des enjeux, indirectement porteur de la voix de la société et des patients.

Pour les facultés de médecine en tant qu'institutions, le développement de l'enseignement des sciences humaines et sociales est porteur de deux autres opportunités.

Il permet en effet d'affermir l'ancrage des facultés de médecine dans l'université, de construire des ponts avec d'autres disciplines, et par là même de développer de nouveaux champs de recherche. Cette évolution est nécessaire à la structuration à venir de la recherche en santé qui, pour répondre aux enjeux du vieillissement, de la place croissante des maladies chroniques, au problème des inégalités de santé, doit développer des équipes de recherche pluridisciplinaires associant médecins, autres professionnels de santé et universitaires issus des champs des sciences sociales, de l'économie, du droit. Dans cette évolution, les départements de sciences humaines des facultés de médecine et leurs enseignants peuvent jouer un rôle clé.

Enfin, ces champs disciplinaires sont un des lieux de rencontre possibles de l'ensemble des étudiants en formation aux métiers de la santé. L'évolution qui nous semble probable des facultés de médecine vers des facultés des sciences de la santé placera ces enseignements beaucoup plus au centre de l'institution qu'ils n'y sont actuellement. Ils pourraient être l'axe autour duquel se construit une réflexion commune de l'ensemble des professionnels sur leur pratique, et la charnière permettant de basculer d'un enseignement centré sur les maladies à un enseignement centré sur le patient.

La formation à la recherche

L'intrication enseignement/recherche est fondatrice de l'université et existe depuis sa création en Europe au Moyen Âge sous des formes qui ont varié. Pour la médecine, cette articulation a déterminé une grande partie de l'organisation des institutions, depuis le développement de l'enseignement de la médecine dans l'université, et non en dehors, jusqu'aux institutions que créent les réflexions de Flexner ou Debré. Au début du XXe siècle, cette articulation enseignement/recherche est d'abord pensée comme une posture des enseignants, liant production et transmission des savoirs, mais aussi comme une façon d'apprendre la médecine dans l'objectif de la pratiquer par le raisonnement scientifique, la recherche de preuves et le raisonnement hypothético-déductif. À la fin du XXe siècle et au début du suivant, l'expression d'autres besoins de santé et les évolutions de la pédagogie médicale mettent en question le bien-fondé d'une formation principalement scientifique pour toutes les formes de pratique de la médecine. Mais simultanément la poursuite des progrès de la biomédecine, le développement important de la pharmacopée, l'identification des enjeux de la recherche dite translationnelle, c'est-à-dire de l'application à la pratique médicale des découvertes de biologie fondamentale, nécessitent que des médecins continuent d'occuper le champ de la recherche médicale.

Cette évolution pose alors la question du développement de doubles formations médicale et scientifique pour un certain nombre d'étudiants. Cet enjeu est admis par la majorité des facultés de médecine européennes qui tentent de construire des doubles cursus : cursus médical/doctorat d'université. Leur modèle explicite ou implicite est l'existence de ces doubles cursus en Amérique du Nord, où ils sont connus sous le terme de MD (*medical degree*)/PhD. En Amérique du Nord, cette filière de formation repose pour une part sur le fait que les étudiants en médecine sont recrutés tardivement, après un premier cycle d'études scientifiques. Le bagage scientifique de certains d'entre eux est déjà important, équivalent à celui d'un master scientifique. Leur formation doctorale (PhD) sera réalisée en parallèle de leurs études médicales pour une part et au cours d'années d'études intercalées pour une autre part.

En Europe, l'organisation des études privilégie presque partout un recrutement précoce et un enseignement orienté vers la pratique clinique au cours des cinq ou six années d'études de médecine. Les étudiants souhaitant effectuer des activités de recherche ne peuvent le faire que tardivement, au moment de l'internat. Cette organisation a potentiellement deux inconvénients : le décalage de la formation à la recherche par rapport à la période de disponibilité maximale des étudiants et les difficultés qui naissent de la différence majeure des modalités d'apprentissage des formations médicales et scientifiques.

Les parcours de vie de la majorité des étudiants plaident en effet en faveur d'une orientation précoce vers les activités de recherche. La disponibilité mentale d'étudiants de vingt ans est très importante et permet à ceux qui sont passionnés par une activité de recherche d'y consacrer un temps et un investissement considérables. Cette disponibilité ne se retrouve pas à d'autres périodes de l'existence.

Par ailleurs, les différences importantes entre la formation clinique et la formation scientifique doivent être analysées et surmontées pour la construction de double cursus.

L'apprentissage de la clinique est fortement déterminé par la nécessité d'une certification de compétences finales qui oriente le fonctionnement des facultés de médecine et le travail des étudiants vers la recherche d'un niveau suffisant de connaissances dans tous les domaines et qui ne comprend pas d'encouragement à investir en profondeur un champ limité de connaissances. Le « bon » étudiant en médecine est celui qui acquiert les compétences minimales nécessaires pour analyser un ensemble de situations médicales courantes. La structure des connaissances médicales influe également sur les modalités d'apprentissage. S'il existe des situations cliniques où le raisonnement s'appuie principalement sur une bonne connaissance des faits biologiques sous-jacents, ce substrat est le plus souvent indirect, la compréhension fine des mécanismes physiopathologiques n'étant pas disponible. Le raisonnement médical s'appuie alors sur un faisceau de règles empiriques. L'apprentissage de la médecine reste pour une part marqué par la nécessité de mémoriser une série de données incomplètement liées les unes aux autres et ne reposant pas toujours sur un contenu scientifique défini.

La formation scientifique et *a fortiori* la formation à et par la recherche scientifique mettent en jeu des stratégies très différentes.

Les compétences recherchées sont pour une part des compétences cognitives très générales : savoir identifier qu'une question n'est pas résolue (notamment par l'analyse de la littérature scientifique) et qu'elle a un intérêt ; savoir formuler des hypothèses ; savoir construire un protocole permettant de tester une hypothèse ; être en mesure de critiquer les résultats obtenus ; discuter leur intérêt par rapport à l'hypothèse initiale. Ces compétences très générales sont paradoxalement acquises au travers d'activités très spécialisées : formuler une hypothèse s'apprend notamment en participant à la mise en œuvre d'une activité de recherche réelle, qui nécessite que l'étudiant effectue la synthèse d'une bibliographie très spécialisée sur un sujet très étroit. Il pourra ensuite participer à la définition d'un protocole expérimental faisant appel à des techniques précises.

La formation à la recherche a donc pour objectif l'acquisition de compétences très larges, au travers d'activités et de situations hautement spécialisées, alors que la formation clinique propose l'acquisition de compétences assez précises et non interchangeables obtenues par la confrontation à un nombre suffisant de situations typiques.

Ces compétences nécessaires à la recherche doivent évidemment reposer sur une base de connaissances en sciences fondamentales, notamment dans les disciplines biologiques.

Des compétences plus techniques sont également nécessaires. Elles sont communes à de nombreux champs de recherche : compétences en informatique, en anglais et dans les principales techniques de laboratoire.

Du fait de ces différences, l'organisation d'une double formation de façon successive, clinique puis recherche, ou recherche puis clinique, se heurte à des difficultés importantes qui en limitent l'efficacité et découragent les étudiants. Du point de vue de l'étudiant, les obstacles rencontrés sont différents selon que le cursus se fait dans le sens scientifique/médical ou médical/scientifique.

Lorsque le double cursus est effectué dans le sens formation médicale puis formation scientifique, il pose en pratique les problèmes suivants. Les caractéristiques de l'apprentissage clinique développent certaines aptitudes des étudiants (la résolution de problèmes complexes, la relation interindividuelle, la définition des priorités, la réflexion éthique), mais elles présentent le risque de ne pas développer, voire de restreindre, la curiosité intellectuelle, l'autonomie d'organisation du travail, l'esprit critique. Après six années d'enseignement principalement orienté vers la clinique, dans un contexte fréquemment vécu comme contraignant, l'appétence des étudiants pour l'exercice intellectuel est rarement supérieure à ce qu'elle était à leur entrée dans le cursus. Ainsi, le nombre d'étudiants restant motivés à la fin de leurs études de médecine pour une formation à la recherche est faible[30]. Pour les étudiants motivés, l'acquisition d'une base de connaissances large en sciences biologiques est difficile à une période où ils sont déjà très investis dans une activité professionnelle, alors qu'elle est indispensable à l'appréhension des grandes questions scientifiques. En d'autres termes, l'acquisition d'un niveau de licence, en physique, chimie, biologie, statistiques, par des internes est difficile, y compris parce que l'organisation des enseignements rend malaisé leur accès en formation continue. La formation à la recherche de ces internes se limite donc souvent à l'acquisition d'une quantité assez limitée de connaissances biologiques, immédiatement

---

30. L. C. Silcox, T. L. Ashbury, E. G. VanDenKerkhof, B. Milne, « Residents' and Program Directors' Attitudes toward Research during Anesthesiology Training: a Canadian Perspective », *Anesthesia Analgesia,* 2006, 102(3), p. 859-864.

adjacentes à leur pratique clinique et à leur thématique de recherche.

La réalisation d'un double cursus successif dans le sens scientifique puis médical pose des questions presque symétriques. La redondance des enseignements pourrait être facilement résolue par une entrée en cours d'études et/ou un cursus accéléré. Mais les obstacles les plus importants sont immatériels, liés à la difficulté rencontrée par des étudiants qui ont goûté à l'intérêt intellectuel d'études scientifiques, ont pris l'habitude de la confrontation avec des questions théoriques complexes, de la discussion des données et de leur remise en question, à se plier aux contraintes de l'apprentissage de la clinique. Les étudiants brillants sélectionnés en France sur le programme de l'école de l'Inserm[31], seul programme institutionnel ayant clairement l'objectif d'un double cursus MD/PhD, éprouvent des difficultés à se couler dans le moule intellectuellement peu enthousiasmant de la préparation aux ECN.

Ces difficultés plaident pour la construction de cursus qui permettent l'acquisition progressive et simultanée des deux cultures[32]. On peut en attendre une synergie dans les apprentissages des étudiants. L'acquisition de connaissances cliniques permet de mettre en perspective les objectifs finaux d'une activité de recherche appliquée à la santé. L'implication dans une activité scientifique et de recherche fournit le « carburant » intellectuel nécessaire aux étudiants les plus intéressés.

---

31. Le détail de ce programme peut être consulté sur http://www.rh.inserm.fr/INSERM/IntraRh/RHPublication.nsf/mDisplayMotsClefsWeb?OpenForm&arg1=10&arg2 (consulté le 20 avril 2012).

32. S. E. Straus, C. Straus, K. Tzanetos, « Career Choice in Academic Medicine: Systematic Review », *Journal of General and Internal Medicine,* 2006, 21, 12, p. 1222-1229.

La construction de ces doubles cursus nécessite plusieurs types d'outils.

Il faut d'abord détecter les étudiants intéressés et en mesure de suivre ces cursus. La détection (ou la sélection) peut comprendre des critères strictement académiques, comme le niveau de réussite dans le secondaire. De tels indicateurs risquent de laisser échapper des esprits curieux, dont les qualités n'étaient pas bien adaptées aux exigences du système scolaire où la place faite à la créativité et à l'esprit critique est au mieux limitée. Il est nécessaire d'y adjoindre d'autres critères évaluant les capacités d'investissement personnel dans des activités diverses, la curiosité et l'indépendance d'esprit. Surtout, cette détection ne pouvant pas être d'emblée exacte et une initiation à la recherche ne pouvant pas nuire à un étudiant qui se destinerait finalement à un exercice uniquement clinique, il paraît important de proposer à une proportion significative des étudiants en médecine une découverte de ces activités, qui leur permettra de juger par eux-mêmes de leur souhait de poursuite d'un double cursus et de leur capacité à en assumer les exigences.

Il faut ensuite leur permettre de construire leur motivation, de s'identifier à l'activité professionnelle de chercheur, de comprendre l'univers intellectuel de l'activité de recherche, et d'apercevoir les liens, et les allers-retours possibles, entre activité de recherche et activité clinique, caractéristiques de la recherche translationnelle. Un cours intensif construit autour de thématiques très diverses peut permettre de répondre à cet objectif[33].

Il s'agit moins de transmettre des connaissances aux étudiants que de les convaincre, au travers de quelques histoires médico-scientifiques particulières, que

---

33. Un exemple d'un tel cours intensif a été mis en place à la faculté de médecine d'Angers et peut être consulté sur le site www.med.univ-angers.fr/rssa (consulté le 20 avril 2012).

l'apprentissage de la biologie moléculaire ou de la physique de l'atome est pertinent. La présentation de plusieurs champs de recherche peut leur permettre de commencer à identifier leur propre centre d'intérêt. La participation de jeunes chercheurs, exposant leur propre parcours et leurs résultats, permet aux étudiants de s'identifier à ces modèles.

Pour que des doubles cursus soient accessibles, il est nécessaire que l'offre de formation universitaire comprenne effectivement les briques nécessaires à leur construction. Plusieurs solutions non exclusives les unes des autres sont envisageables.

Les étudiants qui souhaitent s'engager dans un double cursus doivent disposer d'un bagage scientifique général suffisant. Cette condition n'est pas toujours remplie dans les modèles d'enseignement ayant privilégié des premiers cycles « intégrés » ou « orientés vers la clinique ». Il est indispensable de maintenir dans le premier cycle, au moins en option pour un nombre significatif d'étudiants, un corpus important de connaissances scientifiques. La seconde question est celle de l'acquisition d'un bagage scientifique supplémentaire, tôt dans la vie étudiante, pour ceux des étudiants qui se destinent à la recherche. Ceci peut s'envisager sous la forme de modules optionnels ajoutés en parallèle du cycle L de médecine, ce qui est plutôt le modèle français, ou grâce à une année intercalée entre les cycles L et M pour permettre la validation d'un cursus scientifique.

Au-delà de la formation scientifique générale, ces cursus nécessitent une réelle période de formation par la recherche, c'est-à-dire en pratique un stage long, à temps plein, dans un laboratoire de recherche. L'enjeu est que ce stage soit suffisamment long pour permettre un travail « réel » et l'acquisition des compétences générales citées plus haut, mais qu'il soit suffisamment court pour que quitter cet environnement stimulant pour retourner aux études de médecine soit acceptable. Ce stage d'un ou deux semestres devrait prendre place au début du deuxième cycle. La dernière condition, incontournable, est que les doubles cursus simultanés ainsi définis, comprenant une part de « densification du cursus » pour des étudiants brillants et une part, raisonnable, d'allongement du cursus, soient effectivement valorisés lors de l'évaluation des étudiants. Ils doivent donc être reconnus, notamment pour l'accès à des orientations permettant l'exercice d'activités de recherche. Beaucoup de systèmes européens prennent en compte un bagage scientifique supplémentaire pour l'accès à une spécialisation en troisième cycle. Ce n'est actuellement pas le cas en France. Imposer à des étudiants ayant un double cursus les mêmes critères d'accès au troisième cycle, c'est-à-dire en considérant exclusivement leur rang de classement sur une épreuve clinique (ECN), conduit à ce que les incitations à une formation à la recherche soient au mieux incantatoires si les étudiants ne sont pas dupes, au pire malhonnêtes s'ils l'étaient.

La formation à la recherche de certains étudiants en médecine est ainsi une illustration presque caricaturale d'une question non résolue alors que le diagnostic est partagé par la majorité des acteurs, que les solutions sont connues, que leur mise en œuvre technique est évidemment possible. Résoudre ce problème est un enjeu majeur pour notre pays. Mais le caractère centralisé des décisions concernant l'enseignement en général et celui de la médecine en particulier, le fantasme de l'égalité de traitement des étudiants de Lille à Marseille, la faible autonomie des acteurs, l'absence de possibilités d'expérimentation, figent le système et imposent une procédure napoléonienne d'accès aux différents modes d'exercice, interdisant de reconnaître et d'encourager l'excellence scientifique et la créativité de certains étudiants.

CONCLUSION

Même si la formation médicale a toujours et partout été organisée par l'université, le lien très fort entre la formation des professionnels de santé, les structures de soin et la politique de santé confère aux facultés de médecine une place originale dans l'université et leur impose une « responsabilité sociale ». Les citoyens attendent que les professionnels formés soient compétents et ils exigeront de façon croissante que ceci soit garanti dans un contrat explicite liant les universités, les étudiants et leurs futurs patients.

À partir du triangle formé par le développement des connaissances, le pouvoir politique et l'environnement social, les facultés de médecine disposent d'espaces de liberté pour développer un projet pédagogique, dont certains aspects sont partagés avec d'autres formations universitaires et d'autres très spécifiques, mais pouvant alors avoir des points communs avec la formation aux autres professions du soin. Ces espaces sont actuellement en France peu utilisés et le sont d'une façon totalement empirique. La centralisation de toutes les décisions, malgré l'autonomie des universités, freine de façon significative les évolutions.

Nous avons tenté dans cet ouvrage de mettre en perspective, à partir de notre expérience de responsables d'une faculté de médecine, le point de vue des différents acteurs, enseignants, pouvoirs publics, citoyens, étudiants, les blocages qui contrarient les évolutions, ainsi que de dégager quelques pistes permettant d'envisager des évolutions des formations afin de les adapter à leur environnement socio-économique et culturel ainsi qu'aux attentes des étudiants et de leurs futurs patients.

Cet ouvrage est centré sur la formation médicale en France, avec ses contraintes spécifiques (gratuité des études, concours de sélection en fin de première année et « concours classant » de fin de formation initiale), mais nos réflexions se sont inspirées fréquemment de comparaisons internationales, surtout lorsqu'elles permettent de proposer des évolutions : l'existence dans de nombreux pays de facultés de santé en charge de la formation de la plupart des professionnels de santé doit inspirer une réflexion collective sur notre organisation actuelle au moment où il est question de collaboration entre professionnels de santé, de délégations de tâches et de transfert de compétences. La possibilité pour de jeunes Français d'aller se former à la médecine dans divers pays européens, puis de revenir exercer la médecine dans leur pays d'origine, doit inspirer une réflexion urgente sur la pertinence d'un *numerus clausus* national à l'entrée des études médicales et aussi sur la place que la France souhaite occuper dans l'espace européen de l'enseignement supérieur et de la recherche.

Il nous semble important que les acteurs des formations de santé (universitaires, maîtres de stage, responsables hospitaliers, responsables et formateurs d'écoles paramédicales, étudiants), faisant abstraction de leurs statuts actuels, soient convaincus de l'importance du lien entre les formations aux métiers de la santé, la pratique des métiers du soin et la recherche, qu'elle soit clinique ou plus fondamentale. Ce triptyque fondateur, posé par Abraham Flexner il y a maintenant un siècle garde sa pertinence. Les nécessaires évolutions de ce modèle devront en conserver la structure générale et se fonder sur des données de la recherche pédagogique dont il nous semble qu'elle a de nombreux points communs avec la recherche clinique. Il est probablement essentiel que les médecins et les autres formateurs impliqués dans la formation aux professions de santé s'approprient les concepts et les outils de la recherche pédagogique, comme ils l'ont fait pour la recherche clinique, et que la formation aux professions de santé dépasse enfin l'empirisme ou les oppositions idéologiques.

Les trois situations concrètes suivantes, aujourd'hui inenvisageables, pourraient illustrer le chemin qu'il faut que nos institutions fassent dans un délai bref. Demain, une faculté de médecine doit pouvoir garantir que les étudiants qui finissent leur deuxième cycle ont les compétences, y compris relationnelles, que les patients attendent d'un interne. Demain, une étudiante brillante titulaire d'un master scientifique d'une université chinoise, ayant rencontré un étudiant en médecine français qui y effectuait un semestre et souhaitant faire carrière dans la recherche médicale doit pouvoir être inscrite en troisième ou quatrième année dans une faculté française, sur dossier, pour y suivre un cursus adapté et accéder à la filière de troisième cycle de son choix. Demain ou après-demain, le conseil d'UFR d'une faculté de santé doit pouvoir élire comme doyen un ou une universitaire ayant une activité clinique de soins infirmiers. Beaucoup de facultés de sciences de la santé dans de nombreux pays autres que la France remplissent déjà ces trois conditions. Le changement est urgent.

INTRODUCTION AU RAPPORT FLEXNER

Au tout début du XXe siècle (1910), la Carnegie Foundation commande au Dr Abraham Flexner un rapport décrivant l'enseignement médical en Amérique du Nord anglophone (États-Unis et Canada). Abraham Flexner (1866-1959) est avant tout un pédagogue, et son ouvrage *The American College* mettant en cause les méthodes magistrales d'enseignement a été repéré par Henry Pritchett président de la Carnegie Foundation. Le « Flexner report », rendu public et réédité à plusieurs reprises, est volumineux (environ 350 pages)[1]. Le premier chapitre résume l'histoire de l'enseignement médical aux États-Unis. En 1910, l'organisation de cet enseignement est caractérisée par l'efflorescence de très nombreuses *medical schools* le plus souvent privées, de petite taille, ayant peu ou pas de relations avec les universités et organisées sur une base avant tout commerciale. C'est d'ailleurs cette situation qui a conduit à la commande du rapport.

Ainsi, l'introduction du rapport par H. S. Pritchett, président de la Carnegie Foundation, résume certaines de ses conclusions, dont les deux suivantes :

« (a) Depuis vingt-cinq ans, il y a eu une surproduction considérable de praticiens peu éduqués et mal formés.

---

1. http://www.carnegiefoundation.org/sites/default/files/elibrary/Carnegie_Flexner_Report.pdf.

Ceci s'est produit sans prise en compte aucune du bien commun et sans réelle considération des intérêts du public. Aux États-Unis dans l'ensemble, les médecins sont quatre à cinq fois plus nombreux en proportion de la population que dans des pays comme l'Allemagne.

« (b) Cette surproduction d'hommes mal formés est principalement due à l'existence d'un très grand nombre d'écoles, à caractère commercial, soutenues par des méthodes publicitaires qui drainent hors des activités industrielles et vers les études de médecine une masse de jeunes non préparés. »

La commande du rapport est d'emblée placée dans le cadre des évolutions épistémologiques et du développement d'une médecine scientifique, modifiant nécessairement les conditions de son enseignement. Abraham Flexner va donc conduire une enquête exhaustive auprès de toutes les institutions de formation, décrivant la situation existante en termes de conditions de recrutement des étudiants, d'enseignement préclinique et d'enseignement clinique.

La seconde partie du rapport comprend les informations détaillées et chiffrées concernant les cursus proposés, les modalités de financement, les budgets, les matériels et bâtiments disponibles pour chaque institution.

L'intérêt exceptionnel de ce document réside en particulier dans trois chapitres assez courts, dans lesquels A. Flexner propose une synthèse de ce que l'enseignement médical moderne devrait être avant de procéder à la description de la situation dans les différents établissements visités. Ces trois chapitres (les chapitres II, IV et VI) ont servi de trame à presque toutes les réflexions du XXe siècle concernant l'enseignement de la médecine. La distinction entre « Laboratory branches » (titre du chapitre IV) et « Hospitals and medical schools » (titre du chapitre VI) est elle-même à la base de la distinction régulièrement faite depuis entre enseignement préclinique et clinique. L'exposé au chapitre VI des liens nécessaires entre hôpitaux et structures de formation universitaires inspirera très largement en France le texte du Conseil national de la résistance proposant la création d'un ministère de la Population[2] d'où sera issue quinze ans plus tard l'ordonnance Debré créant les centres hospitaliers et universitaires.

Aujourd'hui encore, la vision de l'enseignement de la médecine exposée dans ces chapitres du rapport Flexner sert de toile de fond à de nombreuses discussions. Les conclusions de 1910 et les propositions d'organisation faites sur ces bases ont été accusées de promouvoir une vision exclusivement scientifique de la médecine et de son enseignement, et d'avoir relégué au second plan la question de la singularité du patient et de la relation clinique. Les propositions actuelles d'évolution des cursus se présentent parfois comme « post-flexneriennes » ou *beyond Flexner*. À l'inverse, les choix pédagogiques proposés par Flexner, notamment la nécessité d'un engagement de l'étudiant dans des activités, et sa dénonciation de la faible efficacité du cours magistral apparaissent aujourd'hui encore modernes et restent très insuffisamment mis en pratique dans la majorité des cursus.

Il nous a donc semblé intéressant, en complément de nos réflexions sur la formation actuelle des médecins, de proposer une traduction, jusqu'ici non disponible en français, de ce texte fondateur des pratiques d'enseignement de la médecine des XXe et XXIe siècles.

2. R. Debré, *op. cit.*

ABRAHAM FLEXNER

L'éducation médicale aux États-Unis et au Canada Rapport pour la Fondation Carnegie pour le progrès de l'enseignement (Chapitres II, IV et VI)[1]

Chapitre II
Les bases essentielles d'un enseignement de la médecine

Nous avons brièvement exposé au chapitre précédent les trois stades de l'évolution de l'enseignement de la médecine en Amérique du Nord : le préceptorat, l'enseignement magistral et la discipline scientifique. Nous avons vu comment une formation empirique de qualité variable obtenue auprès d'un précepteur avait cédé le pas à l'enseignement magistral, qui consistait simplement à transmettre un ensemble figé de connaissances de valeur très inégale ; et comment de nos jours celui-ci a été abandonné au profit d'un système dont l'objectif est d'échapper, autant que possible, à l'empirisme afin que la médecine, comme les

1. « Medical Education in the United States and Canada. A Report to the Carnegie Foundation of Teaching ».

Traduction par Albertine Lucas (bureau des relations internationales, faculté de médecine, université d'Angers) avec l'autorisation de la Carnegie Foundation for the Advancement of Teaching.

autres domaines scientifiques, repose sur des faits observés et pertinents. L'apprenti voyait la maladie de ses yeux ; l'élève l'appréhendait à travers la parole de son maître et les manuels ; aujourd'hui, l'étudiant en médecine revient vers le patient, qu'il avait quitté en même temps que son précepteur. Il y revient toutefois en s'appuyant sur des sens qui ne sont plus seulement ceux dont la nature l'a doté, mais ont été aiguisés, ajustés et rendus plus utiles par les procédés et instruments issus des progrès des cinquante dernières années. Voilà en quoi la formation médicale s'est transformée : l'ancien précepteur pouvait dans le meilleur des cas toucher, voir, sentir, écouter, sans autre aide que celle de ses cinq sens. Ses réalisations n'étaient pas négligeables. En effet, sa dépendance exclusive à ses perceptions en augmentait considérablement l'acuité. Mais, malgré des succès, ses capacités de réduire, différencier et interpréter tout ou partie des phénomènes se heurtaient aux limites sensorielles. De nos jours, ces limites sont dépassées. Le thermomètre, le stéthoscope, le microscope, la corrélation entre les symptômes observés et les résultats des analyses biologiques et biochimiques, permettent d'élargir considérablement le champ d'action du médecin. Il perçoit ce qu'il fait plus rapidement et plus précisément ; il connaît avec une plus grande certitude les avantages et les limites des agents dont il dispose. Bien que le champ de la connaissance et de la certitude ne recouvre pas encore, et de loin, celui de la maladie ou de la blessure, la voie d'une action rapide, intelligente et efficace est ouverte.

À condition bien sûr que le médecin se montre lui-même apte à utiliser les instruments récemment mis au point ! Et c'est là que le bât blesse. La société ne tire actuellement profit que d'une part minime des progrès disponibles. Il est rare qu'un malade se voie administrer tous les soins possibles, que ce soit dans un petit hameau ou une grande ville, dans un hôpital public ou un sanatorium privé. Nous possédons certes en Amérique des médecins tout aussi compétents qu'à l'étranger ; mais nulle part ailleurs le fossé entre les meilleurs et les plus mauvais ne s'avère aussi important et aussi lourd de conséquences néfastes.

Dans ce chapitre et le suivant, nous tenterons d'expliquer ces disparités, dont les causes doivent être recherchées avant même l'entrée à l'école de médecine[2]. La maîtrise des ressources actuelles de la profession suppose des conditions préalables spécifiques d'instruction et d'intelligence de l'étudiant en médecine. Dans le cadre du préceptorat, un cadre général ou uniforme n'était pas nécessaire. Chaque élève entretenait un rapport personnel avec son précepteur. S'il était jeune ou immature, son maître pouvait attendre le développement de ses capacités, l'initiant à des problèmes simples à mesure que ceux-ci se présentaient et reportant les questions ardues à une période plus propice. Entre-temps, il y avait toujours les chevaux à étriller et les sacoches à remplir. Si en définitive le garçon se montrait irrémédiablement médiocre, le précepteur pouvait s'en désintéresser, trouvant un prétexte quelconque pour interrompre la relation. À la période magistrale, il était primordial pour obtenir de bons résultats que les enseignants et les répétiteurs puissent évaluer le niveau général de leurs classes pour le moins chargées ; mais ce niveau était dans certains cas déjà bas et pouvait, en l'absence de rigueur, tomber bien en dessous du seuil minimal admissible. Dans tous les cas, le rôle de l'élève était d'ingurgiter et de répéter – tel un perroquet – les informations qu'on lui communiquait. Ses

2. ** Le choix a été fait de traduire le plus souvent *medical school* par « école de médecine », et parfois par « faculté de médecine ». Le rapport Flexner est commandé dans un contexte où les *medical schools* se sont développées en dehors des universités, situation qui conduit justement à la commande du rapport. Le terme « faculté de médecine » a été utilisé lorsque le texte met l'accent sur l'appartenance à l'université des *medical schools*. Aujourd'hui, dans le monde anglo-saxon, les facultés de médecine, comme d'autres composantes de l'université (par exemple la London School of Economics), ont gardé la dénomination de *medical schools.* (Les notes du traducteur sont signalées par *, les notes des auteurs par **.)

études médicales consistaient pour l'essentiel à apprendre par cœur un système de correspondances prédéfini liant tels symptômes à tels traitements. S'il décelait les uns, il ne lui restait plus qu'à lister les autres : une prise de calomel pour une langue saburrale ; une dose de quinine contre les frissons. Ce que l'élève n'assimilait pas facilement pouvait lui être inculqué – à l'approche des examens – par ceux qui venaient de réussir ces épreuves. En outre, en complément du répétiteur, les manuels abrégés et autres listes de questions constituaient un système efficace permettant d'éviter tout recours à ses capacités sensorielles et intellectuelles. C'est ainsi qu'il acquérait, et acquiert toujours en certains lieux, ses connaissances en *materia medica*, anatomie, obstétrique et chirurgie. Les écoles de médecine opposaient si peu de résistance à cet état de fait que ces aide-mémoire étaient – et sont encore occasionnellement – rédigés par les professeurs eux-mêmes et vendus sur place. Dans de telles circonstances, quiconque pouvait, comme l'a fait remarquer le président Eliot[3], « entrer dans une école de médecine comme on entre dans un magasin » ; et il n'est pas étonnant dès lors que beaucoup de ceux qui franchissaient la porte « savaient à peine lire et écrire ». Mais avec l'avènement du laboratoire et la mise à disposition pour chaque étudiant d'un casier où ranger son microscope, ses réactifs et autres effets personnels, avec l'apparition de l'enseignement clinique en petits groupes au lit du malade, où chaque étudiant se voit confier la responsabilité de déterminer les antécédents d'un patient et d'établir un diagnostic possible, qu'il confirme ou rectifie en réalisant lui-même l'analyse microscopique et biochimique du sang, des urines, des expectorations et autres tissus, les privilèges des écoles de médecine ne peuvent plus être accessibles à quiconque franchit la porte. Il convient désormais d'appointer un gardien qui vérifie de façon approfondie et critique les aptitudes du candidat

3. * Charles William Eliot, président de l'université de Harvard de 1869 à 1909.

en vue de son admission. Cette étape est nécessaire par égard envers le postulant, dont le temps et les capacités lui serviront à quelque autre vocation, s'il n'est pas destiné à celle-ci. Elle est également nécessaire à la légitime protection du public, vis-à-vis des détenteurs des instruments de la médecine moderne, remarquablement efficaces lorsqu'ils sont employés à bon escient et d'autant plus dangereux entre les mains d'incompétents ou d'ignorants.

Un point doit être souligné. Une école de médecine peut, si la loi l'autorise, négliger la clinique et le laboratoire, se cantonner à l'enseignement magistral et faire en sorte que son calendrier soit compatible avec celui des semis et des moissons. Ou bien elle peut s'équiper de laboratoires, aménager un dispensaire et s'annexer à un hôpital, tout en mettant en avant des critères d'admission en conformité avec ses prétentions et les opportunités qu'elle offre. Mais elle ne peut offrir un enseignement de laboratoire et au lit du patient tout en acceptant des garçons incultes et novices. Il s'agit là d'une combinaison à la fois illogique et futile. Les fonds de l'école peuvent en effet lui permettre de se procurer des équipements ; mais seule l'intelligence des étudiants peut garantir leur utilisation appropriée. Le dilemme ne peut non plus être éludé en prétendant qu'un enseignement de laboratoire sommaire dispensé à un étudiant en médecine inexpérimenté en fait un « praticien », tandis que la formation plus complète d'un homme compétent en fait un « scientifique ». Compte tenu du niveau atteint par l'étudiant en médecine dans les circonstances les plus favorables, il est absurde de parler de conflit entre science et pratique. Nous traiterons subséquemment des liens entre l' enseignement et la recherche, qui nécessitent d'établir entre ces activités un *modus vivendi*. Mais cette question n'est aucunement liée à l'objet de notre présente discussion, à savoir le niveau d'instruction ou les capacités intellectuelles qui doivent aujourd'hui être retenus comme critères d'aptitude raisonnables pour accéder aux études médicales.

En considérant la médecine moderne comme une tentative de lutte contre la maladie au meilleur bénéfice du patient, que doit-on exiger de ceux qui s'engagent dans la bataille ? Pour éclairer cette question qui a déjà fait couler beaucoup d'encre, regardons ailleurs. Les études suivies dans les *colleges*[4] ne se distinguent pas de nos jours par leur sévérité ni leur sérieux. Elles offrent à la fois travail et divertissement dans des proportions variables. Le programme est organisé de telle sorte qu'à aucun moment l'étudiant n'ait à endurer un effort intensif prolongé. Par ailleurs, le lien entre *college* et compétences professionnelles spécifiques est toujours source de débat. Il apparaît clairement que les études en *college* sont moins difficiles, moins éprouvantes et moins responsabilisantes que les études médicales. Il est à ce titre intéressant de noter que les conditions minimales d'accès au *college* consistent pourtant désormais en quatre années de secondaire, sanctionnées par des examens ou par une évaluation de l'école.

Les écoles d'ingénieurs offrent sans doute une comparaison encore plus parlante. Si à l'instar du *college* ces institutions présentaient à leur début un niveau peu élevé, elles ont connu une rapide évolution. Leur enseignement s'avérait à l'origine lourdement desservi par l'ignorance et l'immaturité des élèves. Leurs diplômés devant effectuer des tâches relatives au confort des êtres humains qui nécessitaient un certain sens des responsabilités – construction de ponts, de centrales électriques, de réseaux d'égouts –, ces établissements ont dû limiter l'admission à des étudiants plus mûrs et dotés d'une formation préalable plus approfondie. Si l'ingénierie et la médecine modernes requièrent le même niveau d'intensité et d'efforts, la complexité diffère. L'ingénieur traite principalement de données mesurables dont l'incertitude est limitée. L'étudiant en médecine doit en revanche faire preuve d'un raisonnement nettement plus

4. * Les *colleges* aux État-Unis désignaient et désignent toujours des établissements dispensant un enseignement supérieur court.

élaboré. Il doit pouvoir manier simultanément des éléments appartenant à des catégories extrêmement différentes : éléments physiques, biologiques, psychologiques, qui sont tous en interrelation. Qui plus est, l'ingénieur diplômé n'exerce pas immédiatement une responsabilité décisive ; il la conquiert progressivement après avoir occupé différents postes subalternes permettant de compléter sa formation. Rien ne s'interpose en revanche entre le jeune docteur en médecine et sa responsabilité ultime : la vie humaine. Il ne peut aujourd'hui démarrer sa carrière par des tâches simples sous la surveillance d'un supérieur hiérarchique ; les questions de vie et de mort font partie intégrante de ses journées de travail, ce dès le premier jour. La formation du médecin s'avère donc plus complexe et comporte plus d'implications que celle de l'ingénieur. Or il faut noter que la condition minimale d'accès aux bonnes écoles d'ingénieurs consiste, une fois encore, en un diplôme de fin d'études secondaires, et que la tendance à l'allongement de ces études techniques jusqu'à cinq années témoigne du besoin urgent d'élever le niveau.

Il convient d'aborder un autre aspect du problème tout aussi important. Le programme des écoles techniques modernes est certes extrêmement lourd ; mais, hormis les mathématiques, les principaux sujets abordés en première année sont des sciences qui ne nécessitent pas la maîtrise préalable de sciences plus fondamentales[5]. À titre d'exemple, considérons l'école d'ingénieurs de l'université du Wisconsin. En première année, la discipline scientifique étudiée dans cette école est la chimie et, malgré sa difficulté, le cours ne nécessite pas de prérequis dans cette discipline ni dans aucun autre domaine scientifique ; il en va de même pour la physique en deuxième année, et la mécanique abordée au second semestre ne requiert pas

5. ** Flexner distingue les *contributory sciences*, que nous avons choisi, en cohérence avec notre vocabulaire actuel de l'enseignement médical de traduire par « sciences fondamentales ».

d'autres connaissances en physique que celles acquises au premier semestre.

La situation s'avère bien différente en médecine. Les matières enseignées au début du cursus officiel – anatomie, physiologie, biochimie – s'appuient toutes sur des connaissances scientifiques et techniques préalables. Ce sont des sciences de laboratoire non de première mais de seconde ligne. Considérons par exemple la plus simple et la plus fondamentale de ces disciplines : l'anatomie. Elle débutait et se terminait autrefois par la dissection d'un cadavre adulte. Aujourd'hui, cela ne peut plus être le cas, car cette discipline doit poser les bases nécessaires à la physiologie expérimentale, la pathologie[6] et la bactériologie. Or la simple dissection ne permet pas cela. En plus de connaitre l'anatomie macroscopique, l'étudiant doit pouvoir identifier à l'aide du microscope la structure cellulaire normale des organes, des muscles, des nerfs et des vaisseaux sanguins,

6. ** Flexner utilise à de nombreuses reprises le terme de *pathology* traduit ici par « pathologie ». En anglais, ce terme recouvre plusieurs disciplines proches : l'anatomie et cytologie pathologiques, la physiopathologie et une partie de la biochimie. L'organisation de l'enseignement et de l'activité professionnelle dans les pays anglo-saxons mais aussi dans les pays de tradition allemande traite ces sujets de façon globale. Nous avons précisé page 37, l'existence actuelle dans de nombreux cursus médicaux européens d'un module de « pathologie » à la jonction des enseignements précliniques et cliniques. En France, les limites des disciplines étaient une peu différentes, et l'anatomie pathologique du début du XXe siècle recouvre un champ plus réduit, centré sur les anomalies morphologiques macroscopiques et microscopiques. Progressivement à la fin du XXe siècle l'explosion de la biologie moléculaire rapproche des champs disciplinaires jusque-là distincts, ce que nous évoquons page 208 en analysant les enjeux de l'évolution de l'enseignement d'anatomie. La discipline d'anatomie et cytologie pathologique tend ainsi de façon croissante à utiliser le terme de « pathologie », dans le sens d'une traduction littérale de *pathology.* Ce terme a donc été retenu, même s'il n'aurait pas été utilisé ainsi par un traducteur français contemporain de Flexner.

ainsi qu'en comprendre le processus de développement dans sa globalité. L'histologie et l'embryologie constituent donc une part essentielle de l'étude de l'anatomie. Et il n'est possible de traiter ces sujets dans les limites du cursus médical que si les étudiants ont préalablement reçu une formation initiale en biologie générale, qui leur aura apporté les connaissances, les concepts fondamentaux et l'habileté technique requis. Nous venons de montrer que la physiologie s'appuie sur l'étude de l'anatomie et nécessite plus particulièrement une formation antérieure en biologie. Mais elle repose tout autant sur la chimie et la physique. Les activités fonctionnelles du corps relèvent de la chimie et de la physique appliquées. Que recouvrent les questions de la nutrition ou de l'élimination si ce n'est des questions de chimie dans un contexte biologique ? De même, les mécanismes de la circulation, de la vue et de l'audition ne constituent-ils pas des questions de physique ? Le fonctionnement physiologique normal restera une énigme pour les étudiants qui ne sauraient penser et s'exprimer dans le langage de la biologie, de la chimie et de la physique.

Tout ceci n'est cependant que préliminaire. Le médecin ne s'attache pas à examiner les processus normaux par simple curiosité désintéressée. L'étude de la normalité constitue au contraire le point de départ de son travail pour comprendre et maîtriser l'anormal. La pathologie et la bactériologie sont les sciences qui traitent des anomalies structurelles et fonctionnelles, ainsi que de leur causalité. Or les agents et les forces qui envahissent le corps à son détriment obéissent aussi aux lois de la nature. Et l'apprentissage de ces lois repose à nouveau sur les sciences fondamentales dont les anatomistes et les physiologistes s'inspirent déjà abondamment, nommément : la biologie, la physique et la chimie.

Ces domaines à première vue abscons ne concernent pas uniquement les chercheurs avides d'expérimenter et de convertir leurs savoirs en un système rationnel de défense contre les bactéries et autres organismes nuisibles. Ces résultats ne peuvent être transposés en pratique en proposant simplement des recettes utilisées mécaniquement par des médecins peu éclairés. La médecine moderne ne saurait se résumer aux manuels abrégés et autres aide-mémoire ; ceux qui souhaitent l'exercer doivent prendre la peine de la comprendre. Par ailleurs, l'on constate qu'elle se développe aujourd'hui rapidement en suivant la voie de la biologie et de la chimie. Le jeune homme fraîchement diplômé de 25 ans doit-il se tenir informé de ces progrès ? La réponse est oui, pour peu qu'il les comprenne ; c'est la condition pour qu'il adopte les nouveaux agents et méthodes en provenance de quelques laboratoires féconds, car l'apprentissage mécanique et répétitif n'a pas d'avenir. « Il ne peut y avoir de doute, disait Huxley[7], que l'avenir de la pathologie et de la thérapeutique, *et par conséquent de la médecine pratique*, dépend de la qualité de la formation des spécialistes en termes de méthode ainsi que de la précision de leurs connaissances fondamentales en biologie. » Les sciences médicales à proprement parler – anatomie, physiologie, pathologie, pharmacologie – occupent déjà une place prépondérante au cours des deux années du programme qui leur sont consacrées ; les sciences plus fondamentales que sont la biologie, la physique et la chimie, étant considérées comme acquises, ne figurent pas au programme des écoles de médecine. L'inclusion de ces matières préliminaires ne pourrait se faire qu'en renonçant à certaines composantes essentielles du programme médical ; et le futur patient paierait alors les frais de chacun de ces sacrifices.

Au vu de ce qui précède, nous pouvons dégager les conclusions suivantes : l'admission dans une école de médecine moderne doit au minimum être conditionnée par des connaissances suffisantes en chimie, biologie et physique. Toute entorse à ce principe se ferait au détriment de la formation médicale elle-même. Du point de vue de

7. * Julian Huxley (1887-1975) : biologiste britannique.

l'école de médecine, le lieu d'acquisition de ces savoirs est sans importance. Néanmoins, si cela doit devenir le critère minimal commun d'accès aux études médicales, il s'avère nécessaire de mettre en place des mesures centralisées et structurées à cet effet ; les laisser à l'initiative de chacun risquerait de compromettre considérablement la qualité de la formation médicale. Des dispositions doivent ainsi être prises pour intégrer ces éléments au cursus scolaire classique. Les prérequis sont cependant très larges, et il paraît peu aisé de les ajouter en totalité au programme du second degré ou de les substituer à une partie importante de celui-ci. De plus, cela supposerait des élèves du secondaire un certain degré de maturité, dont ils ne font généralement preuve qu'en fin de cursus. Écartons aussi naturellement la possibilité d'étudier ces trois sciences en dehors d'un établissement d'enseignement. Il apparaît dès lors que seul le cadre des *colleges* ou des écoles techniques peut permettre d'organiser une telle formation de façon régulière, efficace et sûre. Le critère d'admission résiderait donc dans une formation en *college*, de deux ans, temps minimal requis pour l'enseignement des trois disciplines de laboratoire. Cette solution favorisera aussi l'acquisition simultanée de connaissances plus générales. Notre question, envisagée initialement du strict point de vue de la formation médicale, est ainsi beaucoup plus large. Les conditions d'entrée en médecine doivent être considérées dans le cadre plus large de leurs relations avec les autres établissements d'enseignement, à la fois sur le plan pédagogique et chronologique. Cette fonction d'enseignement préalable aux enseignements professionnels et techniques sera bénéfique aux *colleges* eux-mêmes.

Jusqu'à présent, nous nous sommes cantonné aux sciences fondamentales. Elles constituent en effet les bases instrumentales des études médicales. Toutefois, elles ne sauraient constituer seules le minimum requis sur le plan professionnel. Le médecin doit faire face à deux types de faits. La chimie, la physique et la biologie lui permettent d'appréhender la première catégorie de faits. Des outils différents de perception et d'appréciation lui sont cependant nécessaires pour aborder d'autres éléments plus subtils. Une préparation spécifique en ce sens se révèle bien plus difficile; elle doit s'appuyer, pour atteindre le niveau requis de compréhension et d'empathie, sur une expérience culturelle large et variée. Un tel élargissement de l'horizon du médecin est d'autant plus important que les progrès scientifiques ont considérablement modifié sa responsabilité éthique. Il n'entretenait auparavant de relation qu'avec le patient, voire avec la famille de ce dernier; et son action envers lui était curative. Le patient avait un problème, on faisait venir le médecin pour le guérir, et le paiement d'honoraires clôturait généralement la transaction. De nos jours, en revanche, le médecin se voit confier un rôle plus social et préventif qu'individuel et curatif. La société s'en remet à lui pour déterminer et appliquer les mesures de prévention des maladies et assurer le bien-être physique et moral. Il va sans dire que ce genre de médecin est avant tout un homme instruit et cultivé.

La question à traiter à présent est la suivante : dans quelle mesure nos ressources actuelles – pédagogiques et financières – nous permettent-elles d'atteindre les critères définis précédemment ? Nous avons conclu qu'une formation de deux ans en *college* comportant un apprentissage scientifique constituait le socle minimal d'un enseignement médical de qualité. Si l'on ne peut à un moment donné atteindre le nombre nécessaire de médecins ayant acquis ce niveau, un ajustement temporaire peut être envisagé ; mais un tel recours demeurera un pis-aller exigeant des malades un sacrifice qui ne saurait leur être demandé plus longtemps que nécessaire. Avant d'accepter un tel accommodement, il est cependant extrêmement important de ne pas confondre les conditions permettant à la société d'obtenir le nombre de médecins nécessaires, avec celles permettant aux écoles de médecine existantes de poursuivre leurs activités. Le point de départ ne saurait être inversé.

Chapitre IV
Le programme des études : les sciences de laboratoire
Première et deuxième années

L'histoire de l'enseignement de la médecine se divise en trois grandes périodes. La première et la plus longue fut celle du dogmatisme marquée par deux figures importantes : Hippocrate (460-377 avant J.-C.) et Galien (130-200 après J.-C.), dont les écrits firent autorité pendant des siècles. L'observation et l'expérience occupaient bien une place prépondérante dans leurs traités, mais progressivement leurs disciples s'en éloignèrent. Galien, aux côtés d'Euclide et d'Aristote, était la référence absolue des universités médiévales; les faits n'avaient aucune chance face à la parole du maître. La scolastique toute-puissante excluait ainsi des cercles intellectuels la chirurgie, qui reposait sur des outils aussi vulgaires que la vue et le toucher.

Vint ensuite l'ère de l'école empirique, qui démarra par l'introduction de l'anatomie au XVIe siècle mais n'atteignit son apogée que quelque deux cents ans plus tard. Dans le meilleur des cas cette méthode était fondée sur l'expérience, mais ses moyens d'analyse, de classification et d'interprétation des phénomènes étaient extrêmement limités. La médecine restait soumise à des principes d'explication préconçus et surnaturels, et des thérapeutiques agressives s'appuyaient encore fréquemment sur des suppositions purement métaphysiques. À titre d'exemple, Rush[8], expliquant l'asthénie caractéristique de la fièvre jaune par « l'état de compression de l'organisme », recourut arbitrairement à des purges et saignées généralisées. Ses quatre premiers patients recouvrèrent la santé. Mais impossible de dire combien de vies furent par la suite sacrifiées au nom de cette démonstration concluante. Le fait est qu'il manquait dans la méthode empirique un moyen de distinguer des

---

8. * Benjamin Rush (1746-1813) : médecin, auteur, éducateur et l'un des Pères fondateurs des États-Unis.

phénomènes à première vue identiques, d'organiser les faits et de vérifier les observations. L'établissement de distinctions par le biais d'expérimentations contrôlées en était encore à ses premiers balbutiements. Des maladies disparates et sans rapport entre elles avaient été réunies sans discernement aucun sous des étiquettes aussi vagues que le rhumatisme, l'hépatite, la malaria, la congestion. Ces appellations ne signifiaient à peu près rien mais avaient le mérite de fournir une explication voire de légitimer l'administration de traitements lourds et désagréables. Indifférents aux causes des maladies, les empiristes les plus habiles continuèrent donc à confondre des maux totalement différents sur la base de leur ressemblance symptomatique. Et, avec une invraisemblable assurance, ils entreprirent d'utiliser pour chacune de ces maladies une méthode thérapeutique à l'efficacité incertaine voire nulle. Associant véhémence partisane et crédulité puérile, leur soif de convaincre utilisait davantage l'insistance fanatique que la démonstration logique. Leurs élèves apprenaient passivement, et ce même en présence d'un enseignement démonstratif. Ils s'initiaient à l'anatomie en observant les dissections exécutées par le professeur, étudiaient la thérapeutique en croyant sur parole ce que disait le manuel ou l'enseignant concernant l'indication de tel remède dans telle affection.

La troisième période se caractérise par la prise de conscience que la médecine fait partie intégrante de la science moderne. Le corps humain appartient au monde animal. Il est formé de tissus et d'organes dont la structure, l'origine et le développement ne sont finalement pas si éloignés de l'objet d'étude des biologistes. Le corps grandit, se reproduit et se décompose selon des lois générales. Il peut être attaqué par des agents physiques et biologiques hostiles, frappé par une arme, ravagé par des parasites. La compréhension du fonctionnement normal de l'organisme passe par l'observation et l'expérience ; la lutte contre la maladie s'appuie sur les mêmes méthodes. Les spéculations non fondées n'ont pas leur place dans l'esprit et la démarche scientifiques.

Nous pouvons donc considérer que la médecine moderne est caractérisée par une approche critique des faits. Elle comprend tout à la fois plus de certitudes et plus de doutes que l'empirisme. Refusant les croyances, elle se soumet aux faits et n'en craint pas un examen critique exigeant. La médecine scientifique n'a cependant rien d'un bloc monolithique. La maîtrise de toutes les connaissances est loin d'être atteinte ; fort heureusement, l'intégrité scientifique ne dépend pas de l'homogénéité parfaite de l'ensemble des données et conclusions. Ainsi, la médecine moderne, à l'instar de l'empirisme, s'intéresse non seulement aux certitudes mais aussi aux probabilités, aux conjectures, aux théories. Elle se distingue néanmoins de l'empirisme de par sa connaissance réelle de la qualité des informations dont elle traite. Elle sait, contrairement à l'école empirique, où les certitudes finissent et où les risques commencent. Ici elle agit avec confiance parce qu'elle dispose de faits ; là elle avance avec prudence, car elle ne fait que présumer. L'empiriste et le scientifique théorisent tous deux mais à des fins bien différentes. La théorie empiriste établit un principe non vérifiable dans les faits et indépendant d'eux : une essence vitale par exemple. La théorie scientifique se construit quant à elle *à partir* des faits : elle les résume avec concision et propose des mesures pratiques dont l'issue confirmera ou infirmera la validité de ladite théorie. La médecine scientifique avance les yeux ouverts ; elle a conscience des risques qu'elle prend ; elle ne dissimule pas ses lacunes derrière des croyances fanatiques ; elle est exempte de dogmatisme et accueille à bras ouverts les démonstrations d'où qu'elles viennent.

D'un point de vue pédagogique, la médecine moderne, comme tout enseignement scientifique, se caractérise par sa démarche active. L'étudiant ne se cantonne plus à l'observation, à l'écoute et à la mémorisation : il *agit*. Ses propres activités au laboratoire et en clinique constituent le socle de son instruction et de sa discipline. Les études médicales supposent aujourd'hui à la fois apprentissage et compréhension : l'étudiant ne peut acquérir des connaissances sans en maîtriser les tenants et les aboutissants.

Deux circonstances ont favorisé le passage de la méthode empirique à la médecine scientifique : le développement de la physique, de la chimie et de la biologie ; et l'élaboration, à partir de ces sciences, d'une méthode applicable tant à la médecine pratique qu'à la recherche. Le rôle majeur des sciences physiques et biologiques dans la médecine moderne sera évident lorsque l'on comparera la richesse des programmes d'enseignement construits autour de ces sciences et l'indigence de ceux qui s'en dispensent. Et pourtant l'importance en tant que telle de la méthode scientifique pour le médecin de base est loin d'être communément admise. Son utilité dans l'investigation est reconnue sur la base des résultats qu'elle permet d'obtenir. Mais que peut-elle apporter à l'instruction du médecin de famille et en quoi peut-elle lui servir dans ses tâches quotidiennes ?

Il s'agit là d'une question primordiale. De la réponse découlera le type d'enseignement médical que nous nous appliquerons à proposer. En d'autres termes, si la méthode et l'intérêt scientifiques ne revêtent pour le médecin ordinaire qu'une importance marginale voire inexistante, nous établirons durablement deux types d'écoles : les écoles scientifiques, au sein desquelles seront formés des jeunes gens éclairés et progressistes ; et les écoles traditionnelles, d'où sortiront en masse des « médecins de famille ». Si en revanche la méthode scientifique se révèle tout aussi précieuse au praticien qu'au chercheur [justifiant un seul type d'école], il pourra néanmoins être opportun de sélectionner des personnes de talent pour en faire des enseignants ou des chercheurs et d'éviter que d'autres étudiants ne se lancent prématurément dans des travaux originaux[9]. Cette approche ne doit pas être considérée comme une ségrégation brutale et totale entre enseignement médical et recherche médicale. Une grande partie du devoir du professeur consistera certes à tracer une voie connue ; mais, si le professeur est par ailleurs engagé dans une démarche de progrès, la trajectoire ne s'avérera jamais tout à fait identique. L'école de médecine ne se limitera pas à l'activité d'enseignement : les activités [de recherche] qui s'y dérouleront dépasseront les intérêts et les capacités du moment des étudiants. Mais le programme d'enseignement leur empruntera l'esprit, la méthode et les objectifs.

Les esprits conservateurs font beaucoup de bruit autour de ce qu'ils conçoivent comme une opposition fondamentale entre la pratique et la science. Occasionnellement, quelques progressistes désespérés acceptent aussi cette division. Selon les conservateurs, on ne peut exiger davantage du médecin de famille que de bien maîtriser les connaissances disponibles à la date d'obtention de son diplôme. Du sortir de sa formation professionnelle à la fin de sa carrière, il parcourt inéluctablement une trajectoire descendante. Le médecin scientifique, à l'inverse, effectue ses recherches par lui-même ou a la capacité de mettre à profit les recherches d'autrui. Quelle est l'ampleur de cette opposition ? La différence existe évidemment en termes de temps et d'énergie. Le médecin qui part examiner un bébé malade ne peut pas dans le même temps procéder à une autopsie sur un cobaye mort de dysenterie expérimentale. Mais l'antagonisme dépasse-t-il les apparences ? Existe-t-il une incompatibilité logique entre science et pratique de la médecine ?

Le principal outil intellectuel du scientifique est l'« hypothèse de travail », plus communément appelée « théorie ». Le chercheur se trouve confronté à une situation

9. ** Le texte de Flexner est ici très ambigu, probablement du fait du caractère sensible et non consensuel, dès cette époque, du sujet abordé, qui recoupe la question actuelle de l'organisation des doubles cursus médecine/science.

donnée ; il l'observe dans le but d'en saisir les faits essentiels. Ces derniers lui suggèrent une stratégie. Il construit alors une hypothèse selon laquelle il va agir ; le résultat de sa procédure lui permettra ensuite de réfuter, confirmer ou modifier sa théorie. Son esprit fait la navette entre la théorie et les faits ; et la théorie s'avère utile uniquement dans la mesure où elle lui permet de comprendre, de relier et de vérifier des phénomènes.

Voilà en quoi consiste principalement la technique de la recherche. En quoi serait-elle inadaptée à la pratique au lit du patient ? Le médecin se retrouve lui aussi face à une situation définie. Il doit en saisir les moindres détails, et seules ses facultés d'observation, acquises par l'expérience, vont lui permettre d'y parvenir. Les antécédents, maladies, symptômes du patient, constituent ses données. À partir de là, il peut lui aussi établir son hypothèse, qu'on appellera diagnostic, permettant l'élaboration d'un plan d'action. A-t-il tort ou raison ? A-t-il bien recueilli tous les faits significatifs ? Sont-ils agencés correctement ? L'évolution du malade constitue la réponse ou les commentaires de la nature à cette hypothèse. La compétence professionnelle du médecin est donc proportionnelle à sa capacité à tenir compte des réactions de la nature à ses soins. La science moderne et la pratique scientifique ou éclairée de la médecine font par conséquent appel à la même technique. Pour l'employer à bon escient, que ce soit à des fins d'investigation ou de pratique, l'étudiant doit être formé à l'exercice positif de ses facultés ; en ce sens, sa sortie de l'école ne marque pas la fin de son instruction médicale, mais bien son commencement. Si l'école ne peut lui transmettre qu'une fraction des trésors de la science, elle peut le mettre sur la voie de progrès réguliers. Et, si sa pratique de la médecine s'appuie sur une démarche scientifique, l'expérience acquise participera à cette formation ultérieure.

L'école s'attache bien entendu à transmettre au débutant principalement les connaissances, les techniques et les comportements adéquats. Comme déjà évoqué, il importe peu à ce stade qu'il s'oriente vers la recherche ou la pratique. Quel que soit son choix ultérieur, il doit à ce stade se consacrer à l'étude de ce qui est déjà connu et compris. Mais pour lui ces éléments sont tous nouveaux, et le professeur, en lui présentant ces informations, doit chercher à susciter une réflexion plutôt qu'un comportement de perroquet.

Le fait que les maladies ne soient décrites que partiellement n'invalide pas la méthode scientifique du médecin. Dans cette zone d'ombre, les certitudes laissent place aux probabilités. Le praticien ne peut qu'émettre des suppositions mais, et c'est là le plus important, il en est conscient. Sa démarche est prudente, attentive, minutieuse, réactive ; mais la logique du processus reste la même. Le médecin scientifique conserve son avantage sur l'empiriste : il étudie la situation avec une attention plus scrupuleuse ; il est plus affranchi des préjugés et plus conscient de ses responsabilités en cas d'erreur. Ainsi, l'administration d'un traitement hasardeux ne vient pas aggraver les souffrances d'un patient atteint d'une maladie rare. Seul le médecin scientifique peut fixer une limite précise entre le connu, le partiellement connu et l'inconnu. À l'inverse, les obstacles n'entament pas la confiance aveugle de l'empiriste.

Malgré la nécessité d'une division du travail, la recherche et la médecine partagent le même esprit, la même méthode et le même objectif. « On peut dire sans trop s'avancer que les pépites à la surface ou proches de la surface des choses ont pour la plupart été découvertes. Nous devons creuser plus profondément pour en dégager de nouvelles, tout aussi précieuses, et nous devons souvent creuser de façon indirecte, avec pour seuls guides de simples indices[10]. » Les conséquences des actes du chercheur sont retardées et indirectes, alors que le praticien est en prise immédiate sur la réalité et travaille dans l'urgence. Mais les qualités requises sont identiques : tous deux ont

10. C. A. Herter, « Imagination and Idealism in the Medical Sciences », *Columbia Um. Quart.*, vol. XII., n° 11, p. 16.

recours à la même méthodologie et aux mêmes aptitudes intellectuelles. Et, comme cette méthode et ces capacités de discernement s'acquièrent d'abord au cours des études, l'école de médecine en sera à la fois le lieu de production et de transmission. Une discipline exigeante ne peut être enseignée que dans un cadre porteur par des hommes qui sont eux-mêmes « en formation ». Bien entendu, l'activité de l'école de médecine est de former des médecins ; neuf sur dix de ses diplômés, comme le fait remarquer le docteur Osler[11], n'auront pas d'autre devenir. Mais les médecins modernes doivent se montrer alertes, rigoureux, critiques et ouverts d'esprit ; autant d'aptitudes qui ne peuvent s'acquérir auprès d'enseignants peu diligents. D'un point de vue pédagogique, la recherche doit occuper une place dans les facultés de médecine, car elle seule peut permettre à ses enseignants de rester à la pointe. Une école improductive, bien qu'innovante aujourd'hui, serait dépassée demain. Son conservatisme mènerait rapidement à l'obscurantisme le plus inefficace.

Par voie de conséquence, les enseignants de la médecine moderne, tant clinique que scientifique, doivent faire preuve de dynamisme, d'innovation, de précision dans leurs aspirations, d'exigence dans leur réflexion comme dans leur travail, et continuer de progresser. Comme ils consacrent en effet une part non négligeable de leur énergie et de leur temps à l'enseignement, tâche dite routinière, leur situation est très différente de celle des chercheurs évoluant au sein d'établissements entièrement voués à la recherche et sans vocation pédagogique. Leur réussite dépend de leur capacité à transférer dans leurs tâches pédagogiques de routine la rigueur et la vigueur déployées lors de leurs activités de recherche. Atteindre un équilibre satisfaisant à cet égard est loin d'être simple ; cela n'a d'ailleurs pas encore été partout accompli. Les chercheurs, marqués par

11. * William Osler (1849-1919) : médecin canadien, considéré comme l'un des pères de la médecine moderne.

l'importance de la méthode scientifique pour le médecin, ont tendance à croire que celle-ci ne peut s'acquérir qu'à travers des travaux de recherche originaux. C'est pourquoi certains étudiants, impatients de s'y essayer, s'aventurent imprudemment en terrain inconnu. En vérité, un enseignant qui consacre une partie de sa journée à la recherche peut également enseigner les bases de sa spécialité en suivant une démarche rigoureusement scientifique. En revanche, il est impossible que tous les professeurs prodiguant leur savoir dans des écoles ou des facultés de médecine soient des scientifiques réellement productifs. Il y a la place pour d'autres profils : des enseignants non productifs mais dotés de vastes connaissances et d'esprit de synthèse, réceptifs aux idées nouvelles et exerçant leur sens critique. Il est fréquent que ces hommes, de confession catholique, érudits, se révèlent les promoteurs d'idées nouvelles, permettant leur stabilisation et leur vulgarisation. Ils contribuent à préserver l'équilibre et à faire le lien entre les différents concepts et disciplines. Le seul individu qui n'a pas sa place au sein de l'école de médecine, l'université ou le *college* est précisément celui qui a jusqu'à présent usurpé ces fonctions : le médecin « scientifiquement mort » dont les connaissances se sont depuis longtemps figées et dont les cours magistraux, préparés à l'époque de l'obtention de sa chaire, sont tels les galets d'un ruisseau : de plus en plus plats à mesure que le fleuve du temps les submerge progressivement.

L'étudiant doit être continûment en alerte. Ce n'est pas parce qu'il est trop jeune pour devenir un nouvel explorateur qu'il doit pour autant se comporter en élève passif. Il peut apprendre à maîtriser activement et parfaitement la méthode scientifique, tout en engrangeant des connaissances théoriques. De temps en temps, un imprévu peut venir secouer les habitudes ; mais l'étudiant en médecine, la plupart du temps, fera l'acquisition des techniques scientifiques en travaillant sur un territoire déjà exploré, dans une atmosphère animée par la quête de la vérité.

Pour des raisons de commodité, le programme médical peut s'organiser en deux temps plus ou moins égaux, correspondant au lieu principal d'apprentissage : laboratoire ou hôpital – une distinction à vrai dire superficielle puisque l'hôpital est en fait un laboratoire à part entière. En règle générale, les deux premières années du cursus sont consacrées aux sciences de laboratoire – anatomie, physiologie, pharmacologie, pathologie[12] – tandis que les deux dernières années se focalisent sur les activités cliniques en médecine, chirurgie et obstétrique. La première partie s'intéresse à l'étude des phénomènes normaux et anormaux ; la seconde s'attache au traitement de ces phénomènes tels qu'ils se manifestent dans les maladies. Jusqu'à quel point la suite des études devrait-elle influencer leur début ? L'anatomie et la physiologie sont somme toute des sciences biologiques. L'objectif professionnel de la formation doit-il modifier l'exposé des concepts biologiques ? L'enseignement de l'anatomie et de la physiologie doit-il être spécifique, du fait qu'il appartient aux études de médecine ? Ou ces disciplines doivent-elles être présentées en tous points comme elles le seraient à des étudiants en biologie ne se destinant pas à la médecine ? Les non-initiés hésitent à répondre là où même les opinions des médecins divergent, mais un point de vue pédagogique peut en fait éclairer le débat. Il est possible qu'une mauvaise interprétation de ce qui est en jeu soit, dans une certaine mesure, à l'origine du problème. La rigueur et la méticulosité scientifiques ne sont pas en question. La méthode scientifique est tout aussi réalisable et essentielle, que le point de vue adopté soit purement biologique ou plus médical ; une conclusion en faveur d'un enseignement explicitement médical n'irait pas à l'encontre de la rigueur scientifique. Il ne fait aucun doute que les sciences en question ne peuvent être enseignées correctement et dans leur totalité qu'au sein

12. ** « Pathologie » s'entend ici comme la traduction de *pathology*, voir note 6 p. 262.

de l'université, en lien étroit avec des disciplines voisines ou fondamentales. Aucune d'entre elles n'a un champ clairement borné. À tout moment un problème pathologique peut, par un heureux hasard, trouver sa solution dans le domaine de la chimie ou de la biologie. Il n'existe en effet pas de problèmes pathologiques qui ne soient aussi simultanément des problèmes chimiques et biologiques. Le point de vue scientifique à la fois rigoureux et désintéressé est ainsi tout à fait recevable. Ces considérations omettent cependant un fait extrêmement important : les études médicales sont des études techniques ou professionnelles; elles nécessitent la maîtrise de connaissances issues de différentes sciences et assemblées dans un objectif d'application pratique. C'est ce qui en fait une « profession » et la distingue de chacune des sciences en question. Il est difficile de concevoir que des acquisitions provenant de domaines différents puissent s'associer, s'articuler les unes aux autres, dans un objectif global, à moins que cet objectif ne soit explicite au moment de la sélection des contenus et de leur enseignement. La pathologie, par exemple, représente l'étude de la structure et du fonctionnement anormaux; le pathologiste étudie en profondeur un champ bien délimité. Il est dans son intérêt d'ignorer les considérations et les problèmes qui se trouvent en dehors de son territoire immédiat et il se focalisera toujours sur certaines questions, s'isolant temporairement (et seulement temporairement). Mais face à une classe d'étudiants de premier cycle, il lui est parfois nécessaire de s'affranchir de ces limites : il doit alors présenter les choses dans leur interrelation. L'autopsie, les antécédents cliniques, seront utilisés pour donner à l'étudiant au moins un aperçu de l'ensemble de la maladie. De même, l'anatomiste peut appuyer l'enseignement du physiologiste sans pour autant empiéter sur son territoire. Il considère le corps non pas comme une mosaïque à fragmenter mais comme une machine à démonter de la façon la plus parfaite possible afin d'en comprendre les moindres rouages. Le pharmacologue travaille en lien avec le clinicien. Les principes de la bactériologie ne perdent rien en exactitude scientifique si, enseignés dans le cadre du programme médical, ils sont illustrés par des exemples de maladies bactériennes humaines, plutôt qu'animales ou végétales ; et l'histologie reste de l'histologie même si elle fait appel à des tissus humains. En d'autres termes, la recherche, non entravée par la nécessité d'applications pratiques immédiates, aura sa place dans toute école de médecine bien organisée ; sa méthode critique imprégnera entièrement l'enseignement. Néanmoins, l'enseignement de premier cycle devra explicitement mettre en évidence la visée professionnelle des études de médecine. C'est là l'unique moyen de s'approprier en profondeur toutes les sciences appartenant au programme médical. Une relation active et étroite doit être établie et maintenue entre le laboratoire et la clinique. Et cette relation ne peut être à sens unique ; elle ne peut se mettre en place spontanément au cours des deux dernières années si elle est absente durant les premières années. Sans compter qu'il n'existe pas de meilleure motivation pour l'étudiant que la perspective d'une application concrète dans sa pratique professionnelle future.

Faire référence au contexte médical, c'est-à-dire affirmer que les sciences de laboratoire, même enseignées en tant que telles, appartiennent aux études de médecine, a dans ce pays mauvaise presse. C'est en effet que, pendant longtemps, l'enseignement de ces disciplines fut synonyme d'exercices répétitifs et mécaniques donnant une image figée des matières scientifiques, dispensées par des médecins non formés et surchargés. Dans leur effort d'inculquer les connaissances minimales « que le médecin de famille se doit de posséder » en chimie, physiologie ou pathologie, ils ont négligé d'enseigner quoi que ce soit qui revêtirait une valeur scientifique durable. La désaffection était alors inévitable. Le mal a été attribué à la visée médicale de cet enseignement, en tant que telle. Or la réalité était autre. Ces sciences étaient médiocrement enseignées, pas seulement parce que la référence à l'application médicale était excessive et prématurée – cela a effectivement été le cas – mais également parce que les enseignants ne possédaient ni les connaissances ni l'esprit scientifiques suffisants. S'ils en avaient été dotés, l'aspect médical n'aurait ni dominé ni appauvri leur exposé. Notre expérience[13] nous fournit également un argument majeur contre le fait de déléguer des fonctions d'enseignement à des médecins non scientifiques ; sciences de laboratoire et activités cliniques ne doivent pas être séparées. Sinon des établissements comme l'école de médecine Johns-Hopkins, dont les laboratoires et l'hôpital privilégient un enseignement scientifique, seraient alors désavantagés par rapport à des écoles qui, en raison de leur situation, doivent se priver – au cours des années consacrées aux sciences – de l'autopsie et de la formation au lit du malade. En vérité, quatre années ne sont pas de trop pour susciter l'intérêt de l'étudiant pour la médecine et lui donner l'éclairage du médecin. De même, les objectifs des sciences de laboratoire et de la clinique ne formeront un tout véritable que si elles s'éclairent mutuellement et continûment.

La physiologie et la pathologie appartiennent donc à l'université, car elles incluent des éléments bien plus larges que ce que la faculté de médecine aura le temps de dispenser. Néanmoins, dans la mesure où elles figurent tout de même au programme médical, elles ne peuvent non plus ignorer cet aspect. « Il devrait exister une frange de praticiens chargés de maintenir la discipline en contact avec la médecine pratique, tandis que l'élite est occupée ailleurs[14]. » Cette considération permet d'émettre une opinion quant à la pertinence d'une acquisition de ces connaissances dans un cursus de formation générale. La physiologie, par

---

13. ** Flexner fait ici référence au travail d'audit de l'ensemble des *medical schools* qu'il a effectué dans le cadre de ce rapport et qu'il présente de façon détaillée dans la deuxième partie.

14. W. H. Howell, « The Present Problems of Physiology », *Congress of Arts and Sciences,* vol. V, p. 434.

exemple, en tant qu'élément d'une formation générale, balaie tout l'horizon, s'intéressant aux processus génétiques et aux lois générales. Elle privilégie l'étude des formes simples : les méduses ou les chats plutôt que les êtres humains. Intéressante introduction à la physiologie médicale certes, mais approche néanmoins très différente. Ce n'est donc pas parce que la formation professionnelle est maintenant incluse dans un cursus universitaire que les cours généraux de physiologie dispensés en *college* peuvent s'avérer suffisants pour l'étudiant en médecine. L'enseignement universitaire traite de notions générales, tandis que l'enseignement professionnel aborde des questions spécifiques. En ce sens, les études de médecine représentent bien davantage que la somme des différentes disciplines enseignées séparément sans référence à leur objectif final.

Penchons-nous à présent sur certaines caractéristiques générales des sciences de laboratoire enseignées en médecine. Les laboratoires médicaux doivent être tenus, équipés et organisés comme des laboratoires universitaires à vocation non médicale. Le personnel de laboratoire doit nécessairement être composé d'un directeur – le professeur responsable –, d'un corps d'assistants rémunérés, collaborant à son enseignement et occupés à d'autres moments à leurs propres activités, et d'au moins un employé de service (*Diener*[15]) chargé de la manipulation et de l'entretien des appareils. Les besoins de la pharmacologie à cet égard ne diffèrent pas de ceux de la physique. Le pharmacologue ne saurait privilégier la pratique de la médecine ou la tenue d'une pharmacie au détriment de l'enseignement de sa discipline, tout comme le physicien ne saurait subordonner son rôle pédagogique à ses tâches d'ingénieur d'une compagnie de tramway. Il est également urgent d'acquérir des équipements adaptés : salles de classe, salles de travaux pratiques, salles

15. ** Ce terme figure en allemand dans le texte de Flexner et constitue une référence à l'organisation des universités allemandes considérées comme un modèle possible par Flexner.

privées réservées au travail du personnel, bibliothèque enrichie régulièrement des publications importantes et espaces habilités à recevoir des animaux nombreux et variés.

En termes de méthodes pédagogiques, les sciences médicales ne se démarquent en rien des autres sciences. L'enseignement magistral pur et dur s'avère désespérément archaïque ; il appartient à une époque empreinte de dogmatisme ou de vérité prétendument absolue, durant laquelle le professeur était le détenteur du savoir et l'étudiant le réceptacle. L'utilisation d'exposés magistraux se perpétue, bien que restreinte. L'on peut y avoir recours pour introduire un cours, établir des liens entre les sujets ou présenter les applications pratiques ; un cours magistral peut aussi parfois permettre de résumer, interpréter et transmettre des résultats expérimentaux. Les manuels, atlas, schémas, jouent un rôle similaire. S'ils ne sauraient se substituer à l'expérience sensorielle, ils contribuent à guider l'étudiant et viennent compléter ses résultats de laboratoire. En général, la pertinence des interrogations écrites ou orales est proportionnelle à leur simplicité et à leur caractère concret. En dehors des travaux pratiques, le risque du rabâchage est grand.

Le programme d'une école de médecine – dont les conditions minimales d'admission consistent en des connaissances suffisantes en physiques, chimie et biologie – propose au cours des deux premières années les matières suivantes :

– première année *:* anatomie, dont histologie et embryologie ; physiologie, dont biochimie ;

– deuxième année *:* pharmacologie, pathologie, bactériologie, examen physique.

Nous allons à présent exposer les rapports entre ces sujets et leur lien avec les activités cliniques réalisées en troisième et quatrième années.

L'ordre de présentation des disciplines dépend en grande partie de leur contenu. L'anatomie – étude de l'architecture du corps – figure logiquement en première position. Il s'agit en effet de la science de laboratoire la plus ancienne, et elle s'avère si fondamentale que pendant un temps les étudiants peuvent très bien reporter l'apprentissage de toutes les autres disciplines. Durant plusieurs siècles, l'anatomie était enseignée par simple démonstration professorale. Au cours de la première moitié du XIXe siècle, la dissection macroscopique exécutée par les étudiants eux-mêmes était en vogue. Pendant longtemps fermée sur elle-même, l'étude de l'anatomie a connu une évolution considérable ces dernières années. L'embryologie, l'histologie, la physiologie et la pathologie lui ont redonné une seconde jeunesse ; elle est redevenue une science florissante. L'anatomiste effectue un travail de plus en plus important ; le chirurgien s'aventure dans des contrées jusque-là insoupçonnées ; le clinicien s'appuie sur des signes physiques qui reposent sur une différenciation subtile des structures. Le physiologiste, le pharmacologue, le pathologiste, s'appuient tous sur l'anatomie. Prenant en considération ces différentes perspectives, l'étudiant doit acquérir une vue d'ensemble du corps comme un « tout » vivant, mais aussi de ses différentes parties considérées séparément et dans leur rapport entre elles, ainsi que de la structure microscopique des tissus et organes. Le professeur d'anatomie peut suivre deux orientations possibles. La première consiste à proposer les prérequis de chacune des branches précitées, limitant son enseignement aux éléments indispensables. La seconde approche consiste à traiter son sujet plus librement, en restant conscient de l'impact pratique, mais avec un socle et une sensibilité scientifiques ; à ce stade, l'argumentation en faveur de la seconde option va de soi. La dissection n'est désormais plus synonyme d'anatomie, car aucune façon d'examiner un cadavre ne permettra à l'étudiant d'en saisir sa structure macroscopique. C'est une chose de découper le corps en morceaux ; c'en est une autre de concevoir ces éléments dissociés de façon stéréoscopique ; démêler les tissus eux-mêmes en est une troisième. D'où l'importance conférée, en matière de macroscopie, à la reconstitution par le biais de dessins ou de modelages, par l'étude approfondie de graphiques, de coupes transversales, de modèles, qui constituent le musée indispensable à l'enseignement. Les cours d'histologie et d'embryologie, disciplines microscopiques en lien étroit avec l'anatomie macroscopique, viennent compléter cet enseignement. En termes de volume horaire, les différentes branches de l'anatomie moderne représentent environ un cinquième du programme médical, répartition horaire dont l'efficacité n'a pas encore été évaluée. Il convient peut-être de souligner que la description ne saurait se substituer aux expériences visuelles et tactiles, qui, si elles sont menées intelligemment, s'organisent facilement sans nécessiter de grands réaménagements.

En dehors de l'anatomie, l'utilisation de la méthode de laboratoire dans le domaine de la médecine remonte à bien moins d'un siècle. Les conservateurs ont critiqué son expansion rapide, la qualifiant de mode passagère ; mais les faits dévoilent une situation plus honorable. Car le siècle qui a vu se développer les laboratoires médicaux a en parallèle connu une diminution de moitié du taux de mortalité, et un accroissement de l'espérance de vie moyenne de dix à douze ans. Le premier de ces laboratoires fut celui de Purkinje[16], établi à Breslau en 1824 et spécialisé en physiologie. En règle générale, le physiologiste expérimental se base sur l'hypothèse que la physiologie correspond à la physique et à la chimie de la matière vivante. Il utilise les appareils et méthodes du laboratoire de physique pour étudier les propriétés mécaniques des tissus et les lois physiques qui les déterminent. Les mécanismes du système nerveux, de la circulation, de la respiration, de l'absorption et de l'activité musculaire se prêtent plus ou moins aisément à la description et à l'interprétation physique. Les appareils et

16. * Jan Evangelista Purkinje (1787-1869) : anatomiste et neurophysiologiste.

les techniques du laboratoire de chimie sont utilisés pour analyser les tissus corporels, les fluides et les sécrétions, ainsi que pour la reproduction expérimentale de la digestion et d'autres processus. Il est assez fréquent de voir cette discipline présentée en deux parties, la première étant la physiologie et la seconde, la chimie physiologique ou biochimie. L'intérêt des théories mécaniques est indiscutable. Néanmoins elles ne supplantent pas actuellement totalement l'approche fonctionnelle dans l'enseignement médical. Il existe là un fossé non comblé. La question de savoir si les sciences physiques permettront un jour d'expliquer la fonction en termes mécaniques n'est pas l'objet de notre propos. Une telle issue est, quoi qu'il en soit, plus éloignée que ce que les premiers chercheurs, dans l'élan de leurs premières belles réussites, supposèrent :

Long apparaît le chemin, qui semblait si court
À l'œil moins exercé de la prime jeunesse[17].

En attendant, quelles que soient ses limites, le laboratoire de physiologie s'avère d'une importance cruciale pour le futur médecin. La physiologie constitue, d'une certaine façon, la discipline centrale de l'école de médecine. C'est le rôle du médecin de rétablir le fonctionnement normal ; le fonctionnement normal représente donc son point de départ en termes de conception et son but en termes d'action. Le laboratoire de physiologie permet au débutant d'observer les fonctions du corps en activité et d'identifier ses diverses affections. Il s'agit d'une discipline « saine », dans le sens où, d'une part, elle ôte de l'esprit de l'étudiant tout principe métaphysique, tel que la force vitale, la dépression, etc. ; d'autre part, elle tend, en montrant la subtilité et la complexité infinies du mécanisme physiologique, à attribuer son fonctionnement harmonieux aux conditions normales plutôt qu'à la médication. L'étudiant qui a été formé à considérer le corps comme une machine infiniment complexe apprend à douter de ses capacités à le guérir

17. * Extrait de *Thyrsis*, poème de Matthew Arnold, 1865.

même sommairement. Il est vrai qu'il manque de temps pour maîtriser certains champs importants accessibles à l'expérimentation ; mais quelques exemples caractéristiques et éloquents lui permettent au moins de garder l'esprit clair. Il réalise peut-être peu de choses mais, pour ce peu de choses, il ne compte que sur lui-même. Son contact réel avec les faits lui permet de garder les pieds sur terre et le guérit une fois pour toutes de toute divagation mystique et empirique.

L'anatomie et la physiologie constituent l'antichambre de l'enseignement médical. Elles traitent de la structure normale du corps, du fonctionnement normal de ses parties, fluides, organes, et des conditions de leur action. L'étape suivante conduit l'étudiant *in medias res* : il débute l'étude de la pharmacologie, soit l'étude expérimentale de la réponse du corps aux médicaments.

Cette science doit son existence à la crédulité humaine, dont la pharmacopée traditionnelle est l'expression encyclopédique. Elle entreprit de remettre en question la fatuité et l'imprécision de l'empirisme. Dans quelle mesure le recours à certaines substances était-il justifié ? Existait-il un moyen de vérifier la source de leur efficacité ainsi que ses limites ?

La pharmacologie, à ses débuts, revêtait donc une connotation négative et critique. Elle élimina en partie les exagérations et les superstitions, démontrant par exemple que la quinine était administrée vainement neuf fois sur dix, mais que dans le cas unique où elle était réellement indiquée – la malaria – elle frappait à la racine du mal en détruisant l'ignoble parasite. Elle démontra également les limites de l'efficacité de la digitaline, de l'atropine, de la strychnine ; de même que l'inutilité totale de douzaines de concoctions ayant longtemps mis les capacités digestives de l'homme à rude épreuve. L'intelligence a donc fait son entrée dans un monde qui pendant des siècles fut déraisonnablement livré à l'ignorance et à l'inconscience.

La pharmacologie ne se cantonna pas indéfiniment à un rôle de critique : le développement de la chimie et de la physiologie expérimentale créa un élan positif. À partir d'une condition donnée – une maladie, un symptôme ou une douleur – ne peut-on imaginer un agent capable de la combattre ? La cocaïne, les antipyrétiques, les diverses préparations glandulaires et la sérothérapie sont autant de réponses qui témoignent des possibilités constructives offertes par la pharmacodynamie. La pharmacologie, science strictement expérimentale, renforce ainsi de ses succès la physiologie qui avait déjà permis de rationaliser la *materia medica* et la thérapeutique. Au lieu de s'appuyer naïvement sur la poly-pharmacie, les maladies et les symptômes qui leur sont associés sont dorénavant divisés en quelque demi-douzaine de catégories provisoires, susceptibles d'être modifiées régulièrement et organisées selon la méthode d'attaque à laquelle elles sont provisoirement le plus accessible. Il y a celles que les médicaments combattent réellement : la syphilis et le paludisme par exemple ; puis les maladies qui s'autolimitent naturellement, mais au cours desquelles certaines mesures thérapeutiques peuvent éviter des conséquences symptomatiques dangereuses : un bain pour réduire la fièvre en cas de typhoïde, du chloroforme pour traiter les convulsions suite à un empoisonnement par strychnine, de la morphine pour soulager la douleur. Viennent ensuite les affections pour lesquelles on peut accélérer ou renforcer les défenses immunitaires de l'organisme, comme c'est le cas avec la sérothérapie ; celles dont l'évolution ne dépend jusqu'à présent que de l'environnement ou de la suggestion psychique ; et enfin celles que le chirurgien peut soulager. Voilà qui offre un grand changement par rapport aux remèdes souvent hasardeux et imprudents ! Nous pouvons comparer ici le corps malade à une ville assiégée. Aucune manœuvre militaire ne peut être prescrite comme moyen de défense infaillible ; une attaque à hauteur de la porte principale peut déconcerter l'ennemi ; une diversion de quelque secteur inattendu produit le même effet ; parfois les habitants préfèrent préserver leurs forces dans l'espoir d'épuiser l'ennemi, en nourrissant les soldats au détriment du reste de la population ; et parfois, à l'image de la tuberculose, le seul espoir est de lever le camp, laissant l'adversaire trompé face à un lieu déserté[18].

À l'université, la pharmacologie présente des possibilités considérables, voire illimitées, sur les plans critique et créatif. L'étudiant en médecine peut dans le meilleur des cas survoler ce domaine. Toutefois, à l'instar de la physiologie expérimentale, il ne saurait y renoncer totalement. L'environnement thérapeutique du jeune médecin apparaît encore défavorable. Il est exposé au danger, à l'avant comme à l'arrière. Les traditions de la profession sont pour la plupart cruellement empiriques ; elles incarnent « une pharmacopée non ciblée, frappant tantôt la maladie, tantôt le patient, le docteur ne sachant pas lui-même distinguer l'un de l'autre[19] ». Par ailleurs, le médecin se voit soumis tout au long de l'année à un mitraillage régulier émanant de fabricants sans vergogne qui savent se montrer convaincants face aux plus crédules. Devant ces incitations persistantes, seuls les concepts scientifiques ainsi qu'une appréciation critique de la nature et des limites de la démonstration se révèlent en mesure de protéger le jeune médecin. La population a plus à craindre en ce sens des médecins crédules que des réclames elles-mêmes, car un remède miracle contenant des substances nocives peut se révéler doublement dangereux lorsqu'il est introduit dans le foyer par l'ordonnance d'un médecin qui ne connaît rien de sa composition et a été trompé quant à ses effets. La physiologie expérimentale et la pharmacologie se doivent d'exhorter l'étudiant à douter de déclarations infondées, tout en restant ouvert aux propositions bien informées. Car il est tout aussi important d'écarter les escroqueries que de reconnaître la

---

18. ** La métaphore concerne ici le traitement de la tuberculose par le pneumothorax.

19. Osler, *Aequanimitas,* p. 127.

vérité. Heureusement, même une brève expérience pratique peut suffire à enseigner la prudence en la matière.

Le cours de pharmacologie doit par conséquent intégrer l'étude expérimentale, par l'étudiant lui-même, des effets sur les animaux d'un petit nombre d'agents soigneusement sélectionnés ; des démonstrations d'autres substances par le professeur ; et une étude critique de tout le reste par le biais de cours magistraux et d'exposés. La *materia medica*, désormais nettement réduite, ne doit s'étudier que sous l'angle pharmaceutique, l'objectif étant de familiariser l'étudiant aux médicaments dont l'efficacité a été prouvée et aux moyens d'administration les plus efficaces et les plus agréables. La thérapeutique permet ensuite de compléter ces remèdes par les autres ressources rassemblées par le clinicien – bains, électricité, massages, suggestions psychiques, diététique, etc. – pour une approche du point de vue du malade, à l'inverse de la pharmacologie qui aborde le sujet sous l'angle du médicament.

La dernière branche des sciences médicales – et non des moindres – comprend la pathologie et la bactériologie. La pathologie est divisée en sous-spécialités reposant respectivement sur l'anatomie, la physiologie et la chimie physiologique. La première répond donc au nom d'anatomie pathologique, la deuxième correspond à la physiopathologie et la troisième à la biochimie clinique.

La pathologie moderne vit véritablement le jour lorsque Virchow[20], venu de Wurtzbourg, fonda le premier institut de pathologie à Berlin en 1856. Ses travaux allèrent bien au-delà de l'anatomie pathologique macroscopique en vigueur à l'époque. Il concevait en effet la pathologie non seulement comme une science descriptive mais aussi expérimentale, dont les lois étaient celles de la biologie générale. À ce titre, les phénomènes pathologiques ne sauraient être qualifiés d'anomalies monstrueuses et indomptables ; ils

20. * Rudolf Ludwig Karl Virchow (1821-1902) : médecin pathologiste et homme politique allemand.

sont le produit d'agents et de forces opérant selon des lois constantes et prédéterminées. Le travail du pathologiste consiste, par le biais de l'observation et de l'expérience, à découvrir les clés du processus pathologique, afin d'en comprendre ses origines et sa signification, et le cas échéant à le prévenir ou à le maîtriser. Ce qui est pathologique est anormal, par référence non pas aux lois biologiques mais aux intérêts humains qu'il contrecarre parfois, parfois seulement, car il représente bien souvent un ajustement compensatoire favorable à l'individu. La pathologie expérimentale s'est développée selon deux axes différents : la voie biologique et la voie chimique. La première se focalise sur l'histoire naturelle du développement anormal, tandis que la seconde s'attache à retracer les changements observés dans les activités chimiques relatives au processus vital. Récemment, on a valorisé l'aspect physiologique. Il s'agit là d'une avancée salutaire au plan médical. Le médecin est en permanence confronté à des processus pathologiques, qu'il ne sait pas relier aux modifications structurelles sous-jacentes. De temps à autre, le chirurgien fait la lumière sur cette situation. Trop souvent, seule l'autopsie dévoilera la vérité. La physiopathologie a pour vocation d'étudier les altérations du mode de fonctionnement normal. Elle cherche à connaître non pas les étapes de la modification structurelle même, mais ses conséquences progressives sur le fonctionnement habituel de l'organisme. Elle reproduit la maladie de façon expérimentale, interrompant sa progression à certains stades significatifs, de manière à observer les perturbations fonctionnelles et déterminer avec exactitude les ajustements structurels correspondants. « Chez les animaux, explique le professeur Hektoen[21], la progression de la maladie peut être stoppée à tout moment à des fins de recherche. » La maladie peut donc être étudiée à tous ses stades. La pathologie comparée est devenue le refuge du chercheur,

21.* Ludvig Hektoen (1863-1951) : médecin anatomo-pathologiste américain.

bloqué par les nécessaires limites de l'étude des maladies humaines. L'influence considérable de la méthode comparée se manifeste à travers l'avancée des connaissances relatives aux maladies humaines facilement transmissibles aux animaux, par comparaison avec notre ignorance en matière d'autres maladies humaines non transférables aux animaux dans l'état actuel de nos connaissances[22]. Pour le futur médecin, l'efficacité de cet enseignement dépend naturellement de la possibilité de comparer les résultats obtenus en laboratoire avec les symptômes présentés par les patients dans les hôpitaux.

En règle générale, un enseignement efficace de la pathologie repose sur la facilité et la fréquence d'accès à la salle d'autopsie. Nous ne saurions insister trop sur ce point. Nous verrons plus loin que les démonstrations d'autopsie sont dans ce pays relativement rares ; qu'il est fréquent que les supports d'illustration utilisés dans le cadre des cours de pathologie se cantonnent à des modèles, à un petit nombre de prélèvements conservés, ou à des fragments, parfois sous forme de coupes microscopiques. Un tel enseignement fait certes honneur à l'aspect histologique, mais il implique le report de l'enseignement de tous les autres aspects aux deux dernières années, déjà surchargées. Sans compter l'inconvénient que représente pour l'enseignant de pathologie le fait de dispenser sa discipline sans accès à la salle d'autopsie.

Les échantillons seuls – qu'ils soient macroscopiques ou microscopiques – ne sont pas adaptés, et ce pour plusieurs raisons. La première a trait au caractère périssable des pièces macroscopiques fraîches : elles s'altèrent rapidement dès leur prélèvement et pendant leur acheminement ; la réfrigération permet certes d'éviter la flétrissure et la putréfaction mais au prix de la destruction des cellules sanguines, maillon essentiel de la chaîne. Par ailleurs, et c'est là un point crucial, il faut savoir que la maladie ne se restreint ni à un

---

22. *Congress of Arts and Sciences,* vol. VI. p. 112-113.

organe ou tissu spécifique, ni à une portion microscopique de ce dernier. Même les maladies aiguës – pneumonie, diphtérie – touchent l'ensemble du corps ; les anomalies chroniques – telles que les lésions cardiaques ou le cancer – affectent elles aussi l'organisme dans sa totalité. Dès lors le pathologiste, dont le but est de transmettre à l'étudiant une conception objective de la nature et des effets de la maladie en tant que processus, doit pour ce faire recourir à l'ensemble du corps. La pathologie est enseignée à cette fin ; elle ne remplit pas sa mission tout simplement dans la mesure où le manque d'autopsies la rend impossible. Le cancer, par exemple, n'est pas un trouble local affectant tel ou tel organe ; l'étudiant qui est supposé en saisir la nature ne pourra y parvenir si son seul objet d'études consiste en un prélèvement inclus dans la paraffine, une reproduction en papier mâché ou une lame. Ces ressources ne sont certes pas sans intérêt mais elles ne permettent pas une étude approfondie. Complexe et vaste, le processus cancérigène peut impliquer d'autres organes éloignés du site d'origine de la maladie ; la localisation même de la maladie peut être remise en question. L'ampleur du processus, le lien entre les sites affectés, la réponse du corps et ses mécanismes de lutte contre la maladie pour parvenir au réajustement sont autant d'éléments que seule l'autopsie pourra dévoiler ; sans ceux-ci, l'étudiant ne sera pas à même d'acquérir une connaissance éclairée de son sujet.

La plus grande contribution de la pathologie à la compréhension et à la maîtrise de la maladie réside dans la mise en lumière de ses causes, ou étiologie. Afin de comprendre la signification de la maladie, l'étudiant doit non seulement faire l'inventaire des éléments révélés par l'examen *post mortem*, mais il doit également être en mesure d'observer le processus depuis son point de départ. À cette fin doit être proposé un enseignement de démonstration faisant appel à des animaux vivants. La tuberculose, par exemple, devrait être présentée au moyen de cobayes auxquels on a injecté le bacille tuberculeux sous diverses formes, afin de montrer les différentes manières de contracter la maladie, sa diffusion dans l'organisme et la diversité des lésions occasionnées.

C'est ainsi que nous franchissons le seuil d'une nouvelle science, la bactériologie, qui s'est développée ces dernières années dans le sillage de la pathologie. Elle se divise également en deux sous-parties : biologique et chimique. La première se consacre à l'étude du cycle de vie des micro-organismes, tandis que la seconde a pour objet d'isoler les substances pour déterminer par exemple leur caractéristique toxique ou inoffensive. Dans sa quête des causes des anomalies structurelles, le pathologiste doit beaucoup au bactériologiste. Il peut dorénavant expliquer, et plus seulement décrire, les ravages tissulaires, signes d'une infection diphtérique, typhoïde ou tuberculeuse. L'analyse du cycle de vie de ces parasites a permis de mettre au point la sérothérapie, qui a déjà contribué à atténuer les effets dévastateurs du tétanos, de la diphtérie et de la méningite.

Outre sa portée curative, la bactériologie a largement contribué à élaborer la médecine préventive, et notamment l'hygiène moderne. Cette dernière a conféré au médecin un rôle social et non plus strictement une fonction d'aide individuelle. Il a été découvert que les conditions environnementales exerçaient, directement ou indirectement, une influence considérable sur l'émergence des maladies. Un équipement d'approvisionnement en eau déficient, un système d'égouts défectueux, des aliments frelatés, un cadre professionnel défavorable… représentent autant de situations, soumises à réglementation, qui abritent et alimentent nos ennemis parasites et réduisent notre capacité à leur résister. Aux yeux du médecin averti et consciencieux, un patient atteint de typhoïde ne constitue pas seulement un cas mais également un avertissement : il est de son devoir de protéger les bien portants autant que de soigner les malades. Dès lors, le laboratoire de santé publique se doit d'être placé sous l'égide de l'école de médecine. Véritable bureau central, il devrait être en charge de rassembler toutes les données d'un État.

Les établissements subventionnés par l'État présentent à cet égard des conditions tout à fait favorables. Les informations qu'elles accumulent servent immédiatement de base à l'enseignement, à la recherche et à l'hygiène publique. Ainsi, les sciences de laboratoire sont toutes réunies au sein du « laboratoire d'hygiène », duquel le jeune médecin sort muni d'informations éclairées sur la nature, la cause, la propagation, la prévention et le traitement des maladies, ainsi qu'exalté par son devoir de promouvoir les conditions sociales favorables au bien-être physique de la population.

Du point de vue de l'enseignement médical, une séparation de l'enseignement et de la recherche en pathologie et en bactériologie sacrifierait inutilement une grande partie de leur valeur. Sciences biologiques à part entière, ces deux disciplines universitaires ne peuvent se développer qu'au sein de laboratoires spéciaux, en lien étroit avec la biologie et la chimie générales. L'étudiant en médecine, au cours des quelque cinq cents heures allouées tout au plus à l'apprentissage de ces disciplines, acquiert une compréhension claire de leur philosophie et de leurs orientations en appliquant leurs principes dans le champ restreint des maladies humaines. La pathologie expérimentale le concerne, car elle lui permet ultérieurement de concevoir ses problèmes cliniques de façon cohérente. Dès le début de son travail sur la pathologie, l'étudiant peut donc commencer, en salle d'autopsie, à s'imprégner de l'esprit clinique. Ceci ne doit pas être confondu avec l'abord prématuré de la prescription et des gestes chirurgicaux qui étaient proposés à l'étudiant en médecine de l'ancienne génération. Ces techniques ne seront abordées que deux années plus tard mais, d'ici là, il est à la fois possible et « important de proposer constamment à l'étudiant des travaux lui offrant une meilleure compréhension de la maladie[23] ».

---

23. « Rapport du Committee on Pathology », Council on Education, American Medical Association, *Bulletin of American Medical Association,* 15 septembre 1909, p. 47.

Cette brève analyse des sciences médicales se termine sur un sentiment proche du découragement. Il reste tant à découvrir, et tant de choses sont déjà connues : comment choisir entre un cursus reposant sur les acquis ou les perspectives ? En pratique, cependant, il n'y a pas de raison de désespérer. Il est possible de transmettre à l'étudiant des connaissances précises dans chacun des domaines abordés. Et la valeur réelle de ces concepts et des habitudes qui en découlent dépend moins de l'étendue de ses acquisitions que de sa perception de leur réalité. Les enseignements magistraux, tout comme les ouï-dire, rendent cette perception inconsistante et inefficace, alors que l'expérience personnelle, bien que fragmentée, la rend au contraire plus solide. Après avoir adopté une posture scientifique exigeante, l'étudiant demeurera ignorant dans bien des domaines, néanmoins une chose est sûre : il respectera les faits ; il aura appris comment se les procurer et de quelle manière les utiliser.

Chapitre VI
Le programme médical : l'hôpital et l'école de médecine
Troisième et quatrième années

Faisons à présent un inventaire des acquisitions au seuil de la troisième année d'un étudiant formé correctement. Il connaît la structure normale du corps humain, la composition normale des fluides corporels, le fonctionnement normal des tissus et des organes, l'action physiologique des médicaments ordinaires, les principales déviations par rapport à la structure normale et, dans une moindre mesure, la conséquence de ces dysfonctionnements sur les organes et les tissus directement concernés, ainsi que sur l'économie de l'organisme. Il aura suivi ses premiers cours d'examen clinique et appris, par des mises en situation avec ses camarades pendant la classe, à utiliser le stéthoscope, les techniques de palpation, d'auscultation et de percussion, habituant son ouïe aux bruits normaux et son toucher à la sensation d'un thorax ou d'un abdomen en bonne santé. Son étude de la pathologie l'aura initié plus avant à la terminologie clinique essentielle, le dispensant de la nécessité d'un cours complémentaire de « bases de la médecine ».

Il reste à présent à enseigner à l'étudiant comment obtenir lors de l'examen du patient les données dont il a besoin. Il disposera alors de deux catégories de faits : les uns obtenus par l'étude microscopique ou l'analyse d'excrétions, de sécrétions, de tissus, etc. ; les autres recueillis directement au lit du malade. Il devra apprendre à les associer, à les considérer dans leur globalité, comme représentant une vue d'ensemble de la situation qu'il appréhende. C'est sur cette démarche réflexive que repose toute procédure thérapeutique efficace. L'objectif ultime de l'étudiant sera de généraliser les habitudes prises au laboratoire de pharmacologie pour déterminer, devant les conditions qu'il aura constatées ou déduites, les mesures thérapeutiques qui y répondent.

Une polémique éclate quelquefois quant à la valeur scientifique ou diagnostique relative des résultats obtenus en laboratoire et des observations recueillies au lit du patient. Parfois les partisans du laboratoire orientent le débat en qualifiant la pathologie de science quasi exacte, par opposition aux données potentiellement douteuses ou inexactes recueillies auprès du patient. Cela devient une question de préséance : qui du pathologiste équipé de son microscope ou du clinicien brandissant son stéthoscope est le plus légitime ? Un parallèle peut être dressé avec le conte des deux chevaliers qui, se rencontrant à la croisée de chemins, s'affrontèrent au péril de leur vie pour statuer de la couleur d'un bouclier ; bouclier qui, sans que l'un ni l'autre n'ait pris le temps de le considérer, avait deux faces. Il est tout aussi infructueux de chercher à savoir lequel des deux côtés du bouclier était le bon que de discuter de l'importance relative des données procurées par le laboratoire ou l'examen clinique. L'un comme l'autre fournissent des données importantes et complémentaires. Tantôt une découverte essentielle sera faite par l'un, tantôt par l'autre, mais, dans chacun des cas, elle devra être interprétée à la lumière de tous les autres faits pertinents à disposition. Le caractère scientifique de la procédure dépend non du lieu ou des moyens de recueil des faits, mais bien de la capacité à les questionner, à les observer avec précision puis à élaborer avec prudence déductions et résultats. L'essence même de la science réside dans sa démarche méthodique : le recueil méticuleux de toutes les données pertinentes, la rigueur mise en œuvre pour décrypter leur signification et leurs corrélations. Les appareils du laboratoire nous permettent certes d'affiner ces informations, complétant ainsi nos sens imparfaits ; il est néanmoins difficile d'échapper à nos perceptions sensorielles ou de les dépasser, puisque c'est grâce à elles que nous pouvons employer à bon escient les instruments en question. Ainsi, tout ce que nos sens nous permettent d'établir en corrélation avec l'objet de notre recherche correspond à des données scientifiques. À l'opposé, faire preuve d'un esprit non scientifique, c'est adopter un point de vue partial, que ce soit en faveur du laboratoire ou de l'hôpital. Une bonne formation en médecine se reconnaît à une osmose complète de ces deux points de vue chez le jeune médecin diplômé, fruit d'une formation solide.

Si dès lors le laboratoire se définit comme un lieu conçu dans le but même de faciliter le recueil de données relatives à des problèmes bien précis et de mettre en œuvre des mesures pratiques en vue d'y remédier, l'hôpital et le dispensaire peuvent être considérés comme des laboratoires dans le sens le plus strict du terme. Et tout comme la science ne fait pas de distinction entre les données microscopiques d'une lame et celles recueillies au lit du malade, la nature précise de l'acte expérimental est sans importance. Il importe peu en effet, du point de vue de la logique scientifique, que la réponse prenne la forme d'une dose de calomel, d'une opération de l'appendicite ou de la stimulation électrique de la circonvolution du cerveau d'une grenouille. La démarche scientifique employée dans ces trois cas est strictement identique. Pour chacun de ces exemples, une supposition – qu'elle soit explicite ou implicite, qu'elle réponde au nom de théorie ou de diagnostic – reposant sur une observation prétendument adéquate est soumise au contrôle de l'expérience. Si les faits se révèlent exacts et suffisants et si on les analyse avec pertinence, l'expérience est un succès ; dans le cas contraire, il est nécessaire de procéder à une seconde tentative, qui tirera profit de l'échec précédent. Ainsi, le praticien et le scientifique suivent la même démarche, que ce soit dans le but de corriger les troubles digestifs de M. Dupont ou de chercher à localiser les fonctions cérébrales d'une grenouille.

Ces considérations amènent pour l'enseignement clinique les conclusions suivantes. L'étudiant a pour mission de collecter et d'évaluer des faits. Ces derniers se situant à l'intérieur même du patient, il lui faut aller vers celui-ci. Si l'on exclut la variable de la subjectivité, toujours à l'œuvre, cette méthode d'enseignement clinique selon laquelle l'étudiant doit entrer en contact étroit et actif avec le patient s'avère idéale : elle se prête parfaitement à l'investigation immédiate et engage humainement le praticien.

L'histoire de l'enseignement clinique est parallèle à celle de l'enseignement de l'anatomie. Dans un premier temps la formation était magistrale ; le professeur exposait à l'étudiant ce qu'il allait trouver et comment agir. Puis la pédagogie démonstrative s'est imposée : l'exposé s'accompagnait, du moins pour ceux assis au premier rang, d'une observation dans l'amphithéâtre ou la salle d'hospitalisation. Récemment, l'enseignement clinique a pris une orientation scientifique : l'étudiant fait désormais appel à ses propres facultés pour collecter ses données, forger ses interprétations, proposer ses solutions et analyser les conséquences lorsque le professeur, qui a suivi exactement le même raisonnement, lui demande de justifier ses conclusions ; l'enseignant, affranchi de son rôle de dispensateur de savoirs ou de bateleur, assume tour à tour les fonctions d'assistant et de contradicteur dans la lutte acharnée contre la maladie.

L'enseignement clinique en médecine interne constitue le pilier central de la structure. On ne soulignera jamais assez, en Amérique, son importance cruciale. La qualité des ressources cliniques de l'école dépend en définitive de sa clinique médicale[24] ; et la valeur de la formation repose principalement sur la possibilité d'accéder régulièrement et systématiquement à un nombre suffisant de cas. Pour examiner la dimension clinique d'une école, il convient en premier lieu de se pencher sur sa clinique médicale, afin de connaître le nombre de patients disponibles pour l'enseignement, la diversité des affections représentées et la réglementation de l'hôpital, dans la mesure où celle-ci détermine au moins (1) la continuité du service assurée par les enseignants en médecine, (2) l'attention portée par l'étudiant au suivi des patients et (3) l'accès de l'étudiant au laboratoire clinique. Ce qu'offre l'école sur d'autres plans importe bien moins en termes d'opportunités cliniques si elle satisfait à ces trois critères ; mais bien évidemment, si tel est le cas, cela signifie généralement qu'elle est aussi en mesure de répondre à tous les autres besoins. Il faut simplement garder à l'esprit qu'il n'existe pas de substitut à

24. ** « Clinique médicale », traduction proposée de *medical clinic*, s'entend ici au sens d'unité d'hospitalisation, organisée en fonction de son activité d'enseignement. Ce concept, émergent en Europe au XIXe siècle (voir p. 47), sera également développé dans les hôpitaux universitaires français, sans que le terme de « clinique » soit réellement utilisé pour désigner les salles d'hospitalisation correspondantes, d'autant qu'il restera attaché dans l'esprit du public à la notion d'hospitalisation privée. À la fin du XXe siècle, la sémantique se complexifiera encore et le terme de clinique (clinique du sein, clinique de la prostate, etc.) sera réintroduit dans le vocabulaire hospitalier français pour désigner cette fois le plus souvent des activités de soins externes, en traduction d'un autre des sens en anglais de *clinic* qui désigne l'activité de consultation.

une bonne clinique en médecine interne; une école où cet aspect ferait défaut souffrirait d'un déficit rédhibitoire. Un enseignement magistral d'excellence ne saurait compenser ce manque; la réussite aux examens écrits de l'État ou à d'autres types d'examens ne prouve en aucun cas que l'école puisse fonctionner sans ces éléments. Un important service chirurgical avec des opérations effectuées quotidiennement en amphithéâtre, un dispensaire présentant une multitude de cas ophtalmologiques ou d'oto-rhino-laryngologie, s'avèrent dans un sens très utiles. Mais revenons-en au point fondamental : la clinique médicale. Ne pouvant nous appuyer jusqu'à présent sur les résultats des examens pratiques d'État pour déterminer les écoles où la clinique fait défaut, il nous faut étudier attentivement la situation à cet égard de toutes les écoles médicales. Car la mise en place de dispositions appropriées dépend à l'heure actuelle de la diligence et de la perspicacité des enseignants en médecine. Jusqu'à présent, les États n'ont pas adopté de procédure d'examens qui engendrerait la fermeture des écoles ne s'acquittant pas de leurs obligations en matière de clinique médicale.

Les activités cliniques de l'étudiant se déclinent selon quatre axes : (1) la médecine, qui comprend la pédiatrie et les maladies infectieuses; (2) la chirurgie; (3) l'obstétrique; (4) les spécialités, concernant les maladies de l'œil, de l'oreille, de la peau, etc. Un hôpital universitaire se compose essentiellement de services accueillant des patients et disposant chacun d'un personnel permanent; d'un laboratoire clinique organisé de façon similaire en lien étroit avec les services; et d'une salle d'autopsie. Le laboratoire clinique de l'hôpital est différent du laboratoire de l'école de médecine. « Une clinique médicale doit posséder un laboratoire équipé des appareils nécessaires aux travaux biochimiques, physiologiques, pathologiques et bactériologiques, moins complètement pourvu que le laboratoire correspondant à ces disciplines respectives au sein de l'école médicale, mais aménagé de manière à pouvoir répondre à des besoins spécifiques[25]. » Il n'est pas nécessaire de s'attarder sur la valeur des données que ceci permet d'obtenir. Le laboratoire clinique constitue le pont indispensable entre les deux versants de l'école de médecine et il doit être aisément accessible. Il n'est pas envisageable que le professeur de clinique doive interrompre son travail pour aller chercher des données à l'autre bout de la ville. De même, l'étudiant en charge d'un cas particulier ne pourra inclure dans les faits sur lesquels il basera ses conclusions les résultats d'analyses du sang, des expectorations ou des selles si elles doivent être réalisées en dehors des murs de l'hôpital. Et l'interne ou le jeune médecin ne prendront en compte ces résultats avant d'établir une conclusion qu'à condition d'avoir été formés à cela pendant leurs études. Dans ce laboratoire les étudiants suivront un cours théorique avant d'assumer, pour leurs propres cas, la responsabilité des résultats de laboratoire, étape que nous décrirons plus loin. La salle d'autopsie, lieu de la vérité finale, se révèle tout aussi importante pour fermer la boucle de la formation médicale. « Seule une étude approfondie de l'anatomie pathologique peut permettre de maîtriser les variations illimitées de la maladie. Outre son apport en termes de formation au diagnostic, cette discipline offre également au médecin la possibilité de corriger ses erreurs et, s'il en tire des leçons à bon escient, cela aura éventuellement pour effet de cultiver son humilité[26]. »

Le dispensaire universitaire est conçu et équipé de la même manière que l'hôpital universitaire, sa construction devant tenir compte de sa visée pédagogique. Il est constitué d'une salle d'admission spacieuse menant à diverses pièces suffisamment vastes, propres, bien éclairées, chacune étant assignée à un service spécifique. Ces salles sont

---

25. Henry A. Christian, « The Clinical Laboratory », *Columbia University Quarterly,* vol. XI, n° 3, p. 339.

26. Osler, *op. cit.,* p. 144.

dotées des instruments et appareils indispensables à leur fonctionnement, ainsi que d'un système d'enregistrement qui permet le suivi des patients et la comparaison aisée des cas de même nature. Chaque service dispose impérativement d'un personnel enseignant inscrit dans une organisation rigoureuse. La salle d'admission est sous la responsabilité d'un médecin chargé d'orienter les patients vers les services appropriés. Le laboratoire clinique doit se situer à proximité afin de faciliter la réalisation rapide des examens microscopiques nécessaires.

D'un point de vue pédagogique, l'hôpital se démarque du dispensaire à divers égards; certains types de cas ne franchissent généralement jamais le seuil de l'hôpital : chirurgie mineure, affections anodines, maladies touchant les yeux, les oreilles, le nez, le larynx, la peau, etc. Les patients externes sont par ailleurs moins soumis à des contrôles; une grande partie d'entre eux ne se représentent jamais une seconde fois. Le dispensaire s'avère ainsi idéal pour observer une grande variété d'affections médicales. Le lieu est cependant peu propice à l'observation de leur évolution. Si l'étudiant peut y affiner ses compétences en termes d'examen physique initial, seul l'hôpital lui permet d'étudier la progression de la maladie ainsi que les réactions physiologiques aux mesures thérapeutiques. Le dispensaire correspond aux « consultations », étape essentielle dans la formation initiale du médecin; l'hôpital et ses différents services permettent l'accès au « lit du malade ». Il est clair qu'un grand dispensaire ne saurait compenser totalement un mauvais hôpital.

La formation clinique en troisième et quatrième années est inégalement répartie entre le dispensaire et l'hôpital. Et il doit en être ainsi, car la confusion des étudiants appartenant à ces deux années – signe infaillible d'une insuffisance du matériau clinique, d'une organisation pédagogique approximative, ou les deux à la fois – est à bannir. Pour le reste, il ne peut exister de règle fixe, l'important étant que l'étudiant soit d'emblée mis en contact avec les dérèglements physiologiques, en se voyant confier progressivement plus de responsabilités dans ce domaine.

Considérons tout d'abord brièvement le dispensaire. Les classes sont divisées en petits groupes qui sont répartis dans les différents services du dispensaire selon un système de roulement. Supervisés par des professeurs attitrés, ces groupes ne doivent pas dépasser dix étudiants ; moins de dix serait même préférable. L'étudiant apprend sans tarder à recueillir les antécédents du patient, réaliser l'examen physique, effectuer les analyses du sang, de la salive et autres éléments, établir sur la base de tous les faits ainsi réunis un diagnostic et proposer un traitement. Le professeur demeure à ses côtés afin de le corriger et de le stimuler au moyen de questions, critiques ou suggestions. L'archivage des données est essentiel, et l'étudiant contribue à enrichir ce corpus de dossiers médicaux, voire à en construire la base. Dans le service des consultations chirurgicales externes, les bandages, sutures, anesthésies lui sont rapidement confiés. Les écoles bénéficiant d'une situation géographique favorable dans les grandes villes offrent une activité importante en matière de consultations externes d'obstétrique. Aussi l'étudiant peut-il non seulement accroître son expérience mais aussi apprendre à lutter contre les maladies auxquelles il sera confronté par la suite. Il sera bien sûr guidé par un professeur, quoique cela ne soit pas toujours le cas dans certaines écoles de second rang. Les consultations externes d'obstétrique sont certes bénéfiques mais elles ne correspondent pas à une discipline spécifique et ne dispensent donc pas de la nécessité d'une formation méthodique et approfondie à l'hôpital, en conditions réelles. Ce n'est qu'à la maternité que le médecin apprendra réellement à maîtriser correctement les techniques et prendra entièrement conscience de leur importance. Une fois qu'il les maîtrisera, son souci sera d'en appliquer l'essentiel, y compris dans les environnements les plus difficiles. Pour certaines spécialités – dermatologie, ophtalmologie –, la plus grande partie de l'enseignement est prodiguée au dispensaire. Dans une certaine mesure naturellement, les maladies observées dans ces domaines feront l'objet d'une étude approfondie dans les cliniques médicales en troisième et quatrième années ; la maîtrise complète d'une spécialité n'intervient bien sûr qu'au cours du troisième cycle[27]. Mais l'étudiant doit déjà se sentir suffisamment à l'aise pour se débrouiller en cas d'urgence et savoir à quel moment et en quel lieu demander de l'aide.

La quatrième année à l'hôpital se passe exactement dans les mêmes conditions. La classe est à nouveau répartie en petits groupes. Chaque étudiant se voit attribuer une série de cas pour lesquels il doit établir un compte-rendu complet ; il doit recueillir les antécédents, mener l'examen physique, effectuer les analyses microscopiques et tous autres travaux de laboratoire, proposer un diagnostic et un traitement. À cet effet, il a libre accès aux services de l'hôpital. « Ses lits » sont sous sa surveillance constante, du jour où ses patients sont admis jusqu'à leur sortie, ou, en cas de décès, jusqu'à ce que, accompagné du médecin responsable des décisions thérapeutiques qui ont été prises, il se rende à la salle d'autopsie avec d'autres afin de « mettre leur savoir à l'épreuve », ainsi que Thomas Bond l'a exprimé de façon éloquente. En parallèle, l'enseignement clinique aura suivi de près l'évolution du cas dont l'état est revu à intervalles réguliers et rapprochés. Tous les autres membres du groupe ainsi que le patient sont présents lorsque l'étudiant expose son rapport qui fait partie intégrante, encore une fois, du dossier médical. À chaque étape l'étudiant est encadré ; là ce sera l'enseignant en charge du laboratoire clinique pour le travail qu'il y effectue, ici c'est le professeur de médecine clinique qui le supervise et le contrôle. Ce dernier passe tout en revue, signalant

27. ** En cohérence avec l'organisation actuelle des études de médecine en France, le choix a été fait de traduire *post-graduate,* qui désigne la période de spécialisation après l'obtention du *medical degree,* par « troisième cycle ».

les oublis, erreurs, mauvaises interprétations. L'étudiant a toujours un recours. Il peut ainsi réviser son jugement et reconnaître ses erreurs. Mais il peut aussi confirmer son jugement, et sur la foi d'un nouveau regard convaincre son professeur que c'est lui qui se trompe ! Sous contrôle, en particulier pour l'administration de traitements, l'étudiant est un praticien, exerçant selon une technique qui deviendra son habitude ; il est un médecin apprenant par l'expérience – car bien sûr il continuera d'apprendre, bien après avoir quitté la faculté –, une expérience contrôlée, systématisée et soumise à la critique, et non pas « l'expérience » malheureuse et maladroite dont l'étudiant soumis à un enseignement magistral ou démonstratif dépendait jusqu'à présent au cours d'une lente et coûteuse initiation à l'art de la médecine.

Dans l'unité de chirurgie, une organisation similaire est possible. L'étudiant est assistant quand il s'agit d'opérer son propre « cas » et il suit le traitement postopératoire. La formation en obstétrique se fera de façon analogue. Après un exercice préliminaire sur un mannequin, l'étudiant commence par assister, puis il est responsable du cas en question supervisé par un professeur. Il apprend dans les salles d'hôpital les bonnes pratiques de soin et de manipulation, son expérience étant complétée, comme on l'a souligné, par un service de consultations externes régulier, qui le transpose à domicile, en contact avec les conditions difficiles qu'il rencontrera dans la pratique. Les formations en pédiatrie et en maladies infectieuses sont programmées et organisées de la même façon. Une méthode de roulement simple permettra à l'étudiant d'entrer ainsi en contact avec tous les services en l'espace de deux ans.

Un enseignement démonstratif s'associe nécessairement à cette méthode : dans un groupe de cinq étudiants, un seul explore chaque cas. Au lit suivant, c'est le tour d'un autre ; et ainsi de suite pour chacun. Ainsi, il y a toujours quatre des cinq étudiants qui, eux, reçoivent un enseignement démonstratif, quoique d'une manière un peu plus personnelle et directe. Le manque de temps est une autre raison d'employer plus largement la méthode démonstrative : des groupes importants sont envoyés aux visites de malades, au cours desquelles le professeur décrit les principales caractéristiques d'un nombre considérable et varié de cas. Les défauts de la méthode sont évidents : l'enseignement n'est pas suffisamment direct, responsabilisant et systématique pour permettre un apprentissage durable. Au mieux, l'étudiant se familiarise par là avec les situations prises une à une, dans leur association et leur entrecroisement. Il capte des instantanés de maladies, ce qui est une expérience importante, mais, encore une fois, ne vaut pas une observation en continu du processus d'évolution d'une maladie et de l'effet jour après jour sur celui-ci du traitement adopté. De la même façon, un professeur de physique pourrait guider ses étudiants au travers d'un grand laboratoire, leur montrant sur une douzaine d'expériences comment l'attraction électrique ou tout autre facteur produit un effet particulier, ce qui est efficace pour leur faire comprendre la qualité spécifique ou l'effet de la force en question ; mais cela ne remplacera pas les expériences que l'étudiant mène lui-même de bout en bout et dans lesquelles l'attraction électrique et bien d'autres phénomènes entrent en jeu. Sauf lorsqu'elle est pratiquée avec une incroyable énergie, la méthode démonstrative n'apporte pas une stimulation suffisante : l'étudiant regarde et écoute, dans une attitude passive qui peut devenir réellement négative. Enfin, l'aisance avec laquelle un spécialiste passe de cas en cas, la nécessité de limiter son attention aux symptômes déterminants qu'il choisit, pourraient, si elles ne sont pas corrigées par ailleurs, aboutir à des examens superficiels et à des conclusions hâtives, qu'on reproche déjà à juste titre à la profession. En dehors des salles d'hospitalisation, il existe une place limitée pour un enseignement démonstratif en salle de classe ou en petit amphithéâtre, où l'on peut facilement présenter des catégories de cas ; la valeur de la démonstration est d'autant plus importante qu'elle s'articule à une expérience personnelle. La distance est vite fatale. « Plus le cercle des auditeurs est large, plus il est difficile pour l'enseignant de capter l'attention de tous ; dès que ceux qui sont assis un peu plus loin ne peuvent voir ou entendre précisément ce qu'il y a à voir ou à entendre, ils laissent libre cours à leurs pensées, ils perdent le fil logique du processus de diagnostic[28]. » Ceci est particulièrement avéré pour l'enseignement spectaculaire de chirurgie en amphithéâtre, pratique de piètre valeur pédagogique, bien que répandue.

D'autres méthodes ont aussi leur utilité ; on ne pourra sans doute pas se dispenser totalement même du cours magistral. Le travail sur cas est discontinu ; les étudiants possèdent rarement assez de capacité à généraliser pour en tirer le meilleur parti. Au lit du patient, il n'y a guère de temps pour un approfondissement complet ou d'ordre philosophique. Le cours magistral pourra ainsi de temps à autre être employé pour récapituler, élargir et systématiser. Avec le temps, le sens des réalités de l'étudiant deviendra suffisamment prononcé pour lui permettre d'appréhender une maladie rare dont il n'aura connaissance que par sa description. Le travail à l'hôpital peut avoir échoué à fournir un exemple. Mais, quelle que soit la façon dont le cours magistral est employé – soit pour classifier les informations initiales ou pour combler une lacune –, il n'apparaîtra pertinent d'un point de vue pédagogique qu'à un stade relativement avancé de formation de l'étudiant. Il n'a aucune vocation à devancer l'expérience ; il risquerait alors d'encombrer l'étudiant de notions mal comprises alors qu'il finira par les percevoir.

Quelques génies de Harvard, tirant profit de l'expérience de la faculté de droit de Harvard, ont érigé en véritable discipline l'art de la déduction. De même qu'un cours préliminaire enseignant le recueil des signes physiques nécessaires au diagnostic est précieux, un enseignement spécifique du raisonnement inductif à partir de ces faits peut être utile aux étudiants dont l'habitude logique n'a guère été

28. Adolf von Strümpell, *Über den Medizinische-Klinischen Unterricht,* p. 23 (Leipzig, 1901).

façonnée strictement. « Supposons telles et telles données : que veulent-elles dire ? que feriez-vous ? » Voilà l'essence de la méthode des cas, une méthode parfaitement adaptée pour le travail en classe, conçue pour engendrer la confrontation, l'émulation et le zèle qui sont des stimulants pédagogiques puissants. En outre, c'est une méthode économique, car elle met en contact un grand nombre d'étudiants avec des enseignants créatifs, pour un investissement minimal en temps et en énergie.

Le temps de classe a une autre utilité : on peut en faire un moyen de former les étudiants à se servir de la « littérature » ; une fois encore, bien sûr, seulement en renforcement d'une expérience sensible. L'expérience personnelle trouve toujours ses limites ; toutefois sans la perception saisissante d'une expérience de première main, on ne peut faire un usage éclairé d'une expérience indirecte. La prise scrupuleuse d'observations et la tenue des dossiers médicaux constituent en premier lieu le moyen de clarifier l'expérience personnelle de l'étudiant ; les commentaires de l'enseignant suscitent les questions qu'il pourra creuser dans la littérature. Une réunion régulière peut permettre de présenter et discuter, de façon informelle, d'un cas clinique et d'un résumé des principales publications sur ce sujet. L'étudiant s'habituera ainsi à la lecture de revues d'importance et à l'incorporation de la littérature à sa propre pratique.

La question de la répartition de l'emploi du temps de l'étudiant, en troisième et quatrième années, entre le travail auprès du patient, le travail dans les services hospitaliers, les exercices démonstratifs ou en classe et les cours magistraux didactiques mérite d'être posée. Le nombre d'heures est nécessairement élastique, car, si l'hôpital est un laboratoire, il est ouvert en continu et, sous réserve de limitations imposées par l'état de chaque patient, les salles de l'hôpital peuvent être utilisées par les étudiants, même en dehors des cours. Le principe de la répartition a été cependant très clairement posé par Cabot et Locke. « L'apprentissage de la médecine n'est pas fondamentalement différent de tout autre apprentissage. Si quelqu'un avait une centaine d'heures pour apprendre à monter à cheval ou parler en public, il aurait avantage à passer peut-être une heure (en plusieurs fractions) à se voir expliquer comment le faire, quatre heures à observer le professeur le faire, et les quatre-vingt-quinze restantes à la pratique, d'abord sous étroite surveillance, ensuite sous supervision plus globale[29]. »

Quelle relation la faculté de médecine va-t-elle instaurer avec son hôpital si les méthodes ci-dessus décrites sont instituées ? Exactement celle qu'elle entretient avec ses laboratoires en général. Elle pourrait, pour tous les types de laboratoires, se contenter de les emprunter. Le professeur en sciences physiques à l'université pourrait enseigner son sujet dans des locaux empruntés tout aussi bien que le professeur de clinique à l'université. Dans les deux cas la courtoisie et la politesse seront de mise. Et dans les deux cas on se limitera alors à un enseignement démonstratif, ou pire selon les termes de l'accord. L'étudiant ne pourra jamais faire partie de l'organisation de l'hôpital où il sera seulement toléré. Un hôpital universitaire ne doit pas être sous l'égide de la faculté seulement pendant l'année universitaire ; il ne doit pas être un hôpital dans lequel n'importe quel médecin pourrait s'occuper de ses propres cas. L'administration centralisée des services, du dispensaire et des laboratoires, considérés comme un seul organisme, implique que la relation avec la faculté soit ininterrompue et sans entrave. Le bien-être du patient est toujours considéré en priorité ; nous verrons qu'il est favorisé, et non pas lésé, par un enseignement approprié. Le directeur doit être intelligent et compréhensif ; les enseignants doivent en être le personnel, exclusivement, au cours comme en dehors de l'année universitaire. Il y aura un responsable à la tête de chaque service ainsi que des assistants selon l'importance du

29. R. C. Cabot, E. A. Locke, « The Organization of a Department of Clinical Medicine », *Boston Med. and Surg. Joumal,* 19 octobre 1905.

service, le degré de spécialisation à envisager, le nombre des étudiants. Le professeur de médecine à la faculté sera le médecin-chef de l'hôpital, le professeur de chirurgie sera le chirurgien-chef, le professeur de pathologie sera le pathologiste hospitalier. L'école de médecine et l'hôpital sont ainsi intimement liés. Les assistants, les internes et les étudiants collaborent à l'accumulation des données et à la rédaction des dossiers médicaux. L'étudiant est partie prenante de la machine de l'hôpital, il ne saurait la desservir tant qu'il effectue à son service un travail quotidien passionnant qui le forme de façon complète et méthodique. À un moment ou à un autre, bien entendu, il est utile pour les progrès du médecin qu'il observe, mais seulement après qu'il a été formé : sa formation, il ne peut l'acquérir juste en observant. Il l'acquiert en *pratiquant* : durant ses études, si l'occasion lui en est donnée ; et, sinon, quand il commence à exercer, mais l'apprentissage se fait alors sans le contrôle d'un enseignant pour maintenir le débutant dans la bonne direction et préserver le bien-être du patient.

La relation dont il est question ne s'est jusqu'à maintenant, de manière générale, pas avérée réalisable aux États-Unis, sauf en cas de création spécifique d'un hôpital universitaire. En Allemagne, où les hôpitaux et les universités relèvent de la même autorité, ce problème ne se rencontre pas ; non plus qu'en Angleterre et en Écosse, où l'hôpital et la faculté de médecine se sont développés ensemble. Aux États-Unis – en dehors, encore une fois, des quelques établissements chanceux comme Johns-Hopkins, l'université de Virginie et l'université de Michigan –, les écoles de médecine se sont structurées comme entités indépendantes, sollicitant néanmoins l'organisation d'un enseignement démonstratif au sein des hôpitaux tenus par la municipalité ou de ceux utilisés par des associations philanthropiques comme foyers temporaires pour les malades. Des raisons politiques en premier lieu, de prudence enfin, ont généralement interdit que se noue entre l'hôpital et l'école une relation d'exclusivité. Le manque de fonds a gêné l'instauration de laboratoires ; la concurrence entre les écoles rivales impliquait tout à la fois un partage et une limitation des privilèges; enfin, le niveau des étudiants était un obstacle absolu pour toute méthode d'enseignement supposant que les étudiants prennent quelque responsabilité que ce soit à l'hôpital. Des conceptions plus intelligentes se développent : le niveau des étudiants s'améliore; la concurrence cède le pas ici et là à la collaboration. Même ainsi, il reste généralement des difficultés insurmontables : les entreprises philanthropiques ont des impératifs économiques et ne sont, dans la plupart des cas, pas les plus prisées par les professionnels locaux. Il sera donc assez peu vraisemblable d'avoir tout à la fois un équipement adéquat, une organisation opérationnelle et un personnel de service permanent. Pour réunir ces conditions, l'école de médecine doit comporter un hôpital et un dispensaire suffisamment importants pour assurer la formation de base des étudiants ainsi que pour assurer aux différents membres du corps enseignant leurs laboratoires personnels respectifs. Chaque service a besoin de lits et d'installations annexes permettant de traiter les cas typiques nécessaires à l'enseignement ainsi que ceux que le professeur lui-même souhaite étudier dans les meilleures conditions. Au-delà de cette exigence, d'autres hôpitaux locaux peuvent fournir des supports complémentaires en particulier pour les étudiants avancés. Encore une fois, une longue liste de telles alternatives disséminées à travers la ville ne peut remplacer un hôpital universitaire en activité : c'est l'existence de ce dernier qui conditionne l'utilisation satisfaisante d'un matériau clinique additionnel moins précisément contrôlé. Incontestablement, sans un tel hôpital universitaire, l'école ne peut même pas mettre en place une chaire de clinique au sens propre du terme.

L'encadrement de l'hôpital par l'école de médecine donne un autre visage à ses relations avec la chaire de clinique. Que pourrait-on penser d'un établissement qui, ayant besoin d'un professeur de physique, commencerait par chercher quelqu'un ayant son propre laboratoire ou l'autorisation d'aller travailler quotidiennement dans un laboratoire appartenant à quelqu'un d'autre? Telle est la situation de l'école de médecine qui, dans le but d'obtenir un usage même restreint d'un service hospitalier, doit amadouer un médecin hospitalier en lui promettant un titre professoral! Quand l'hôpital appartient à l'école de médecine, les nominations sont faites sur la base de l'aptitude, de la distinction, de la compétence. Un homme est promu s'il le mérite; si quelqu'un de meilleur est disponible ailleurs, on le fait venir. L'université définit son orientation : l'ordre ne saurait être inversé. Les hommes ainsi librement choisis seront professeurs dans l'acception ordinaire du terme : ils sont titulaires de chaires dans une institution qui demeure assise sur des bases collégiales – en d'autres termes, un établissement d'enseignement supérieur. Ils seront simultanément enseignants et chercheurs. L'enseignement clinique non progressiste renferme une contradiction dans les termes. Même les cas qui sont montrés aux débutants ont leurs caractéristiques propres. De nouveaux problèmes surgissent en permanence. Toute ligne de traitement admise laisse quelque chose à désirer. Qui est en situation d'améliorer les choses, si ce n'est le professeur d'université, en symbiose avec l'hôpital dont il contrôle l'organisation, avec une douzaine de laboratoires à son service lui offrant l'assistance requise, et un personnel qui sera ses yeux, ses oreilles et ses mains en son absence? Ces conditions existent en Allemagne, et la science clinique là-bas prospère; elles font défaut ici, et en conséquence la médecine clinique s'effondre. Assurément, il faut également des institutions se consacrant exclusivement à la recherche : la charge quotidienne de l'enseignant clinicien grève son emploi du temps, limitant en partie les nouvelles tâches auxquelles il pourrait s'atteler, les problèmes épineux de médecine clinique étant excessivement compliqués et ardus. Mais le domaine regorge de questions pour lesquelles l'hôpital universitaire, avec ses laboratoires, est le lieu idéal d'investigation. Et le jeune docteur, malgré toute son admirable technique, ne saurait être un praticien progressiste, allant jusqu'à maintenir ses lectures à jour, à moins que ses professeurs ne lui aient montré l'exemple.

Nous ne limitons pas le lien avec l'hôpital universitaire aux laboratoires de sciences fondamentales, décrits dans un chapitre précédent, ou au laboratoire clinique, que nous venons de mentionner : les premiers traitent de la substance même de leurs sciences respectives ; le dernier fait partie de la machine hospitalière normale. Pour permettre les examens nécessaires, le laboratoire doit se développer suffisamment pour permettre aussi au pathologiste expérimental, physiologiste expérimental et chimiste clinique de mettre à disposition immédiate du clinicien toutes les ressources de leurs services respectifs, concourant ainsi à la solution de problèmes cliniques concrets. Parmi ces branches, la pathologie et la physiologie expérimentales sont déjà reconnues en tant que telles ; le domaine de la chimie clinique, jusqu'à maintenant assez peu développé en Amérique, sera vraisemblablement la prochaine étape.

Il s'ensuit également que les professeurs de clinique seront alignés sur le régime universitaire commun et salariés comme les autres professeurs. Bien sûr, leurs salaires seront inadaptés, c'est-à-dire inférieurs à ce qu'ils pourraient gagner ailleurs ; tous les salaires versés aux universitaires de valeur le sont. Mais il n'y a pas de raison en soi pour qu'un professeur de médecine ne fasse pas en quelque sorte le sacrifice financier que fait un professeur de physique : les deux renoncent à quelque chose pour l'enseignement et la recherche – espérons que ce sera de moins en moins le cas. L'enseignant clinicien ne devrait néanmoins pas restreindre arbitrairement son expérience : il pourrait judicieusement mettre en place – de préférence en relation étroite avec l'hôpital – un cabinet de consultations, assuré ainsi que son temps ne sera pas sacrifié pour des affections sans intérêt. De la même façon, d'autres équipements de l'université sont au service de ceux qui requièrent une assistance inhabituellement pointue ; parce qu'à tous niveaux il ne peut qu'être bénéfique de confronter l'enseignement à des problèmes non résolus, qu'ils soient de nature pratique ou autre. Mais l'exercice d'une consultation – conduite d'une façon professionnelle ou commerciale plutôt que dans un esprit scientifique – pourrait s'avérer presque aussi fatal pour l'esprit scientifique que toute autre pratique médicale. L'hôpital universitaire, les salaires des enseignants, etc., créent les conditions grâce auxquelle la médecine clinique peut être menée de façon productive. Mais ils ne créent pas les idéaux ; et, sans idéal, les consultations nombreuses et largement rétribuées peuvent être aussi démoralisantes que des visites multiples et mal payées[30].

Les moyens financiers disponibles en ce moment sont loin d'être suffisants pour fournir aux hôpitaux, de façon exclusive et permanente, les laboratoires des services cliniques des écoles de médecine et des enseignants composés principalement de scientifiques professeurs de clinique médicale. Il y a vingt-cinq ans on aurait fait la même objection à la proposition de trente écoles de médecine équipées chacune d'un panel complet de laboratoires scientifiques. Une fois le nombre de nos écoles de médecine réduit à notre besoin réel, la somme nécessaire pour les équiper correctement d'hôpitaux ne paraîtra plus incroyablement énorme. En attendant, des hôpitaux existants pourraient tout à fait étendre leurs structures d'enseignement, lorsque celles-ci sont ouvertes à des étudiants d'un bon niveau. Il est évident qu'une relation étroite des hôpitaux avec l'enseignement médical bien conduit profitera à toutes les parties concernées : au grand public, en produisant des médecins plus compétents, et au patient, en lui prodiguant une meilleure attention. Sur ce point il n'y a pas de place pour le doute. « Je parle d'après une expérience de presque quarante ans, dit le Dr Keen, en tant que chirurgien d'une demi-douzaine d'hôpitaux, et

---

30. ** La traduction proposée de ce paragraphe est très littérale et respecte les contradictions apparentes du texte initial. On peut supposer que la question de la rémunération des enseignants, et d'un exercice privé des professeurs, ait été sensible, du temps de Flexner comme aujourd'hui, conduisant à une formulation prudente et parfois peu claire.

je peux dire avec assurance que je n'ai jamais eu un seul patient lésé ou dont les chances de guérison auraient été diminuées du fait d'un tel enseignement. De plus, qui serait le moins désinvolte et négligent dans ses responsabilités? celui qui prescrit dans la solitude des chambres de malades et opère avec deux ou trois assistants seulement, ou celui dont chaque geste est observé avec enthousiasme par des centaines d'yeux, attentifs à détecter le moindre faux pas? Je me sens toujours à l'hôpital Jefferson comme si j'étais pris dans une course-poursuite, avec une meute de chiens endiablés sur mes talons[31]. » Miss Banfield, après une ample expérience, considérant la question simplement du point de vue du patient et de l'infirmière, adopte la même position : « En fait, dans un hôpital correctement administré, les écoles de médecine constituent une protection pour le patient plutôt que le contraire, car cela signifie en général que l'hôpital est très animé... Dans les hôpitaux universitaires, je pense que globalement les patients sont mieux soignés, parce que chacun est maintenu à son plus haut niveau, y compris les professeurs[32]. » La commission nommée en 1905 pour examiner les liens financiers entre les hôpitaux et les écoles de médecine de Londres aborde dans ses conclusions le point dont il est ici question : « Nous trouvons, dit-elle, que la présence d'un corps de jeunes gens enthousiastes observant les actes de leur professeur a tendance à maintenir le médecin en alerte et à contrecarrer les effets de la routine quotidienne des activités[33]. »

---

31. W. W. Keen, « The Duties and Responsibilities of the Trustees of Public Medical Institutions », *Transactions Congress Amer. Physicians and Surgeons,* 1903.

32. M. Banfield, « Some Unsettled Questions in Hospital Administration in the United States », *Publication of Amer. Acad. Pol. and Soc. Science,* p. 46-47.

33. « Report of the Committee », publié pour le King Edward's Hospital Fund for London, par George Barber, 23 Furnival Street, Holborn, E. C. p. V, 15 (B).

Les avis sont similaires en ce qui concerne la taille requise pour un hôpital universitaire. Moins de deux ou trois cents lits, occupés pratiquement en permanence, peuvent difficilement fournir le nombre ou la variété des cas nécessaires. On considère qu'un hôpital de quatre cents lits pourra subvenir aux besoins d'une école de médecine d'au moins cinq cents étudiants. Il est extrêmement important que le professeur puisse disposer de la matière dont il a besoin quand il en a besoin. Celle-ci doit, de plus, être correctement répartie : une clinique bien fournie en maladies des yeux ne peut suppléer les carences des services de médecine interne et d'obstétrique ; soixante-quinze cas d'appendicite opérés ne compenseront en rien les insuffisances en cas de typhoïde, pneumonie ou scarlatine.

La taille de l'école exerce, bien sûr, une certaine influence sur la taille requise de l'hôpital, même si on ne peut laisser l'hôpital se réduire en proportion du nombre d'étudiants. Si deux cents lits peuvent suffire pour une centaine d'étudiants, il ne s'ensuit pas que vingt lits suffisent pour dix étudiants. Vingt-cinq étudiants commandent en général le même minimum que cent étudiants. D'un autre côté, il convient d'évaluer les avantages et les inconvénients les uns par rapport aux autres. Un faible nombre d'étudiants dans un hôpital universitaire petit mais toujours assez représentatif et parfaitement encadré, empreint de l'esprit scientifique de l'université et des laboratoires de l'école de médecine, obtiendra de meilleurs résultats dans les techniques de médecine moderne qu'un groupe plus important, supervisé trop négligemment dans un hôpital municipal vétuste où les « étudiants » sont généralement regardés de travers comme s'ils étaient des intrus. Les défauts des premiers, dus à une expérience quelque peu limitée, seront rapidement corrigés après une année d'hôpital universitaire, parce qu'ils possèdent les bons outils et savent les utiliser ; les défauts des derniers seront généralement irrémédiables. Une telle année d'hôpital universitaire est en tout état de cause hautement souhaitable. Il est à espérer qu'un aménagement plus efficace et plus économique de la formation préliminaire ainsi qu'une opinion publique plus éclairée puissent bientôt rendre cette requête globalement réalisable.

Un enseignement initial tel que décrit multipliera les possibilités de formation ultérieure. Celle-ci est utile dans deux perspectives différentes. En premier lieu, l'enseignement des diverses spécialités doit être considéré comme un enseignement ultérieur s'appuyant sur une formation et une expérience approfondies en médecine générale. Le nombre de ces spécialités est en train de s'accroître, du fait que des appareillages plus variés et plus efficaces impliquent une plus grande spécialisation – ce qui est une tendance raisonnable, dans un souci d'efficacité, à condition que ceci n'empiète pas sur le terrain de la formation initiale. En second lieu, le praticien provincial éprouvé mais sous pression se tournera de temps à autre vers ces enseignements afin d'être revivifié à la source : il voudra rester en contact avec les progrès récents, passer en revue en un bref laps de temps un large éventail de cas intéressants maniés par des experts de ce domaine. Les plus grands hôpitaux de nos grandes villes pourront se prêter facilement à ces deux fonctions. Leurs services bien pourvus peuvent être utilisés dans le meilleur intérêt, même s'ils continuent d'être régis par leurs conseils d'administration actuels. Il est probable que les obstacles à de telles utilisations s'effaceront largement à mesure que l'exploitation concurrentielle et commerciale de l'enseignement médical sera elle-même abandonnée. Il est hors de doute que l'utilisation restreinte de l'hôpital n'est pas la moins grave des conséquences navrantes de l'enseignement médical mercantile, qui, du fait de la rivalité des enseignants et du bas niveau des étudiants, n'a pu connaître le privilège du contact avec les salles d'hôpital.

BIBLIOGRAPHIE[1]

A. D. Andrade, A. Bagri, K. Zaw, B. A. Roos, J. G. Ruiz, « Avatar-Mediated Training in the Delivery of Bad News in a Virtual World », *Journal of Palliative Medicine*, 2010, 13, p. 1415-1419.

Anonyme, « Teaching of Anatomy », *Lancet,* 1946, 31, p. 308.

Arrêté du 22 mars 2011 relatif au régime des études en vue du diplôme de formation générale en sciences médicales, http://www.enseignementsup-recherche.gouv.fr/pid20536/rubrique-bo.html?cid_bo=55867 (consulté le 20 avril 2012).

D. P. Ausubel, *Educational psychology: a Cognitive View,* New York, Holt, Rinehart and Winston, 1968.

J.-F. Bach, « Réflexions et propositions sur la première année commune aux études de médecine, d'odontologie, de pharmacie et sage-femme : L1 santé », rapport remis le 21 février 2008, http://www.gerhnu.fr/telechargt/rapport-jf-bach21-02-08.pdf (consulté le 10 avril 2012).

C. T. Barry, U. Avissar, M. Asebrook, M. A. Sostok, K. E. Sherman, S. D. Zucker, « Use of a Standardized Patient Exercise to Assess Core Competencies during Fellowship Training », *Journal of Graduate Medical Education*, 2010, 2, p. 111-117.

J. H. Barsuk, W. C. McGaghie, E. R. Cohen, J. S. Balachandran, D. B. Wayne., « Use of Simulation Based Mastery Learning to Improve the Quality of Central Venous Catheter Placement

1. Ne sont mentionnées que les sources citées dans l'ouvrage.

in a Medical Intensive Care Unit », *Journal of Hospital Medicine*, 2009, 4, p. 397-403.

A. Benaszek, « Medical Humanities Courses Becoming Prerequisites in Many Medical Schools », *Canadian Medical Association Journal*, 2011, 183, p. E441-E442.

C. Beraud, F. Grémy, A. Grimaldi, J. de Kervasdoué, G. Lévy, « Quelle santé, quelle médecine, quels médecins voulons-nous pour le XXIe siècle en France et en Europe. Réforme Debré, un tiers de siècle après », Actes du Colloque de Caen, École nationale de la santé publique Éd., Rennes, 1997, p. 1-22.

S. N. Biasutto, L. I. Caussa, L. E. Criado del Río, « Teaching Anatomy: Cadavers vs. Computers? », *Annals of Anatomy,* 2006, 188, p. 187-190.

J. B. Biggs, *Student Approaches to Learning and Studying*, Melbourne, Australian Council for Educational Research, 1987.

W. S. Biggs, A. D. Bieck, P. A. Pugno, P. W. Crosley, « Results of the 2011 National Resident Matching Program: Family Medicine », *Family Medicine*, 2011, 43, p. 619-24.

A. Boeckers, L. Brinkmann, C. Jerg-Bretzke, C. Lamp, H. C. Traue, T. M. Boeckers, « How Can We Deal with Mental Distress in the Dissection Room? An Evaluation of the Need for Psychological Support », *Annals of Anatomy*, 2010, 192, p. 366-372.

A. Boeckers, U. Fassnacht, T. M. Boeckers, « "Theatrum anatomicum": a Revived Teaching Facility in Gross Anatomy », *Annals of Anatomy,* 2008, 20, p. 495-501.

C. Boelen, « Faculté de médecine et santé de la communauté », J.-H. Barrier et J. Roland (dir.), *La Faculté de médecine face à ses responsabilités sociales et éthiques*, la CIDMEF en collaboration avec l'OMS, Paris, 2003.

M. T. Brannick, H. T. Erol-Korkmaz, M. Prewett, « A Systematic Review of the Reliability of Objective Structured Clinical Examination Scores », *Medical Education*, 2011, 45, p. 1181-1189.

C. Brosnan et B. S. Turner (dir.), *Handbook of the Sociology of Medical Education*, Oxon, Routledge, 2009.

Cadre de compétence CANMEDS 2005, Collège royal des médecins et chirurgiens du Canada, http://www.royalcollege.ca/public/canmeds/framework (consulté le 17 avril 2012).

« Canada, la cérémonie d'adieu des anatomistes », *Courrier international*, 2003, p. 643.

P. Cantillon, L. Glynn, « Peer Assisted Learning », Y. Carter et N. Jackson (dir.), *Medical Education and Training*, New York, Oxford University Press, 2009.

C. Carraccio, R. Englander, « The Objective Structured Clinical Examination: a Step in the Direction of Competency-Based Evaluation », *Archives of Pediatrics and Adolescent Medicine*, 2000, 154, p. 736-741.

M. Chamberlain, R. Hivon, « Les compétences de l'enseignant clinicien et le modèle de rôle en formation clinique », *Pédagogie médicale*, 2005, 6, p. 98-111.

B. Charlin, R. Gagnon, L. Sibert, C. Van der Vleuten, « Le test de concordance de scripts : un instrument d'évaluation du raisonnement clinique », *Pédagogie médicale*, 2002, 3, p. 135-144.

J. Cohen-Schotanus, J. Schonrock-Adema, T. Bouwkamp-Timmer, G. R. Van Schelting, J. B. Kuks, « One Year Transitional Program Increases Knowledge to Level Sufficient for Entry into the Fourth Year of the Medical Curriculum », *Medical Teacher*, 2008, 30, p. 62-66.

Collège des enseignants de sciences humaines et sociales en médecine et santé, *Médecine, santé et sciences humaines*, Paris, Les Belles Lettres, 2011.

T. Collett, D. Kirvell, A. Nakorn, J. C. McLachlan, « The Role of Living Models in the Teaching of Surface Anatomy: Some Experiences from a UK Medical School », *Medical Teacher,* 2009, 31, p. 90-96.

F. Comte, « Topographie hospitalière et médicale à Angers (XIe-XVIIIe siècles) », *Médecine et hôpitaux en Anjou du Moyen Âge à nos jours*, J.-G. Petit, J.-P. Saint-André (dir.), Rennes, Presses Universitaires de Rennes, 2009, p. 43-79.

« Consensus mondial sur la responsabilité sociale des facultés de médecine. Contribution collective de la conférence pour le consensus mondial sur la responsabilité sociale des facultés de médecine », *Pédagogie médicale,* 2011, 12, p. 37-48.

M. Cooke, D. M. Irby, W. Sullivan, K. M. Ludmerer, « American Medical Education 100 Years after the Flexner Report », *New England Journal of Medicine*, 2006, 355, p. 1339-1344.

J. Cookson, J. Crossley, G. Fagan, J. McKendree, A. Mohsen, « A Final Clinical Examination Using a Sequential Design to Improve Cost-Effectiveness », *Medical Education*, 2011, 45, p. 741-747.

S. R. Cruess, L. R. Cruess, Y. Steinert, « Role Modelling – Making the Most of a Powerful Teaching Strategy », *British Medical Journal*, 2008, 29, p. 718-721.

B. J. Daley, B. M. Torre, « Concept Maps in Medical Education: an Analytical Literature Review », *Medical Education*, 2010, 44, p. 440-448.

R. Debré, *L'Honneur de vivre. Mémoires*, Hermann, Paris, 1974.

Déclaration de Bologne, 19 juin 1999, http://europa.eu/legislation_summaries/education_training_youth/lifelong_learning/c11088_fr.htm (dernier accès le 12 février 2012).

« La démographie médicale à l'échelle des bassins de vie en région Pays-de-la-Loire », P. Romestaing (dir.), *Ordre national des médecins*, 2011, http://www.conseil-national.medecin.fr (consulté le 16 avril 2012).

Direction de la recherche, des études, de l'évaluation et des statistiques (DREES), série statistiques, S. Jakoubovitch, *Document de travail. La formation aux professions de santé* n° 139, novembre 2009.

Directive 93/16/CEE du Conseil, du 5 avril 1993, visant à faciliter la libre circulation des médecins et la reconnaissance mutuelle de leurs diplômes, certificats et autres titres, http://admi.net/eur/loi/leg_euro/fr_393L0016.html (consulté le 13 avril 2012).

A. E. Dodds, K. J. Reid, J. J. Conn, S. L. Eliott, G. J. McColl, « Comparing the Academic Performance of Graduate and Undergraduate-Entry Medical Students », *Medical Education*, 2010, 44, p. 197-204.

E. Driessen, J. Van Tartwijk, C. Van Der Vleuten, V. Wass, « Portfolios in Medical Education: Why Do They Meet with

Mixed Success? A Systematic Review », *Medical Education*, 2007, 41, p. 1224-1233.

F. Dubas, *La Médecine et la question du sujet,* Paris, Les Belles Lettres, 2004.

R. M. Epstein, « Assessment in Medical Education », *New England Journal of Medicine*, 2007, 356, p. 387-396.

L. Fauvet, « Les affectations des étudiants en médecine à l'issue des épreuves classantes nationales en 2010 », DREES, Études et résultats, n° 767, juin 2011.

A. Flexner, *Medical Education in the United States and Canada. A Report to the Carnegie Foundation of Teaching,* Boston, Merrymount Press, 1910, http://www.carnegiefoundation.org/sites/default/files/elibrary/Carnegie_Flexner_Report.pdf (consulté le 12 avril 2012).

M. Foucault, *Naissance de la clinique,* Paris, Presses Universitaires de France, 1963.

A. Fourcroy, « Rapport et projet de décret sur l'établissement d'une école centrale de santé à Paris, fait à la convention nationale, au nom des comités de salut public et d'instruction publique », Paris, Imprimerie nationale, 1794.

J.-P. Fournier, A. Demeester, B. Charlin, « Concordance Script Tests: Guidelines for Construction », *BMC Medical Informatics and Decision Making,* 2008, 6, p. 8-18.

E. Galam, « Produire des traces d'apprentissage : le RSCA », *La Revue du praticien, médecine générale,* 2008, 22, p. 92-93.

E. Godeau, « Les fresques de salle de garde », *Sociétés et représentations*, 2009, 28, p. 15-31.

J.-C. Granry, M.-C. Moll, « Simulation en santé : état des lieux et perspectives », rapport remis à l'HAS le 10 janvier 2012, http://www.has-sante.fr/portail/upload/docs/application/pdf/2012-01/simulation_en_sante_-_rapport.pdf (consulté le 13 avril 2012).

P. Guillaume, B. Hoerni, « Le consulat organise la médecine. Une célébration oubliée », *La Revue du praticien*, 2003, 53, p. 1619-1621.

G. Guyatt « Evidence-Based Medicine: a New Approach to Teaching the Practice of Medicine », *JAMA*, 1992, 268, p. 2420-2425.

L. Hartling, C. Spooner, L. Tjosvold, A. Oswald, « Problem-Based Learning in Pre-Clinical Medical Education: 22 Years of Outcome Research », *Medical Teacher*, 2010, 32, p. 28-33.

K. E. Hauer, A. Fernandez, A. Teherani, C. K. Boscardin, G. W. Saba, « Assessment of Medical Students' Shared Decision-Making in Standardized Patient Encounters », *Journal of General Internal Medicine*, 2011, 26, p. 367-372.

D. J. Heylings, « Anatomy 1999-2000: the Curriculum, Who Teaches It and How? », *Medical Education,* 2002, 36, p. 702-710.

T. Hung, S. Jarvis-Selinger, J.-C. Ford, « Residency Choices by Graduating Medical Students: Why Not Pathology? », *Human Pathology*, 2011, 42, p. 802-807.

D. James, E. Ferguson, D. Powis, I. Symonds, J. Yates, « Graduate Entry to Medicine: Widening Academic and Socio-Economic Access », *Medical Education*, 2008, 42, p. 294-300.

J. P. Kassirer, « Teaching Clinical Medicine by Iterative Hypothesis Testing – Let's Preach What We Practice », *New England Journal of Medicine,* 1983, 309, p. 921-923.

J. Kerby, Z. N. Shukur, J. Shalhoub, « The Relationships between Learning Outcomes and Methods of Teaching Anatomy as Perceived by Medical Students », *Clinical Anatomy*, 2011, 24, p. 489-497.

M. G. Kidd, J. T. H. Connor, « Striving to Do Good Things: Teaching of Medical Humanities in Canadian Medical Schools », *Journal of Medical Humanities*, 2008, 29, p. 45-54.

M. J. Kloser, S. E. Brownell, N. R. Chiarello, T. Fukami, « Integrating Teaching and Research in Undergraduate Biology Laboratory Eduction », *PLos Biology*, 2011, e1001174.

G. C. Koh , H. E. Khoo, M. L. Wong, D. Koh, « The Effects of Problem-Based Learning during Medical School on Physician Competency: a Systematic Review », *Canadian Medical Association Journal,* 2008, 178, p. 34-41.

H. W. Korf, H. Wicht, R. L. Snipes, J. P. Timmermans, F. Paulsen, G. Rune, E. Baumgart-Vogt, « The Dissection Course - Necessary and Indispensable for Teaching Anatomy to Medical Students », *Annals of Anatomy,* 2008, 190, p. 16-22.

V. Lassalle, J. Berton, G. Bouhours, M. Peres, G. Bossard, J.-C. Granry, « Enquête européenne sur l'utilisation de la simulation médicale pédiatrique », *Annales françaises d'anesthésie et de réanimation*, 2009, 28, p. 628-633.

F. Lebrun, « Madame du Coudray en Anjou en 1778 : obstétrique et pédagogie », *Médecine et hôpitaux en Anjou du Moyen Âge à nos jours*, J.-G. Petit, J.-P. Saint-André (dir.), Rennes, Presses Universitaires de Rennes, 2009, p. 143-148.

J.-H. Lefevre, M. Roupret, S. Kerneis, L. Karila, « Career Choices of Medical Students: a National Survey of 1 780 students », *Medical Education,* 2010, 44, p. 603-612.

H. K. Lempp, « Perceptions of Dissection by Students in One Medical School: beyond Learning about Anatomy. A Qualitative Study », *Medical Education,* 2005, 39, p. 318-325.

A. M. Lombarts, M. J. Heinemann, O. A. Arah, « Good Clinical Teachers Likely to Be Specialist Role Models: Results from a Multicenter Cross-Sectional Survey », *PLoS One*, 2010, p. 5, http://www.plosone.org/article/info%3Adoi%2F10.1371%2Fjournal.pone.0015202 (consulté le 24 mars 2012).

K. A. Long, « Nursing PhD Consortia, A Model for Maximizing Scarce Resources », *Journal of Professional Nursing*, 2007, 23 (5), p. 262-266.

S. Lubarsy, B. Charlin, D. A. Cook, C. Chalk, C. P. Van der Vleuten, « Script Concordance Testing: a Review of Published Validity Evidence », *Medical Education*, 2011, 45, p. 329-338.

A. Lunel, *La Maison médicale du roi.* XVIe-XVIIIe *siècles. Le pouvoir royal et les professions de santé*, Seyssel, Champ-Vallon, 2008, p. 161-184.

A. Luyendijk-Elshout, « Medecine », W Ruegg (dir.*), A History of the University in Europe. Vol. III, Universities in the Nineteenth* *and Early Twentieth Century (1800-1945),* Cambridge, Cambridge University Press, 2004, p. 543.

W. C. MacGaghie, S. Barry Issenberg, E. R. Petrusa, R. J. Scalese, « A Critical Review of Simulation Based Medical Education Research: 2003-2009 », *Medical Education*, 2010, 44, p. 50-63.

J. Macnaughton, « The Humanities in Medical Education: Context, Outcomes and Structures », *Journal of Medical Ethics: Medical Humanities*, 2000, 26, p. 23-30.

Y. Matillon, « Modalités et conditions d'évaluation des compétences professionnelles des métiers de la santé. Rapport de mission », 2003, www.infirmiers.com/pdf/rapport-matillon.pdf (consulté le 17 avril 2012).

E. Maurin, *La Peur du déclassement. Une sociologie des récessions*, Paris, Seuil, 2009.

G. E. Miller, « The Assessment of Clinical Skills/Competence/Performance », *Academic Medecine*, 1990, 65, p. S63-S67.

D. A. Misch, « Andragogy and Medical Education: Are Medical Students Internally Motivated to Learn? », *Advances in Health Sciences Education*, 2002, 7, p. 153-160.

« Mission évaluation des compétences professionnelles des métiers de la santé. Référentiels métiers et compétences en chirurgie », http://www.cngof.asso.fr/D_TELE/referentiel_metier_competences_2007.pdf (consulté le 17 avril 2012).

C. Mitchell, S. Bhat, A. Herbert, P. Baker, « Workplace-Based Assessments of Junior Doctors: Do Scores Predict Training Difficulties? », *Medical Education*, 2011, 45, p. 1190-1198.

W. Moore, *The Knife Man*, London, Bentam Press, 2005.

K. Mullen, M. Nicolson, P. Cotton, « Improving Medical Students' Attitudes towards the Chronic Sick: a Role for Social Science Research », *BMC Medical Education*, 2010, 10, p. 84.

M.-R. Nendaz, « Education et qualité de la décision médicale : un lien fondé sur les preuves existe-t-il ? », *Revue de médecine interne,* 2011, 32, p. 436-442.

M.-R. Nendaz, B. Charlin., B. Leblanc, G. Bordage, « Le raisonnement clinique : données issues de la recherche et implications pour l'enseignement », *Pédagogie médicale*, 2005, 6, p. 235-254.

D. Nestel, D. Tabak, T. Tierney, C. Layat-Burn, A. Robb, S. Clark, T. Morrison, N. Jones, R. Ellis, C. Smith, N. McNaughton, K. Knickle, J. Higham, R. Kneebone, « Key Challenges in Simulated Patient Programs: an International Comparative Case Study », *BMC Medical Education*, 2011, 11, p. 69.

D. A. Newton, M. S. Grayson, L. F. Thompson, « The Variable Influence of Lifestyle and Income on Medical Students Career Specialty Choices: Data from Two US Medical Schools, 1998-2004 », *Academic Medecine*, 2005, 80, p. 809-814.

J. J. Norcini, « The Death of the Long Case ? », *British Medical Journal*, 2002, 16, p. 408-409.

J. Older, « Anatomy: a Must for Teaching the Next Generation », *Surgeon*, 2004, 2, p. 79-90.

Ordonnance n° 58-1373 du 30 décembre 1958 relative à la création de centres hospitaliers et universitaires, à la réforme de l'enseignement médical et au développement de la recherche médicale, http://www.snhu.com/SNHU/Textes_officiels_files/ordonnance58.pdf (consulté le 13 avril 2012).

J. Ousager, H. Johanneson, « Humanities in Undergraduate Medical Education. A Literature Review », *Academic Medecine*, 2010, 85, p. 988-998.

E. Paice, S. Heard, F. Moss, « How Important Are Role Models in Making Good Doctors ? », *British Medical Journal*, 2002, 28, p. 707-710.

E. J. Palmer, P. G. Devitt, « Assessment of Higher Order Cognitive Skills in Undergraduate Education: Modified Essay or Multiple Choice Questions ? », *BMC Medical Education*, 2007, 7, p. 49.

V. N. Palter, T. P. Grantcharov, « Simulation in Surgical Education », *Canadian Medical Association Journal*, 2010, 10, p. 1191-1196.

T. Pelaccia, « La motivation en formation : une dimension réhabilitée dans un environnement en mutation », *Pédagogie médicale*, 2008, 9, p. 103-112.

« Le plaisir des dieux. Salles de garde des internes des hôpitaux de Paris », www. leplaisirdesdieux.fr/ (consulté le 10 avril 2012).

G. G. Ponnamperuma, I. M. Karunathilake, S. McAleer, M. H. Davis, « The Long Case and Its Modifications: a Literature Review », *Medical Education,* 2009, 43, p. 936-941.

P. Pottier, B. Planchon, « Les activités mentales au cours du raisonnement médical diagnostique », *Revue de médecine interne*, 2011, 32, p. 383-390.

C. M. Pugh, P. Youngblood, « Development and Validation of Assessment Measures for a Newly Developed Physical Examination Simulator », *Journal of the American Medical Informatics Society*, 2002, 9, p. 448-460.

« Que deviennent les étudiants qui s'inscrivent en premier cycle des études de médecine ? », Note d'information MESR, http://media.enseignementsup-recherche.gouv.fr/file/2011/64/1/NIMESR1109_177641.pdf (consulté le 27 mai 2012).

D. Rabineau, J.-F. Dhainaut, « Étude comparative des facultés de médecine : premiers résultats », *La Presse médicale*, 2010, 39, p. e1-e10.

I. Richard, J.-P. Saint-André, « Futurs médecins et besoins publics : une faille », *Le Monde,* 21 septembre 2005.

I. Richard, J.-P. Saint-André, « La crise de la démographie médicale : une illusion ? », *Esprit*, 2007, p. 65-76.

B. A. Rifkin, M. J. Ackerman, J. Folkenberg, « Human Anatomy. Depicting the Body from the Renaissance to Today », *Thames and Hudson*, London, 2006.

Y. Romieux, « Histoire de l'école d'anatomie et de chirurgie navale de Rochefort (1722-1964) », *Revue d'histoire de la médecine*, 2001, 332, p. 489-500.

M. E. Rosenbaum, K. J. Ferguson, J. G. Lobas, « Teaching Medical Students and Residents Skills for Delivering Bad News: a Review of Strategies », *Academic Medicine*, 2004, 79, p. 107-117.

M. E. Rosenbaum, C. Kreiter, « Teaching Delivery of Bad News Using Experiential Sessions with Standardized Patients », *Teaching and Learning in Medicine,* 2002, 14, p. 144-149.

S. Sahu, I. Lata, « Simulation in Resuscitation Teaching and Training, an Evidence Based Practice Review », *Journal of Emergencies, Trauma, and Shock*, 2010, 3, p. 378-384.

M. Serres, « L'éducation médicale vue par un philosophe », *Pédagogie médicale*, 2006, 7, p. 135-141.

S. A. Santen, R. R. Hemphill, C. M. Spanier, N. D. Fletcher, « "Sorry, it's my first time!" Will Patients Consent to Medical Students Learning Procedures ? », *Medical Education*, 2005, 39, p. 365-369.

A. Schofield, D. Bourgeois, « Socially Responsible Medical Education: Innovations and Challenges in a Minority Setting », *Medical Education*, 2010, 44, p. 263-71.

L. C. Silcox, T. L. Ashbury, E. G. VanDenKerkhof, B. Milne, « Residents' and Program Directors' Attitudes toward Research during Anesthesiology Training: a Canadian Perspective », *Anesthesia Analgesia,* 2006, 102(3), p. 859-864.

N. Siraisi, « The Faculty of Medicine », W. Ruegg, H. de Ridder-Symoens (dir.), *A History of the University in Europe, vol. I, Universities in the Middle Ages*, Cambridge, Cambridge University Press, 2003.

D. T. Sobral, « What Kind of Motivation Drives Medical Students' Learning Quests ? », *Medical Education,* 2004, 8, p. 950-957.

S. E. Straus, C. Straus, K. Tzanetos, « Career Choice in Academic Medicine: Systematic Review », *Journal of General and Internal Medicine,* 2006, 21, 12, p. 1222-1229.

M. Tarrant, J. Ware, A. M. Mohammed, « An Assessment of Functioning and Non-Functioning Distractors in Multiple-Choice Questions: a Descriptive Analysis », *BMC Medical Education*, 2009, 9, p. 40.

S.-A. Tissot, *Essai sur les moyens de perfectionner les études de médecine,* Lausanne, Franc, Grasset et Cie, 1789, http://www.archive.org/details/essaisurlesmoyen00tiss (consulté le 12 avril 2012).

« Tomorrow's Doctor », http://www.gmcuk.org/education/undergraduate/tomorrows_doctors.asp (consulté le 22 mars 2012).

R.-J. Vallerand, C. Blanchard, « Éducation permanente et motivation : contribution du modèle hiérarchique de la motivation intrinsèque et extrinsèque », *Éducation permanente,* 1998, 136, p. 15-35.

K. Van der Horst, M. Siegrist, P. Orlow, M. Giger, « Resident's Reasons for Specialty Choice: Influence of Gender, Time, Patient and Career », *Medical Education*, 2010, 44, p. 595-602.

S. Velut, « Biographie d'André Vésale », *André Vésale. Résumé de ses livres sur la fabrique du corps humain*, Paris, Les Belles Lettres, 2008.

A. Vésale, *Résumé de ses livres sur la fabrique du corps humain*, Paris, Les Belles Lettres, 2008

R. Viau, *La Motivation en contexte scolaire*, Bruxelles, De Boeck (2e édition), 1998.

M. Vidal, D. Lauque, R. Nicodeme, B. Bros, P. Arlet, « Les outils pédagogiques pour le stage du résident au cabinet du médecin généraliste français », *Pédagogie médicale*, 2002, 3, p. 33-37.

M. Walsh, P. H. Bailey, I. Koren, « Objective Structured Clinical Evaluation of Clinical Competence: an Integrative Review », *Journal of Advanced Nursing*, 2009, 65, p. 1584-1595.

V. Wass, C. van der Vleuten, « Assessment in Medical Education and Training 1 », Carter Y. et Jackson N. (dir.), *Medical Education and Training. From Theory to Delivery*, New York, Oxford University Press, 2009.

V. Wass, C. Van der Vleuten, J. Shatzer, R. Jones, « Assessment of Clinical Competence », *The Lancet*, 2001, 357, p. 945-949.

G. Williams, A. Lau, « Reform of Undergraduate Medical Teaching in the United Kingdom: a Triumph of Evangelism over Common Sense », *British Medical Journal*, 2004, 329, p. 92-94.

A. Winkelmann, « Anatomical Dissection as a Teaching Method in Medical School: a Review of the Evidence », *Medical Education,* 2007, 41, p. 15-22.

D. F. Wood, « ABC of Learning and Teaching in Medicine: Problem Based Learning », *British Medical Journal,* 2003, 326, 3, p. 28-30.

P. Zarifian, *Objectif compétence. Pour une nouvelle logique*, Paris, Liaisons, 1999.

INDEX

Accréditation (voir aussi certification), 17, 205
Admission (voir aussi sélection), 21, 23, 24, 25, 29, 30, 31, 33, 34, 42, 43, 62, 68, 87, 114, 122, 130, 259, 260, 264, 281, 300, 301, 331
Anatomie, 18, 20, 23, 29, 36, 46, 49, 82, 86, 133, 155, 207-221, 224, 258, 262, 263, 264, 267, 268, 276, 281, 282, 283, 285, 288, 297, 300, 334
Anatomie Pathologique, 8, 46, 210, 224, 262, 288, 300
Anatomo-clinique, 47, 51, 66, 209, 221
Anatomy act, 46
Anesthésie-réanimation, 17, 192, 195, 202
Anthropologie, 161, 185, 231, 232
Apprentissage, 15, 22, 31, 33, 34, 37, 38, 48, 52, 66, 79, 81-205, 213, 214, 215, 216, 218, 219, 222, 224, 227, 228, 229, 236, 240, 242, 243, 245, 263, 264, 266, 270, 276, 282, 292, 305, 308, 309, 331, 332, 333, 334
Association d'étudiants, 71, 75, 76
Association de patients, 198, 236
Attitude, 28, 31, 83, 89, 96, 97, 98, 104, 105, 107, 108, 114, 118, 126, 130, 134, 135, 137, 138, 141, 143, 164, 165, 184, 218, 236, 305, 332

Baccalauréat (bachelier), 24, 30, 121, 136
Barème (voir aussi coefficient et évaluation), 84
Behaviorisme, 84
Biochimie, 94, 95, 262, 281, 284, 288
Biologie, 36, 50, 59, 67, 133, 203, 209, 220, 221-228, 239, 243, 263, 264, 266, 270, 276, 277, 289, 293
  Biologie cellulaire, 214
  Biologie moléculaire, 203, 245, 263

Biomédecine (biomédical), 58, 208, 233, 236, 239
Biophysique, 123
Biostatistique, 36, 128, 243
Bologne (Processus de Bologne), 22, 34, 39, 40, 46
Botanique, 46, 47
British Medical Council (BMC), 89, 186, 187, 189, 234

Cadavre, 46, 70, 72, 198, 218, 262, 283
Carabin, 71, 72, 75, 76
Cardiologie, 62, 169, 223
Carnegie foundation, 49, 251, 255
Carte conceptuelle, 94
Centre hospitalier Universitaire (CHU) (voir aussi hôpital universitaire), 50, 51, 52, 53, 54, 202, 299, 300, 308, 310, 312, 313, 315, 316
Certification (voir aussi accréditation), 12, 17, 83, 96, 103- 109, 116, 118, 119, 122, 126, 139, 191, 196, 205, 240
Chirurgie (chirurgien), 24, 37, 133, 137, 141, 197, 198, 200, 209, 215, 258, 267, 276, 282, 289, 299, 301, 304, 306, 309, 313
Chirurgien dentiste (Odontologie), 30, 41
Classement, 62, 119, 120, 124, 125, 245
Clinique, 37, 38, 41, 43, 44, 47, 48, 49, 50, 52, 53, 63, 66, 75, 86, 93, 99-103 113, 131, 140, 143, 145- 205, 212, 215, 221, 222, 223, 224, 226, 227, 229, 231, 234, 235, 240, 241, 242, 243, 244, 245, 246, 248, 259, 270, 274, 276, 277, 279, 281, 293, 295, 298, 299, 300, 301, 303, 308, 310, 311, 312, 313, 315
Cas clinique, 17, 125, 128, 130, 133, 134, 136, 140, 141, 156, 157, 160, 161, 175, 177, 293, 307
Raisonnement clinique, 99, 101, 135, 144, 145, 154, 159, 163, 171, 174, 175, 222, 227
Recherche clinique, 16, 159, 248, 249
Situation clinique authentique, 176
Vignette clinique, 136
Coefficient (voir aussi évaluation, et barème), 85, 231
Compagnonnage, 69,108, 138, 186
Compétence, 12, 15, 21, 22, 25, 31, 32, 33, 38, 42, 62, 79, 82, 83, 85, 86, 87, 88, 89, 103-109, 112-141, 147, 160, 165, 166, 167, 170, 189, 190, 191, 203, 204, 226, 227, 229, 230, 231, 232, 233, 234, 235, 236,237, 240, 241, 245,249, 260, 272, 301, 311
Référentiel de compétence, 103, 105, 107, 186
Consentement, 162, 183, 184, 229, 234
Consultation, 8, 75, 106, 138, 148, 176, 177, 178, 179, 180, 188, 192, 196, 298, 301,302, 304, 312, 313
Contextualisation, 168, 169, 170, 189, 236
Corporation, 71, 72, 74
Curriculum vitae, 29, 48, 108

Curriculum caché, 184, 188, 197
Cursus, 11, 21-109 122, 123, 126, 128, 129, 137, 138, 146, 148, 152, 160, 164, 166, 167, 168, 174, 180, 189, 208, 213, 214, 219, 222, 225, 226, 228, 231, 232, 233, 242, 243, 244, 245, 246, 249, 252, 253, 262, 263, 265, 276, 279, 280, 294
  Double Cursus (voir aussi formation à la recherche et école de l'Inserm), 41, 43, 44, 228, 238- 246

Décision partagée, 144
Délocalisation, 33
Démographie médicale (densité médicale, installation), 30, 38, 64
Deuxième cycle (voir aussi Master), 43, 107, 109, 124, 125, 139, 179, 226, 227, 234, 246, 249
Diagnostic, 58, 65, 94, 98, 99, 102, 104, 131, 143, 144, 145, 151, 152, 153, 154, 155, 172, 173, 174, 176, 193, 213, 214, 221, 224, 246, 272, 295, 297, 300, 302, 303, 306
Diplôme, 26, 30, 40, 46, 55, 60, 61, 111, 112, 122, 260, 261, 264, 271, 274, 296
Diplôme d'études spécialisées (DES), 13, 126
Directive Européenne, 40
Dissection, 211, 215, 216, 217, 220, 262, 268, 282
Docimologie, 112-141, 213, 228, 230, 232
Docteur en médecine, 48, 75, 261, 274, 287, 311
Doctorat (voir aussi troisième cycle et thèse), 16, 30, 39, 40, 60, 239
Droit européen, 31
Droits de l'homme, 96

École des chirurgiens navigants de Rochefort, 23
Économie, 27, 238
  Économie de la santé, 197, 231
Éducation thérapeutique, 17, 198
Embryologie, 214, 220, 263, 281, 282, 283
Épidémiologie, 53
Épreuve classante nationale (ECN), 112, 113, 117, 124,, 133 125, 156, 243, 246
Équité, 29, 31, 77, 113, 118, 123, 163
Ergothérapie, 55, 58, 94
Erreur, 99, 108, 150, 153, 173, 174, 176, 199, 200, 203, 273, 300, 304
Éthique, 228, 232, 234, 235, 236, 242, 266
Études paramédicales, 16, 33, 59, 195, 248
Étudiants en médecine, 23, 52, 53, 68, 70, 240, 249, 256, 257, 259, 260, 275, 280, 287, 293
Étudiants boursiers, 26, 65
Étudiants étrangers, 26, 33, 34, 204
Étudiants (représentants), 76, 77, 79
Étudiants (vie étudiante), 67, 74, 76, 245
Évaluation (voir aussi coefficient et barème), 12, 16, 31, 43, 46,

52, 77, 83, 84, 85, 88, 89, 93, 96, 98, 99, 100, 104, 105, 107, 108-141 143, 145, 153, 154, 157, 160, 162, 165, 171, 181, 182, 184, 186, 190, 195, 204, 209, 223, 225, 227, 229, 235, 237, 246, 260
Auto-évaluation, 100, 116, 120, 121, 129, 132, 177, 199
Évaluation en situation authentique, 127
Evidence Based Medical Education, 16
Evidence Based Medicine, 16, 154, 191
Examen, 24, 29, 38, 48, 49, 82, 85, 94, 95, 99, 111-120, 130, 135, 214, 258, 260, 299
Examen classant national (ECN), 62, 112, 117, 124, 125, 133, 156, 243, 246
Examen oral, 134
Examen complémentaire, 136, 144, 150, 163, 177, 178, 196, 213, 226, 227
Geste d'examen (voir aussi signe clinique), 96, 134, 136, 149, 171, 172, 179, 193, 195
Externat (externe), 48, 113, 204

Faculté de médecine, 8, 18, 21, 30, 31, 32, 52, 54, 67, 113, 231, 247, 249, 257, 279, 308, 309
Financement, 55, 62, 76, 252
Formation à la recherche (voir aussi double cursus et école de l'Inserm), 20, 22, 39, 40, 41, 160, 207, 208, 238- 246
Formation continue, 120, 132, 155, 159, 197, 232, 242

Gastro-entérologie, 62, 66
Génétique, 22, 221, 225, 280
Genre, 57, 74, 187
Gériatrie, 174
Geste technique (geste invasif), 95, 96, 104, 121, 134, 149, 172, 180, 181, 182, 183, 189, 192, 194, 198, 199, 201
Gynécologie-obstétrique, 38, 105, 106, 166

Harcèlement moral, 70
Histoire de l'enseignement médical, 17, 18, 22, 209, 251, 267, 297
Histoire de la médecine, 191, 209, 219
Histologie, 210, 214, 220, 263, 278, 281, 282, 283
Hôpital, 49, 50, 75, 113, 176, 204, 256, 259, 276, 279, 294, 296, 298, 300, 301, 302, 303, 306, 307, 308, 309, 310, 311, 312, 314, 315, 316
Hôpital des nounours (*Teddy bear hospital*), 75
Hôpital général, 66
Hospitalo-universitaire, 51, 54
Humanitaire, 26, 67, 71, 75, 167

Imagerie médicale, 55, 66, 198, 209, 213, 220, 226
Industrie pharmaceutique, 197
Inégalités sociales de santé, 58, 59, 238
Infirmier, 22, 27, 31, 41, 52-60, 66, 70, 74, 75, 88, 108, 111, 112, 135, 165, 197, 200, 201, 249
Informatique, 191, 241
Ingénieur, 30, 260, 261
Inserm (école de l'Inserm) voir double cursus, 243

Internet (voir aussi multimédia), 66, 82, 91, 217, 225

Jeu vidéo, 215

Kinésithérapie, 55, 58, 59, 94

Laboratoire, 46, 49, 203, 211, 241, 245, 258, 259, 262, 264, 265, 267-294, 299, 300, 301, 303, 305, 307, 308, 309, 310, 311, 312, 313, 315
Technicien de laboratoire, 55
Lecture critique d'article (LCA), 160, 161
LMD (Licence-Master-Doctorat), 39, 40, 42, 59

Maladie, 51, 58, 67, 95, 102, 168, 173, 223, 238, 256, 260, 266, 268, 272, 273, 276, 277, 278, 286, 287, 289, 290, 291, 292, 293, 298, 299, 300, 301, 302, 303, 304, 305, 306, 315
Maladie chronique (pathologies chroniques), 58, 238
Mandarinat, 69, 188
Mannequin, 190-205
Master (voir aussi deuxième cycle), 16, 30, 39, 40, 41, 42, 43, 59, 239, 249
Médecin généraliste (médecine générale), 8, 13, 14, 16, 22, 23, 40, 52, 53, 54, 66, 67, 137, 138, 179, 232, 316
Médecine militaire, 56
Médecine physique et de réadaptation (MPR), 175
Médecine spécialisée (voir aussi spécialité), 21, 37, 40, 61, 62, 63, 64, 65, 112, 126, 212, 215, 221, 223, 224, 227, 275, 288, 299, 302, 303, 316
Médecine d'urgence, 191
Medical humanities (voir aussi sciences humaines), 229
Mémoire, 81, 89, 90, 95, 169, 223
Microbiologie, 203, 221
Modèle de rôle, 98, 185, 186, 187
Mort, 70, 72, 74, 218, 219, 261
Motivation, 23, 26, 27, 29, 31, 63, 64, 82, 83- 89, 99, 111, 119, 121, 165, 167, 168, 200, 217, 225, 244, 278
Moyen âge (médiéval), 24, 45, 267
Moyenne, 117, 119, 125, 129
Multimédia (voir aussi internet), 37, 91, 113, 129, 139, 155, 210, 215, 216

Numérus clausus, 25, 28, 30, 32, 33, 34, 248

Observation médicale, 134, 170, 171, 173, 175, 176, 177, 268, 295, 307
Officier de santé, 48
Officine privée (préparation privée), 31, 113
Ophtalmologie, 62, 302
Orientation, 21, 24, 27, 33, 43, 61, 64, 65, 66, 67, 68, 88, 240, 246
Observed structured clinical examination (OSCE), 135, 136
Observed structured long examination report (OSLER), 134
Oto-rhino-laryngologie (ORL), 62, 112, 299

Passerelle, 30, 34, 42, 43
Patient (Malade), 17, 26, 28, 38, 46, 47, 48, 53, 58, 59, 67, 70, 77, 96, 101, 102, 104, 106, 116, 131, 143-205 229, 232, 234, 235, 236, 237, 238, 247, 248, 249, 253, 256, 258, 259, 260, 264, 266, 267, 271, 272, 273, 279, 286, 287, 288, 290, 292, 295, 296, 297, 298, 299, 301, 302, 303, 305, 306, 307, 308, 309, 313, 314
  Patient standardisé (patient type), 148, 149, 136, 235
  Patient virtuel, 37, 162
  Préférences du patient, 161, 162, 163
Patron, 72
Pédagogie
  Contrat pédagogique, 109
  Équipe pédagogique, 42, 86
  Expert pédagogique, 16, 38
  Formation pédagogique, 187, 205
  Méthodes pédagogiques, 15, 36, 99, 147, 174, 191, 196, 204, 214, 230, 235, 281, 297
  Recherche pédagogique, 16, 20, 134, 204, 233, 248, 249
Pharmacien (Pharmacie), 27, 30, 41, 54
Pharmacologie, 264, 276, 280, 281, 285, 286, 287, 288, 295
Philosophie, 161, 185, 231, 232
Physiologie, 27, 36, 49, 158, 210, 213, 221, 262, 263, 264, 276, 277, 278, 279, 280, 281, 282, 283, 284, 285, 286, 287, 288, 289, 294, 299, 301, 302, 312
Physiopathologie, 37, 66, 93, 155, 213, 220, 222, 223, 228, 240
Physique (sciences physiques), 29, 35, 87, 221, 242, 245, 261, 262, 263, 264, 265, 270, 280, 281, 283, 284, 305, 308, 310, 312
Physique Chimie Biologie (PCB), 221
Pluridisciplinaire (pluridisciplinarité), 59, 66, 88, 106, 238
Polycopié, 71, 91, 197
Portfolio, 122, 127, 139, 140
Praticien, 46, 47, 50, 54, 126, 164, 251, 253, 259, 270, 273, 279, 297, 304, 311, 316
Première année commune des études de santé (PACES), 41, 117, 123, 207
Professeur, 13, 31, 48, 53, 69, 72, 100, 258, 268, 271, 273, 275, 280, 281, 282, 288, 297, 300, 302, 303, 304, 305, 308, 309, 310, 311, 312, 313, 314, 315
Psychologie, 56, 82, 83, 84, 91, 98, 144, 147, 161, 169, 185, 186, 237

Qualification, 12, 23, 42, 57, 61, 83, 112, 122, 126
Qualité (assurance qualité), 83, 102, 120
Qualité de vie, 63
Question à choix multiple (QCM), 116, 117, 123, 124, 126, 127, 128, 129, 130, 131, 132, 133, 134, 140, 141, 222

Radiologie, 62, 144, 150, 215
Radiothérapie, 66

Recherche médicale, 249, 271
Référentiel métier, 103, 107
Rémunération, 25, 49, 50, 51, 52, 59, 63, 64, 164, 313
Réseau de connaissances, 144, 169, 170, 176, 213, 214, 226
Résident, 62, 63, 164
Responsabilité sociale, 11, 75, 87, 126, 204, 247
Résumé, 92, 225, 307
Révolution, 29, 47, 51, 82, 215, 221
Revue de littérature, 19, 159, 161, 233
Revue scientifique, 12, 66, 307
Rhumatologie, 62

Sage-femme (maieutique), 41, 59, 108, 138
Salle de garde, 73
Santé, 11, 15, 18, 58, 59, 75, 102, 208, 233, 234, 267
  Administration de la santé, 61
  Besoins de santé, 53, 58, 239
  Maison de santé pluridisciplinaire, 66
  Ministère de la santé, 55
  Politique de santé, 13, 21, 26, 30, 33, 51, 56, 61, 112, 247
  Professionnel de santé, 13, 15, 17, 18, 19, 22, 24, 27, 41, 42, 44, 45, 54, 55, 57, 58, 59, 60, 61, 71, 74, 81, 87, 88, 103, 105, 106, 111, 112, 114, 115, 118, 121, 123, 135, 137, 139, 140, 194, 203, 204, 208, 238, 247, 248, 249
  Système de santé, 13, 16, 17, 22, 26, 64, 197
  Santé publique, 44, 63, 163, 197, 208, 292
Savoir-faire, 83, 89, 95, 103, 104, 105, 107, 108, 114, 119, 126, 130, 134, 135, 136, 138, 139, 143, 164, 165, 170, 179, 182, 189, 190, 191, 194, 195, 198, 199, 219
Scénario, 131, 148, 150, 192, 195, 196, 197, 198, 200, 201
Sciences, 16, 27, 29, 41, 261
Sciences fondamentales (sciences pour la médecine), 34, 36, 43, 49, 88, 155, 207, 210, 221-229, 230, 232, 235, 241, 242, 262, 263, 264, 265, 267- 294, 312
Sciences humaines (voir aussi *medical humanities*), 20, 21, 31, 36, 41, 43, 58, 59, 98, 161, 186, 208, 228- 238
Sciences infirmières, 56
Script, 99, 100, 101, 131
  Test de concordance de script, 99, 130
Sélection (voir aussi admission), 26, 29, 30, 33, 43, 65, 87, 97, 123, 230, 243, 244, 248, 270
serious game, 196, 197, 201
Signe clinique (voir aussi geste d'examen), 147, 149, 150, 153, 155, 170, 171, 174, 196, 213, 282, 292, 306
Simulation, 17, 37, 136, 146, 151, 162, 181, 190-204
Sociologie, 17, 84, 161, 185, 231, 232
Soins, 17, 25, 26, 41, 47, 48, 49, 52, 54, 57, 58, 59, 60, 66, 146, 161, 164, 175, 178, 183, 192, 219, 236, 237, 247, 248, 253, 256, 272, 304

Offre de soins, 11, 25, 26, 54, 58, 61
Permanence des soins, 165
Sécurité des soins, 16, 191
Soins primaires, 13, 15, 22, 37, 51, 52, 53, 54, 61, 62, 63, 64, 66, 105, 174, 176, 197, 204
Solidarité, 75, 96, 163
Souffrance, 27, 70, 71, 273
Stage, 15, 18, 35, 37, 38, 43, 52, 65, 66, 89, 90, 113, 120, 126, 127, 137, 138, 139, 140, 146, 164, 165, 166, 167, 168, 170, 174, 180, 184, 186, 189, 190, 191, 204, 229, 235, 236, 237, 245, 246
Maître de stage, 52, 53, 66, 187, 205, 248
Objectifs de stage, 52, 168
Stage à l'étranger, 89, 167
Stage infirmier, 70, 165, 219
Statut (des professeurs, des formateurs), 12, 13, 22, 45, 47, 48, 49, 51, 54, 55, 69, 164, 204, 205, 248
Syndicat, 76

Thérapeutique (traitement), 16, 27, 58, 66, 82, 93, 99, 102, 104, 106, 143, 144, 154, 156, 162, 165, 172, 176, 177, 209, 213, 214, 221, 224, 227, 258, 264, 267, 268, 273, 276, 286, 288, 293, 295, 301, 302, 303, 304, 305, 311
Thèse (voir aussi doctorat), 44, 126
Tomorrows doctors, 15, 88, 97, 186, 235
Troisième cycle (voir aussi doctorat), 40, 42, 43, 63, 122, 126, 130, 132, 139, 179, 182, 212, 223, 227, 232, 236, 246, 249, 303
Tutorat (tuteur), 71, 100, 121, 127, 148, 152, 158, 167, 200

Université, 8, 12, 16, 18, 21-79 82, 88, 100, 108, 111, 113, 119, 121, 123, 124, 125, 133, 146, 148, 167, 168, 207, 210, 224, 231, 233, 238, 239, 247, 249, 251, 261, 267, 275, 276, 279, 287, 308, 309, 311, 312, 315
Urologie, 105

Validation des acquis de l'expérience, 49
Vieillissement, 58, 238
Violence, 70, 96

TABLE DES MATIÈRES

INTRODUCTION 11

LA STRUCTURE DE LA FORMATION MÉDICALE 21

Comment devient-on étudiant en médecine ? .. 23
L'admission dans les études de médecine... 23
Les critères de choix des étudiants 26
Les caractéristiques souhaitées par la société 28
La situation en France. 29
Comment sont organisées les études ? 34
Quelle articulation entre l'apprentissage des « sciences pour la médecine » et celui de la médecine ? 34
Quelles places pour la formation théorique et la formation pratique ? 37
Facultés de médecine, hôpitaux, cabinets médicaux : quels liens pour former les médecins ? 45
Quels sont les liens entre la formation des médecins et celle des autres professionnels de santé ? ... 54
Quelle pratique souhaitent les étudiants ?...... 61
Entre tradition carabine et engagement humanitaire, quelle vie étudiante ? 67
La tradition carabine. 72
L'engagement social ou « humanitaire »..... 75

Les représentants étudiants : représentants des usagers ou partenaires dans la définition d'une politique pédagogique ? 76

LES CONTENUS DE LA FORMATION MÉDICALE OU QUELQUES ÉLÉMENTS DE PÉDAGOGIE UNIVERSITAIRE APPLIQUÉS AUX FORMATIONS AUX MÉTIERS DE LA SANTÉ 81

Le contexte des études est-il motivant ? 83
L'acquisition de connaissances. 89
L'organisation des connaissances, la mémorisation à long terme, l'apprentissage en surface et en profondeur 92
L'acquisition des savoir-faire, la mémoire procédurale, les automatismes gestuels. 95
Les attitudes, les savoir-être 96
La résolution de problèmes. 99
La compétence et les compétences 103

COMMENT SONT ÉVALUÉS LES FUTURS MÉDECINS ? 111

Comment sont évalués les connaissances, les savoir-faire, les attitudes et les compétences ? . . 114
La validité de l'évaluation 115
La reproductibilité de l'évaluation. 118
L'épreuve doit-elle définir un seuil ou doit-elle être discriminante ? 119
À quoi est employée l'évaluation ? 120
Le fonctionnement en situation réelle : trois exemples. 122
Le concours de la première année commune aux études de santé (PACES) 123
Les épreuves classantes nationales (ECN) . . 124
La validation en troisième cycle 126
Quelles épreuves, pour quoi faire ? 128
Les QCM. 128
Les tests de concordance de scripts (TCS) . . 130

Les questions rédactionnelles à réponses ouvertes 132
L'évaluation orale 134
La production de documents (mémoires, cas cliniques commentés, présentations orales). . 136
La supervision clinique 137
L'évaluation d'un processus d'apprentissage, le portfolio. 139

L'ENSEIGNEMENT DE LA CLINIQUE. 143

L'enseignement clinique « en classe ». 147
Apprendre à prélever des informations dans le discours et la communication non verbale du patient. 147
Recueillir des informations à partir de l'examen somatique du patient 149
Recueillir des informations à partir de données paracliniques (résultats d'examens biologiques ou radiologiques par exemple) 150
Interpréter les informations, hiérarchiser des hypothèses, rechercher des informations supplémentaires permettant de tester une hypothèse particulière. 151
Relier un résultat diagnostique à une ou plusieurs décisions en fonction des données scientifiques 154
L'apprentissage en stage 164
Quelles fonctions remplissent les stages au cours des études médicales ?. 164
L'acquisition de connaissances en stage. Le processus de contextualisation, décontextualisation, recontextualisation . . . 168
L'acquisition des savoir-faire d'examen clinique, leur intégration dans une compétence clinique 170
L'examen clinique complet 171

L'examen clinique centré sur un problème de santé 175
La participation des étudiants à l'activité de consultation. 178
L'apprentissage de gestes techniques et de procédures 180
Le consentement des patients à la présence et à l'intervention d'étudiants 183
Le stage, fabrique des rôles professionnels . . 184
Les techniques de simulation dans l'enseignement clinique 190

La formation préclinique et la formation à la recherche 207

L'enseignement de l'anatomie. 208
Les travaux pratiques d'anatomie, l'utilisation de la dissection comme outil pédagogique . . 215
L'enseignement de la biologie. 221
L'enseignement des sciences humaines et sociales 228
La formation à la recherche. 238

Conclusion 247

Introduction au rapport Flexner. 251

Abraham Flexner, L'éducation médicale aux États-Unis et au Canada. Rapport pour la Fondation Carnegie pour le progrès de l'enseignement (Chapitres II, IV et VI) . 255

Bibliographie. 317

Index 331

Ce volume,
le dix-neuvième
de la collection « Médecine & Sciences humaines »
publié aux Éditions Les Belles Lettres,
a été achevé d'imprimer
en octobre 2012
sur les presses
de l'imprimerie SEPEC
01960 Peronnas

N° d'éditeur : 7506
N° d'imprimeur : 05425121013
Dépôt légal : novembre 2012
Imprimé en France